C'est DÉCIDÉ, J'ARRÊTE LE SUCRE

UN PROGRAMME
DÉTOX ET **MINCEUR**
EN **8** SEMAINES

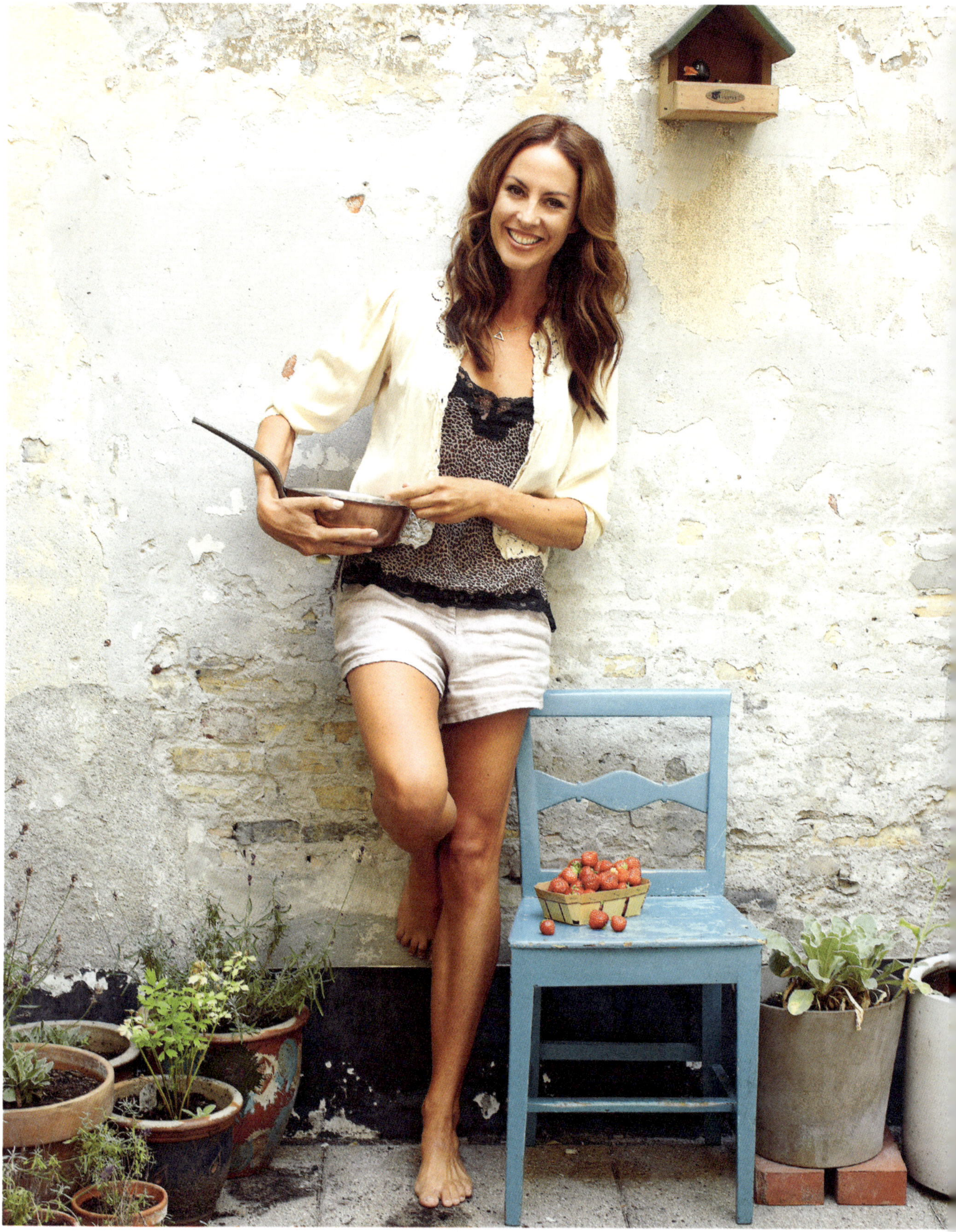

SARAH WILSON

C'est DÉCIDÉ, J'ARRÊTE LE SUCRE

UN PROGRAMME
DÉTOX ET **MINCEUR**
EN **8** SEMAINES

LAROUSSE

21, rue du Montparnasse 75283 Paris Cedex 06

Édition originale

Cet ouvrage a été publié pour la première fois par Macmillan, Australie

Photographies : Marija Ivkovic

Autres photographies : Sarah Wilson

Stylisme : Lee Blaylock et Sarah Wilson

Cuisine : Rachael Lane, Rochelle Seator et Rachelle Davey

Création graphique : Trisha Gerner

Édition : Natalie Braine et Vanessa Pellat, sauf pour les recettes : Katie Purvis

Illustrations : Kat Chadwick

Index : Jo Rudd

Édition française

Direction de la publication : Isabelle Jeuge-Maynart et Ghislaine Stora

Direction éditoriale : Émilie Franc et Julie Martin

Direction artistique : Géraldine Lamy

Édition : Ewa Lochet

Traduction : Blandine Boyer et Nathalie Garsuault

Mise en page : Lucile Jouret

Couverture : Véronique Laporte

Fabrication : Donia Faiz et Laetitia Messadene

ISBN : 978-2-03-606224-5

Imprimé en Espagne par Graficas Estella, Estella

Dépôt légal : janvier 2024

335192/01 – 11054156 – octobre 2023

PAPIER À BASE DE FIBRES CERTIFIÉES

LAROUSSE s'engage pour l'environnement en réduisant l'empreinte carbone de ses livres. Celle de cet exemplaire est de : 2,2 kg éq. CO_2
Rendez-vous sur www.larousse-durable.fr

DÉDICACE

Je dédie ce livre à celles et ceux pour qui la relation à la nourriture
est une souffrance et qui vont d'un régime à l'autre,
malheureux de ne pas parvenir à maîtriser le cours des choses.

VOUS N'ÊTES PAS SEUL.

NOUS PARTAGEONS LE MÊME COMBAT.

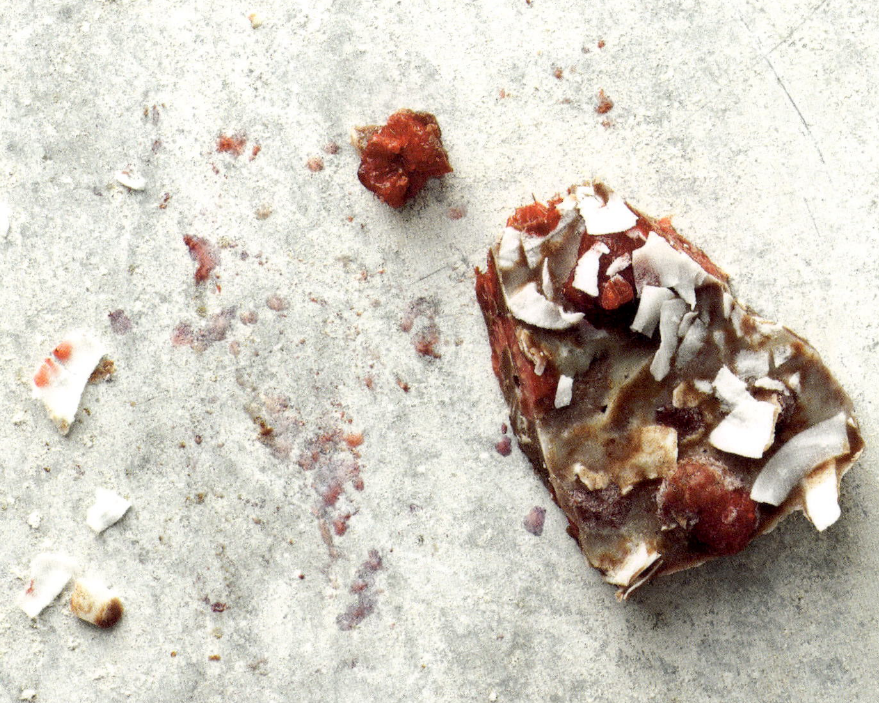

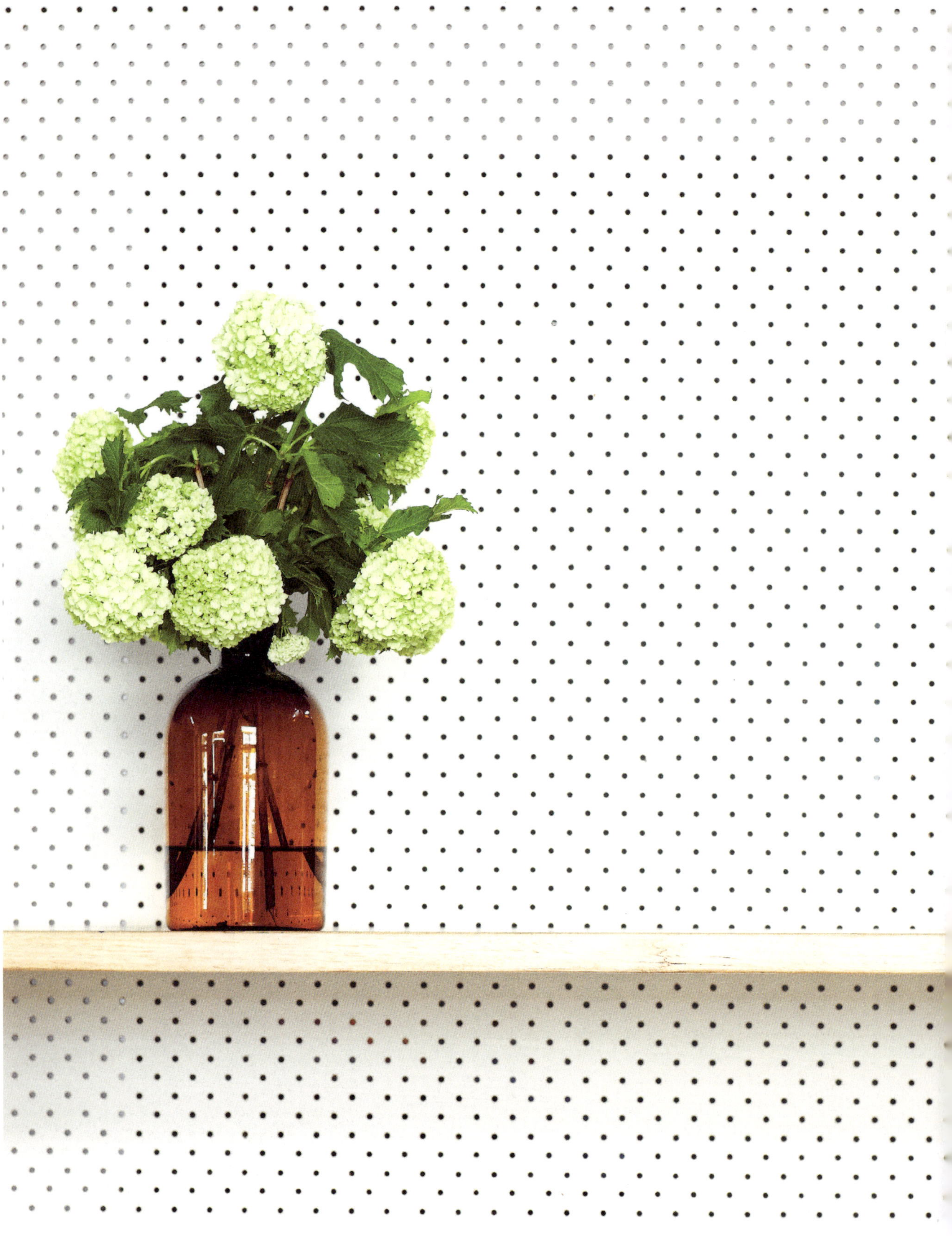

SOMMAIRE

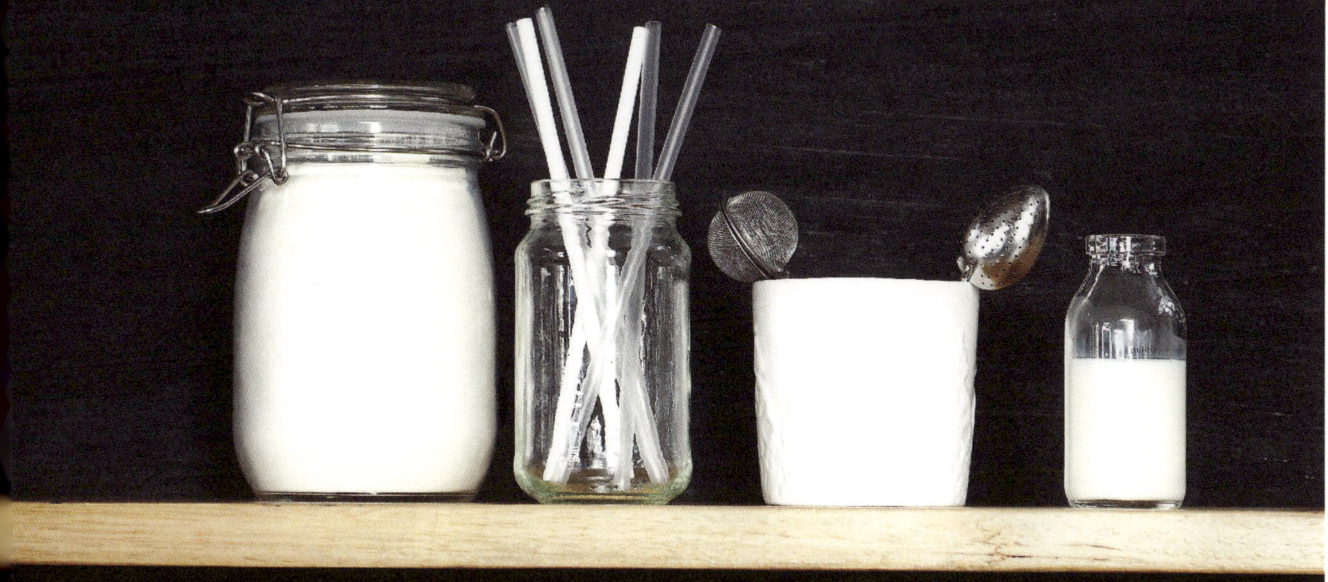

En Grèce, en grande discussion avec Dan Buettner à propos du sucre et de l'espérance de vie.

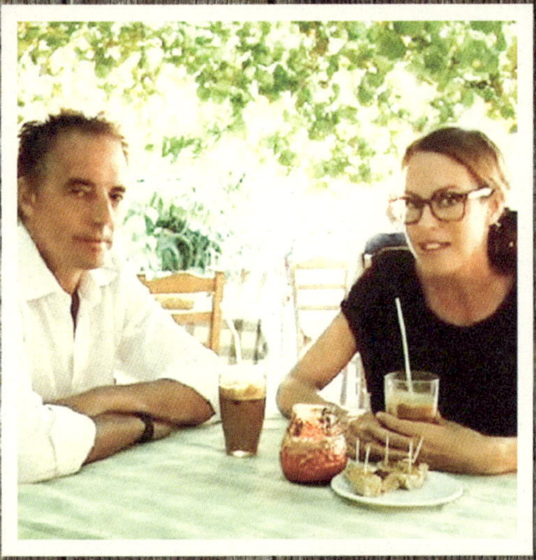

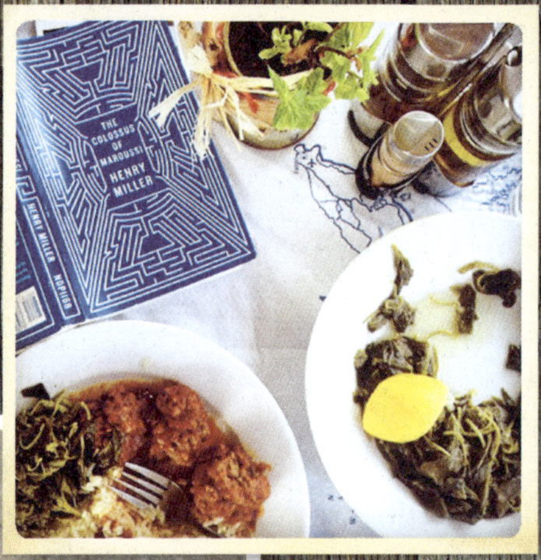

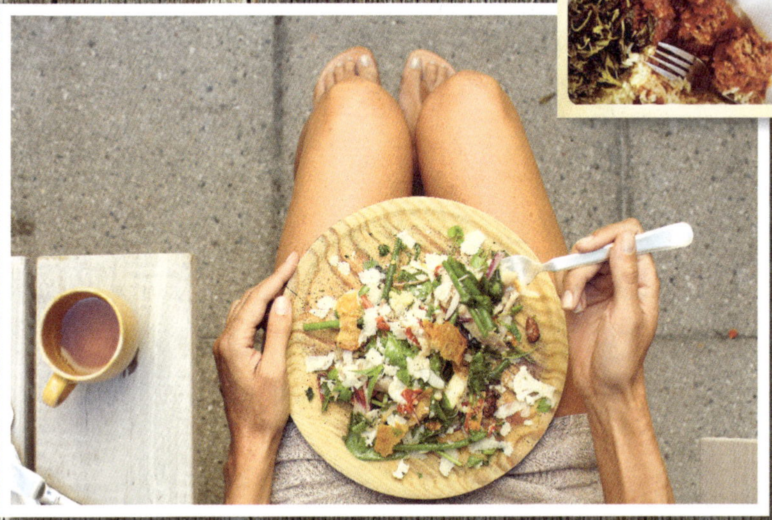

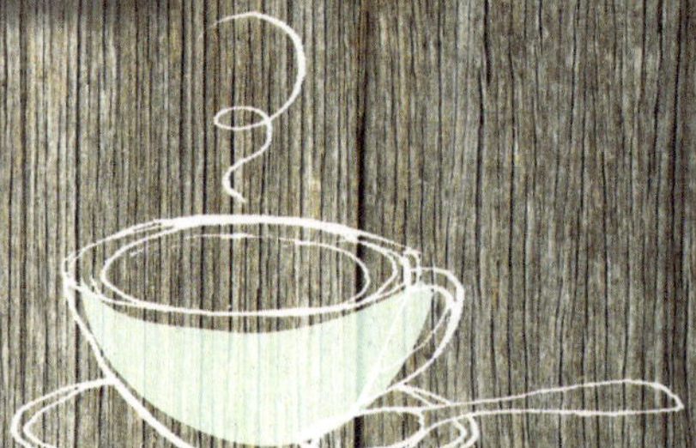

PRÉFACE

par Dan Buettner

Chercheur américain, également enseignant et auteur de *Blue Zones : où vit-on mieux et le plus longtemps ?*

Comment faut-il manger ? Sur Internet, une recherche sur le mot « régime » produit plus de 10 millions de résultats. Soyons honnêtes : qu'il soit hyperprotéiné, hypocalorique ou dissocié, aucun régime alimentaire ne fonctionne ! Bien sûr, nombre d'entre eux permettent de perdre du poids l'espace de quelques semaines ou de quelques mois. Mais du fait de la tentation ou de la monotonie, très vite, l'ennui gagne et favorise les dérapages. Je mets quiconque au défi de citer un régime amaigrissant efficace plus de 2 ans.

Parce que j'étudie l'alimentation des centenaires dans le monde depuis plus de 10 ans, je pense pouvoir, sans me tromper, avancer quelques faits. Tout d'abord, l'évolution de l'homme nous fournit de solides repères qui nous aident à orienter notre alimentation.
Ainsi, si l'on se penche sur l'alimentation de nos ancêtres et que l'on détaille la nature de leurs aliments, les quantités ingérées, le degré de transformation des produits et leur fraîcheur, on apprend des choses plutôt édifiantes sur l'alimentation humaine au cours des siècles passés. Ensuite, il est essentiel que chacun identifie ce qui correspond le mieux à son style de vie et à son métabolisme. Même si je sais que les légumes sont bons pour la santé, si je mange de l'aubergine – et j'ignore pourquoi ce légume me fait cet effet –, mon palais devient rouge et enfle. Enfin, si nous mangeons toujours les mêmes produits, nous allons en ingérer au cours de notre vie une quantité suffisante pour qu'ils aient un réel effet – bénéfique ou néfaste – sur notre santé.

C'est pour ces raisons que la démarche – et le livre – de Sarah Wilson me plaisent. En matière d'alimentation, Sarah est une exploratrice de haute volée. Sa plongée au cœur de la science de la nutrition n'a pas été motivée par une simple envie de vendre des livres, mais par une quête authentique et personnelle : il était urgent qu'elle se soigne. Avec rigueur journalistique et détermination, Sarah a entrepris de collecter l'information à la source, interviewant les scientifiques les plus compétents et intégrant les résultats de leurs recherches pour parvenir à une solide compréhension de l'impact de notre alimentation sur notre santé. Elle a ensuite parcouru le monde à la recherche de recettes en phase avec ses bonnes pratiques nutritionnelles. Enfin, sa sensibilité épicurienne et ses débuts aux fourneaux à l'âge où les enfants marchent à peine lui confèrent toute légitimité pour devenir auteur culinaire.

Mon conseil : appropriez-vous les pages écrites par Sarah. Testez ses recettes, puis préparez régulièrement vos préférées et profitez de chaque minute du bien-être qui va s'ensuivre !

P.-S. : J'ai rencontré Dan il y a quelques années parce que j'avais rédigé des articles sur son livre. Le fait que mon livre lui plaise est une réelle reconnaissance !
Sarah

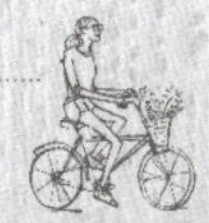

Une douceur sans sucre
et deux cuillères !

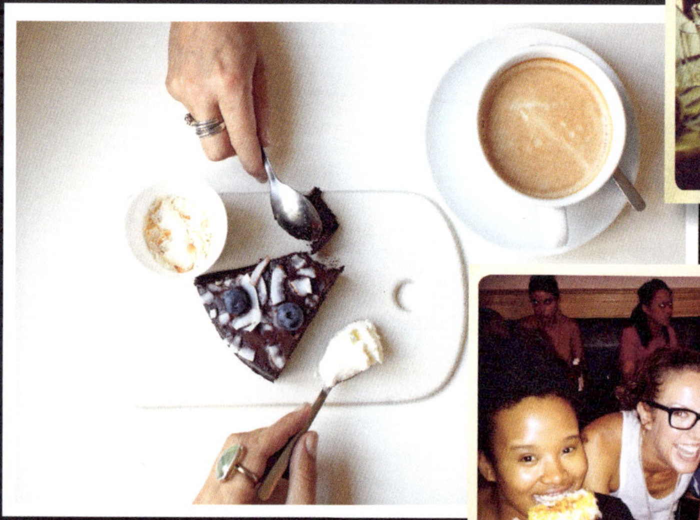

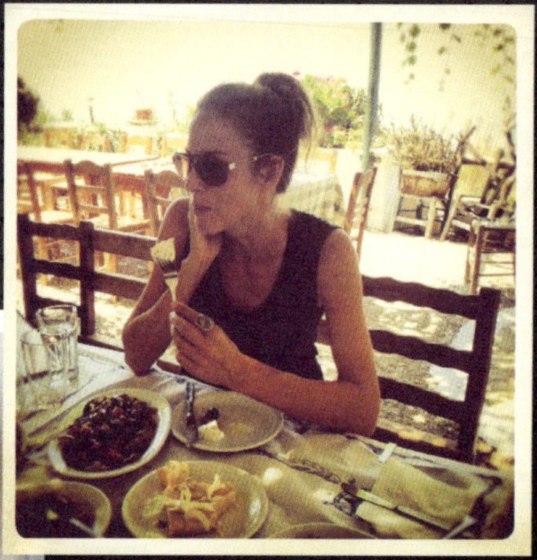

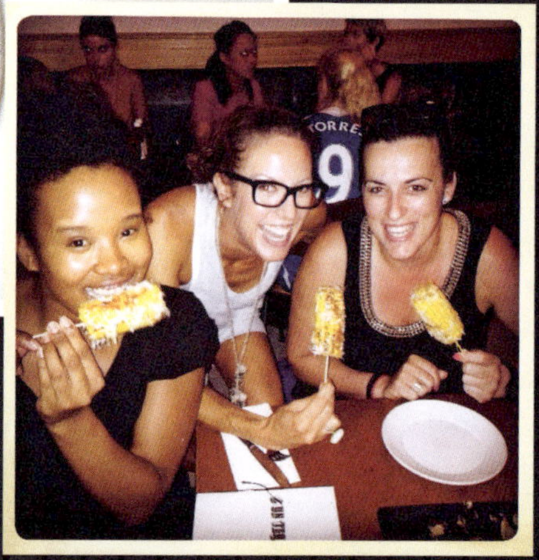

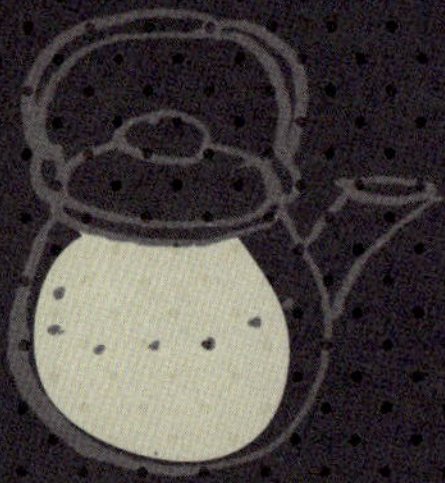

INTRODUCTION

IL Y A 3 ANS, J'AI DÉCIDÉ D'ARRÊTER LE SUCRE. Plusieurs fois déjà, j'avais envisagé l'idée sans jamais franchir le pas. Puis je suis passée aux choses sérieuses.

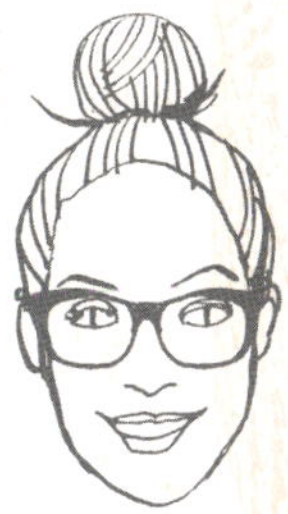

Ce qui a commencé par une résolution de nouvelle année s'est transformé en tout autre chose. Arrêter le sucre s'est révélé plus facile que je ne l'aurais cru et je me suis aussitôt sentie mieux ; alors, j'ai continué, tout simplement.

J'ai interviewé des dizaines de spécialistes dans le monde et mené mes propres recherches. J'ai expérimenté sur moi-même et suis parvenue à réunir un ensemble de techniques vraiment efficaces. Et puis, je suis passée aux choses sérieuses : je me suis engagée.

C'EST TOUJOURS UNE QUESTION DE CHOIX. ET D'ENGAGEMENT.

Force est de reconnaître que nous opposons une résistance naturelle profondément enracinée en nous à l'arrêt du sucre. En effet, en grandissant, nous développons vis-à-vis du sucre un attachement physique et émotionnel tel que la seule idée de ne pouvoir s'offrir une douceur lorsque l'on a quelque chose à fêter ou, au contraire, quand on sent venir un coup de cafard ou de fatigue est insupportable.

Sans cela, à quoi pouvons-nous rêver ?

VOUS POUVEZ RÊVER D'UN CORPS ET D'UN ESPRIT SAINS.

J'ai vite compris qu'en arrêtant le sucre on fait face à de grands moments de solitude. Notre mode moderne d'alimentation s'articule voluptueusement autour du sucre. Une barre de céréales contient plus de sucre qu'une tablette de chocolat et une portion de sauce barbecue plus qu'un glaçage au chocolat. Vous pensez vous alimenter correctement, alors que votre yaourt allégé contient plus de sucre qu'une crème glacée. Pour le petit déjeuner de vos enfants, vous n'achetez que des céréales complètes et du 100 % pur jus, alors que les raisins secs et les fruits frais leur fournissent en une matinée plus de sucre qu'une barre chocolatée et un verre de soda.

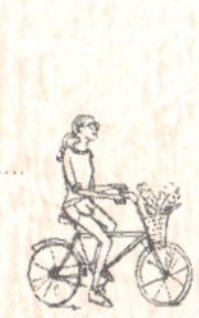

Quant aux magasins de diététique, certains de leurs aliments présentés comme des produits sains sont en réalité pleins de fructose. C'est dans ce type de boutiques que j'ai trouvé les goûters les plus chargés en fructose, libellés « 100 % naturel », « sans gluten », « à faible teneur en graisse » ou même « sans sucres ajoutés ».

Comment continuer à espérer lorsque l'on sait que les institutions qui donnent le ton en matière de diététique sont souvent financées par... les industriels du sucre.

La plupart des aliments sont des pièges à sucre.

Le petit déjeuner est une étape critique de la journée et trouver un encas sans sucre relève du miracle. Dans ces conditions, autant se montrer créatif. J'ai donc passé un an à concevoir des recettes sans fructose qui avaient un goût sucré.

Mon livre va vous montrer comment éliminer le sucre de votre alimentation et jouir d'un bien-être nouveau.

- Il s'agit d'un programme pas à pas de 8 semaines, plein d'astuces, de techniques et de ruses qui vous aideront à supprimer définitivement le sucre de votre alimentation.

C'est aussi un livre de recettes.

- Cet ouvrage récapitule tout ce que j'ai consommé lorsque j'ai entamé mon sevrage, et aussi après. Les recettes sont une combinaison de mes « inventions » culinaires et de quelques contributions de mes amis orientés santé.

Pour moi, manger sans sucre est devenu incroyablement facile, efficace, économique, durable et... bon.

Pour la première fois depuis des années, je mange autant que je souhaite. Opter pour le « sans sucre » rééquilibre l'appétit. Non seulement je ne surveille plus les quantités, mais outre une grande satiété, manger me procure un réel plaisir.

Je ne suis pas une magicienne, mais j'ai réussi à exclure le sucre de ma vie et je sais quelles méthodes fonctionnent. Je souhaite partager mon expérience et aider les autres à franchir le pas vers une vie saine où le sucre n'a pas sa place.

Je vous souhaite bonne chance et beaucoup de mieux-être.

Sarah

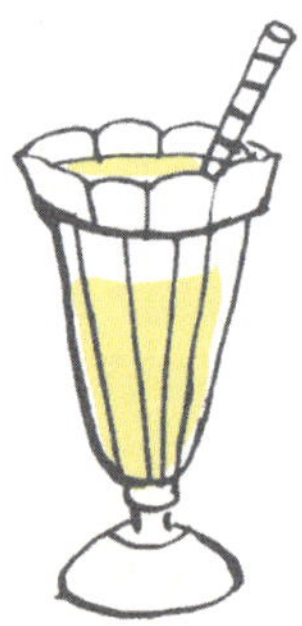

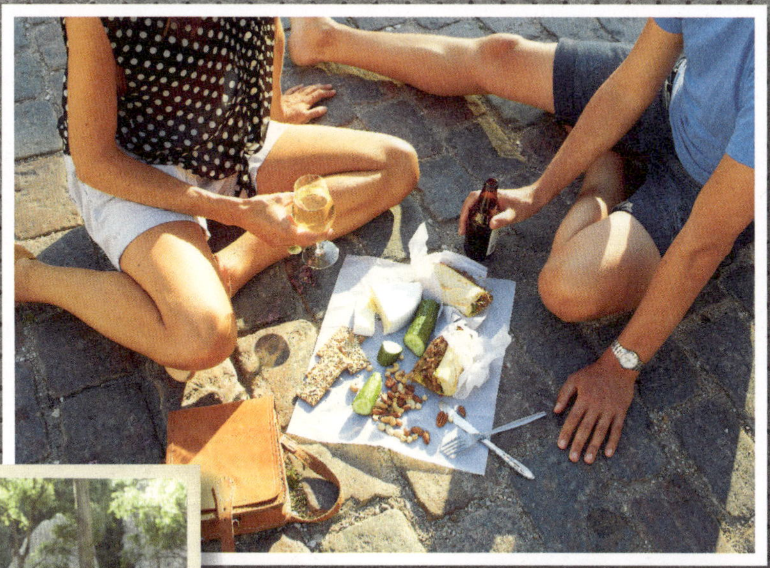

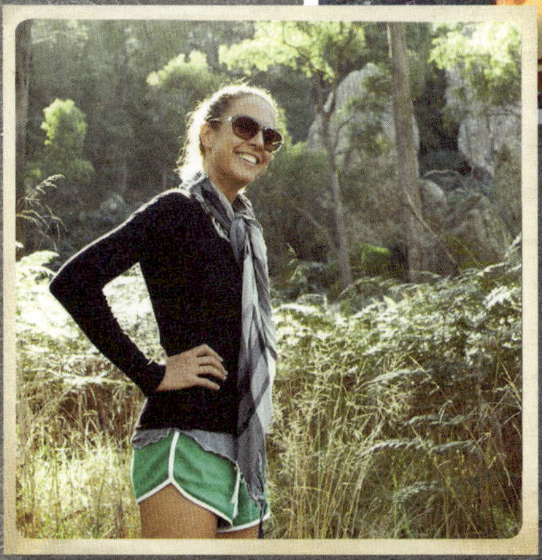

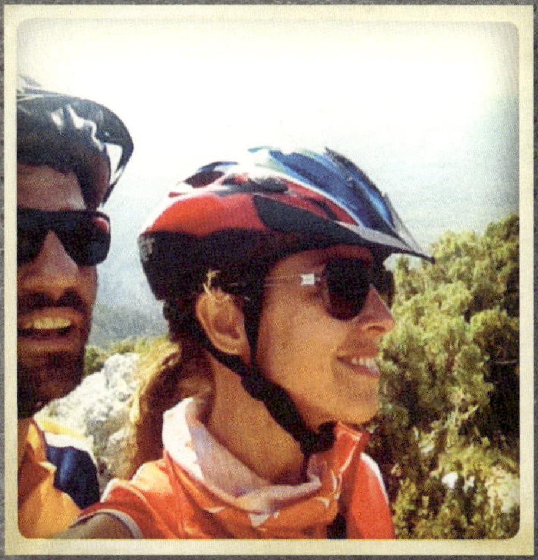

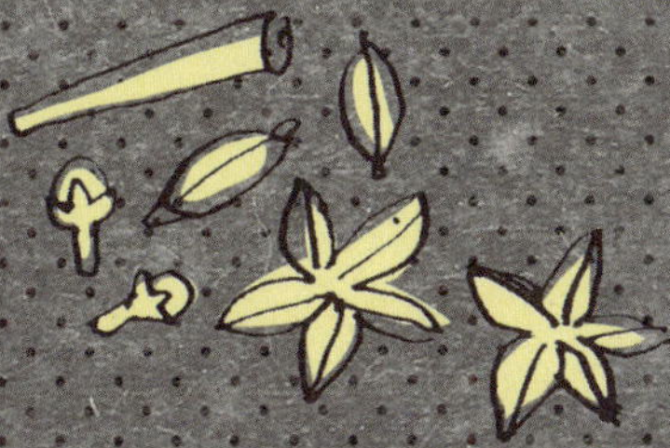

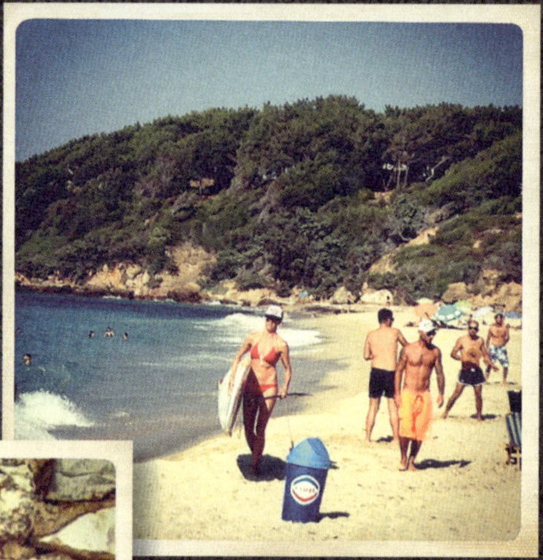

Je me nourris pour faire du surf et de la randonnée.

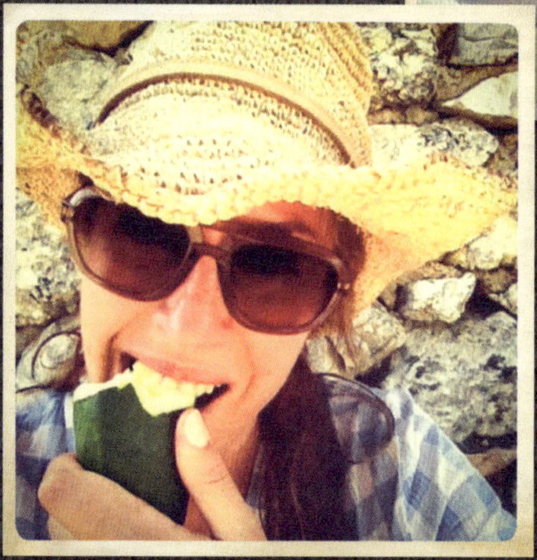

En balade, mon encas préféré, certes un peu rustique : le concombre.

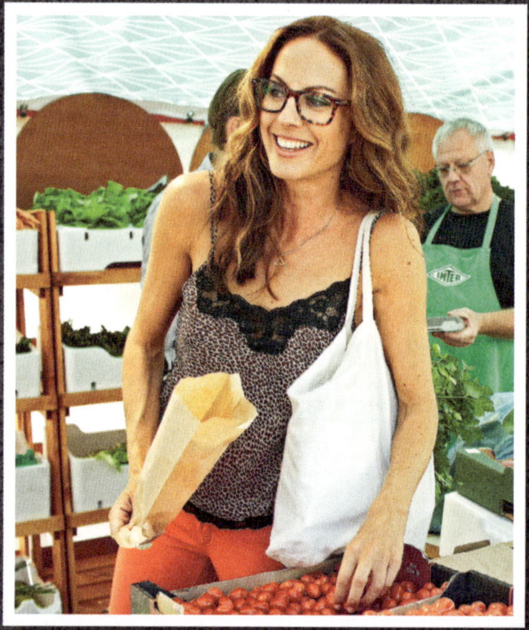

Je fais les courses ici et là selon mes besoins. Je cuisine ce que j'ai au réfrigérateur.

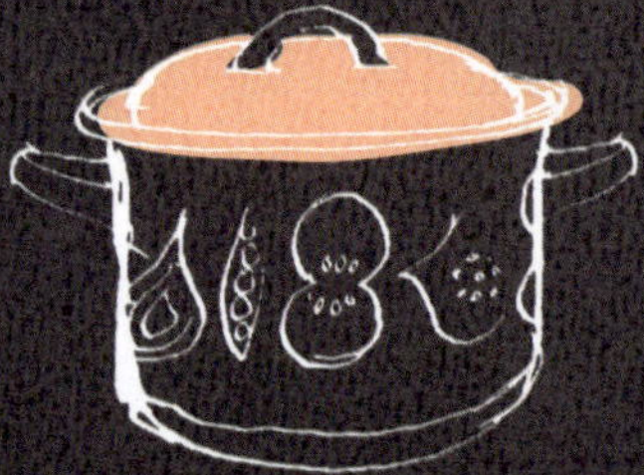

À PROPOS DE MES RECETTES

Les recettes de ce livre ne sont pas compliquées. Elles sont destinées à la cuisine de tous les jours.

Qui peut le plus peut le moins. J'essaie d'utiliser un nombre réduit d'ingrédients. Vous remarquerez que, tout au long du livre, j'ai recours aux mêmes produits de base, ce qui permet de tester chaque ingrédient de plusieurs façons différentes. Cela évite d'acheter, pour une utilisation unique, un produit qui encombrera votre placard pendant des mois. Moins de gaspillage, moins de déchets aussi.

Ma cuisine n'est pas précise au gramme près. Il est donc difficile de rater mes recettes. Vous allez pouvoir vous les approprier.

Je vais à l'essentiel. Lorsque l'on arrête le sucre, les moments les plus difficiles à gérer sont le petit déjeuner, les encas, les desserts et ce que l'on prépare pour nourrir ses enfants. C'est donc vers ces sujets que j'ai orienté ma réflexion. Je propose également des repas détox qui facilitent la transition vers une alimentation sans sucre.

La plupart de mes recettes sont totalement sans fructose, parfaites pour mon programme de sevrage sur 8 semaines.

D'autres contiennent des substituts de sucre ou des fruits à faible teneur en fructose. Mieux vaut laisser passer les 8 premières semaines avant de tester ces recettes.

Mes recettes sont généralement sans gluten et sans céréales, car je pense que l'amidon des céréales peut entretenir l'addiction au sucre.

Mes recettes sont pour la plupart compatibles avec les intolérances au fructose. Cependant, celles-ci s'accompagnent parfois d'une intolérance à la noix de coco que j'utilise fréquemment. Je recommande de consulter un spécialiste en cas de doute.

Ce livre ne prêche pas stricto sensu la nutrition en mode « paléo », avant tout parce que je n'aime pas les étiquettes. Ce régime est basé sur une alimentation proche de celle de nos ancêtres chasseurs-cueilleurs 10 000 ans avant notre ère – viande, graisse, noix, légumes, quelques fruits. Donc, sans sucre ni céréales. La plupart de mes recettes sont compatibles « paléo », avec des variantes végétarienne ou végétalienne.

Lorsqu'une recette comporte des produits laitiers, de la viande ou des œufs, choisissez des produits de qualité. Utilisez de préférence des œufs de poules élevées en plein air, de la viande d'animaux élevés en liberté et nourris sous la mère, et des produits bio. Vous manquez de moyens ? Achetez des bas morceaux. Et réservez le gras, les os ou le cartilage de poulet pour confectionner un bouillon (voir p. 70).

Ces recettes reflètent ma manière de cuisiner. Un peu de tout, jamais de laitages maigres et plutôt des aliments complets et nutritifs.

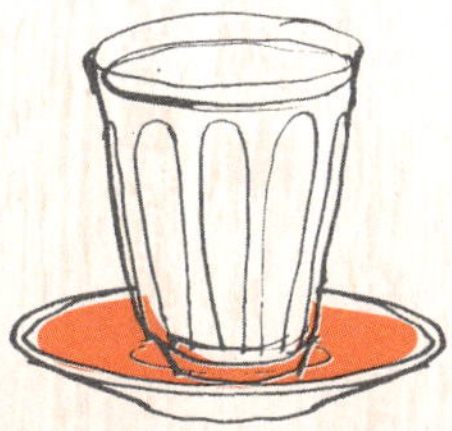

POURQUOI JE DEVAIS ARRÊTER

J'ÉTAIS ACCRO AU SUCRE. JE N'EN AVAIS PAS L'AIR. Je ne consommais pas de sodas ni ne sucrais mon café. Je n'étais pas accro à la pâtisserie et je n'aimais pas la glace.

EN RÉALITÉ, J'ÉTAIS ACCRO AUX SUCRES CACHÉS.

Je consommais en toute bonne foi les « bons sucres » comme le miel, le chocolat noir et les fruits. Pour me libérer de mon addiction, j'ai d'abord dû en prendre conscience.

J'ai grandi dans une famille dont l'alimentation était simple et saine. C'est à l'adolescence que les choses se sont gâtées. J'ai radicalement changé de style de vie et je suis « tombée dans le sucre ».

Pas une matinée de cours à l'université sans que j'avale une viennoiserie, me persuadant que les trois raisins secs dans la pâte en faisaient en encas équilibré.

Au fil du temps, ma consommation de sucre a augmenté. Pâtisseries et chocolat me promenaient d'un pic de glycémie à l'autre, jusqu'au moment où, cédant à la culpabilité, je n'avalais plus rien de la journée.

Cette alimentation a fini par avoir raison de ma santé. J'ai commencé à avoir des troubles de l'humeur et du sommeil, et j'ai finalement développé une insuffisance surrénale et une première maladie auto-immune : la maladie de Basedow, ou hyperthyroïdie. Depuis, le déséquilibre de mes fonctions digestives a mené à des problèmes d'estomac, et d'autres affections auto-immunes sont apparues, dont récemment la thyroïdite de Hashimoto.

J'ai remplacé alors les glucides complexes par d'autres sucres « bons pour la santé ». Effectivement, je reconnais qu'à cette époque ma consommation de sucre a diminué, mais les symptômes ont persisté. À aucun moment, je ne les ai imputés à ma consommation de sucre, même si je n'ignorais rien de ses effets sur ma santé.

Je m'alimente vraiment bien depuis 10 ans. Mais il y a 3 ans seulement, je consommais encore beaucoup trop de sucre au quotidien. J'étais toujours accro.

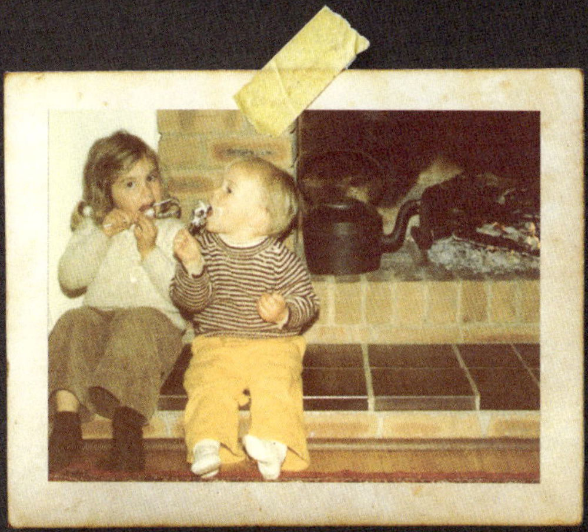

Enfant, avec mon frère Ben, occupés
à lécher les batteurs du mixeur.
Si petite et aimant déjà le sucre…

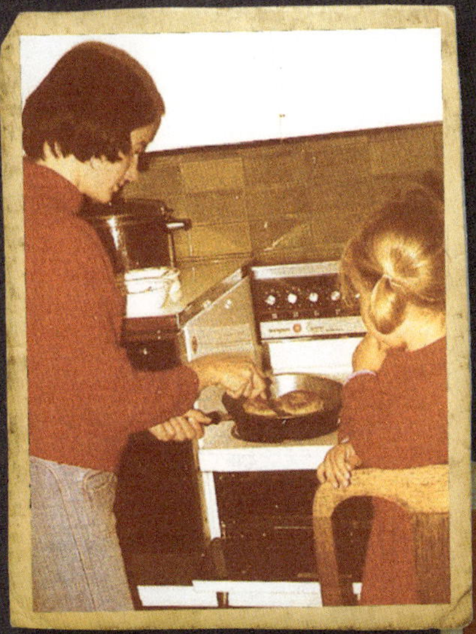

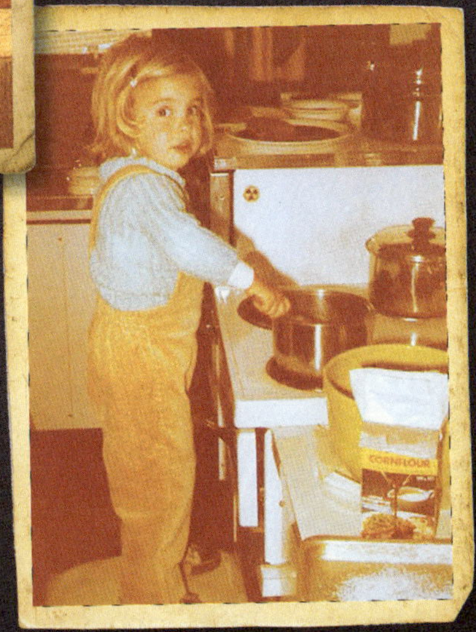

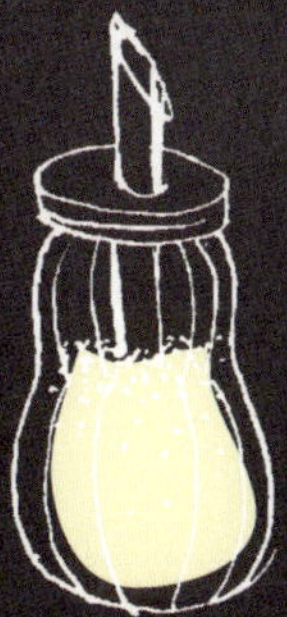

MON ADDICTION AU SUCRE

Au cours d'une journée, je consommais en moyenne l'équivalent de **25 cuillerées à café de sucre.**

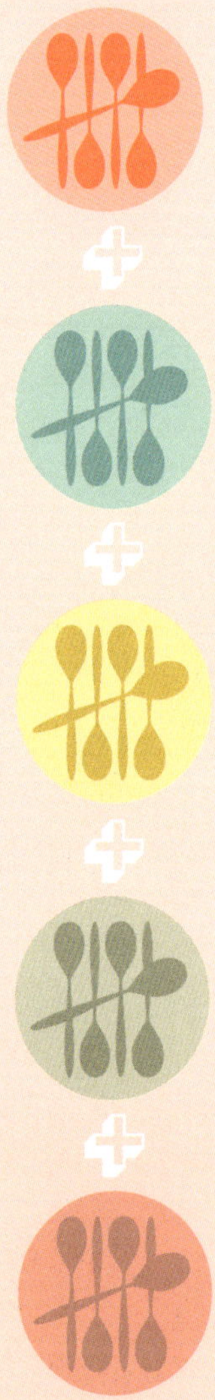

MA CONSOMMATION DE SUCRE

Je mangeais 3 fruits par jour, une poignée de fruits secs. Je sucrais mon thé avec 1 ou 2 cuillerées de miel. Je m'offrais aussi quelques carrés de chocolat (environ 40 g) pour le dessert du déjeuner, puis à la fin du dîner, je sucrais mon yaourt avec du miel ou, si je dînais à l'extérieur, je prenais un dessert.

Au cours d'une journée ordinaire, je consommais ainsi l'équivalent de 25 cuillerées à café de sucre. Sans compter les sucres cachés dans la sauce tomate ou le pain industriel.

J'étais persuadée de manger de « bons sucres » et loin de penser que j'avais un réel problème.

MAIS LE SUCRE RESTE LE SUCRE.

Bien sûr, en dehors du sucre, les ingrédients d'une barre de céréales sont bénéfiques. Mais qu'il soit présent dans une barre de chocolat ou un fruit frais, la formule chimique du sucre est la même. Et il génère une sévère accoutumance.

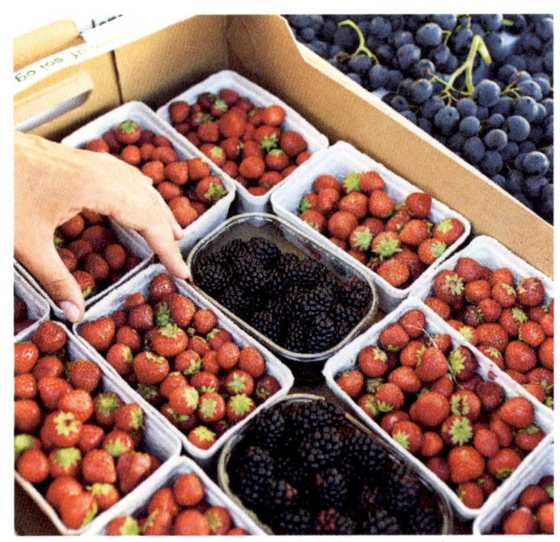

IL ÉTAIT TEMPS DE REGARDER LA RÉALITÉ EN FACE.

1 JE CONSOMMAIS PLUS DE SUCRE QUE L'ORGANISME NE PEUT EN SUPPORTER.

Même si je consommais moins de sucre que la moyenne. Et qu'on aurait juré que mon alimentation était tout à fait saine.

Au fait, quelle quantité de sucre peut-on ingérer ? Pour simplifier, aussi peu que possible. En mars 2014, l'Organisation mondiale de la santé (OMS) a lancé une consultation publique sur les apports en sucre. Elle suggère que les sucres pourraient représenter moins de 5 % de l'apport énergétique quotidien, contre 10 % dans sa précédente recommandation de 2002. Pour un adulte ayant un indice de masse corporelle (IMC) normal, cela équivaut à **6 cuillerées à café (25 g) par jour (1 cuillerée à café de sucre = 4,2 g).**

En résumé, j'essaie de maintenir ma consommation de sucre au minimum. Plus exactement, je m'efforce de ne pas dépasser la quantité que devaient consommer nos ancêtres il y a 10 000 ans. Dans la pratique, je recommande **un maximum de 6 à 9 cuillerées à café de sucre par jour (soit de 25 à 38 g).**

2 J'ÉTAIS ACCRO.

Et de la façon la plus basique qui soit. Dans un moment de faiblesse, j'étais tout à fait capable d'avaler un gros gâteau ou une tablette de chocolat.

3 MALADIE AUTO-IMMUNE/INSUFFISANCE SURRÉNALE/PERSONNALITÉ HYPER-RÉACTIVE + SUCRE = ALLIANCE NÉFASTE.

Je soupçonne ma maladie auto-immune d'avoir été, dans une certaine mesure, le fruit d'années d'addiction au sucre. Une chose est sûre : elle est aggravée par le sucre. Quiconque souffre d'une maladie chronique ne peut simplement pas se permettre les déséquilibres que le sucre peut induire sur les hormones du stress (cortisol et épinéphrine), le niveau de certains neurotransmetteurs (dopamine) ou le taux d'insuline.

4 JE SOUHAITAIS PERDRE DU POIDS.

Je n'étais jamais parvenue à perdre les 13 kg pris à l'époque de mon dérèglement thyroïdien, et sans être un réel problème, cette situation me tracassait. J'avais hâte de voir si la suppression du sucre agirait sur ma surcharge pondérale.

5 JE N'EN POUVAIS PLUS DU SUCRE !

J'étais lasse de subir les montagnes russes de ma glycémie et mon obsession pour le sucre. Je commençais à envisager sérieusement de me sevrer du sucre, juste pour voir ce qui se passerait.

J'ai décidé de faire un galop d'essai. Je me sentais tellement mieux au bout de 2 semaines que j'ai continué. Je n'étais pas animée par une grande rigueur, mais simplement poussée par la curiosité.

C'est ainsi que je fonctionne en général. Prenons l'exemple du sport. Je décide de faire 20 minutes de sport chaque jour (et j'insiste sur *chaque jour*), car la courte durée de l'effort rend l'objectif réalisable. Ainsi, quand je pars pour 20 minutes de jogging ou de natation, j'essaie systématiquement de tenir un peu plus longtemps. C'est la même chose pour le sucre. Essayez, vous verrez que ça marche !

NOTE

NOTRE ORGANISME NE PEUT PAS CONSOMMER PLUS DE 6 À 9 CUILLERÉES À CAFÉ DE SUCRE PAR JOUR.

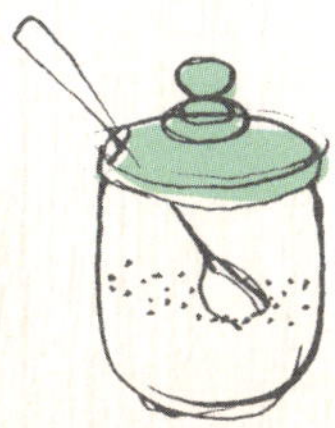

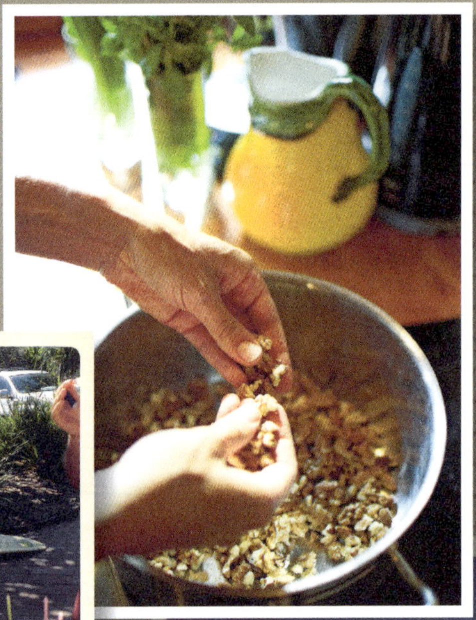

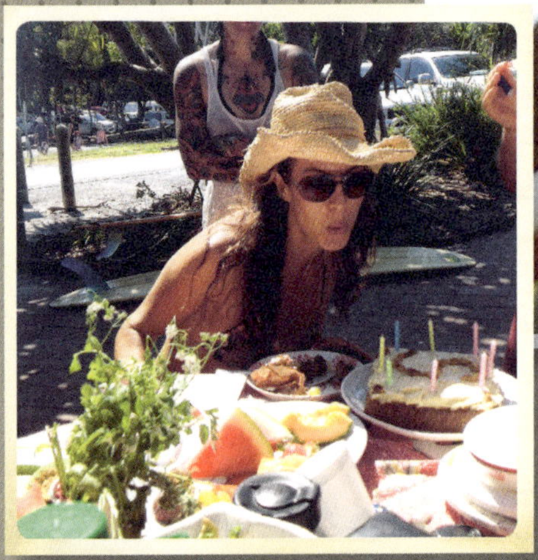

↑ Un gâteau d'anniversaire confectionné par des amis eux aussi libérés de l'emprise du sucre. Merci !

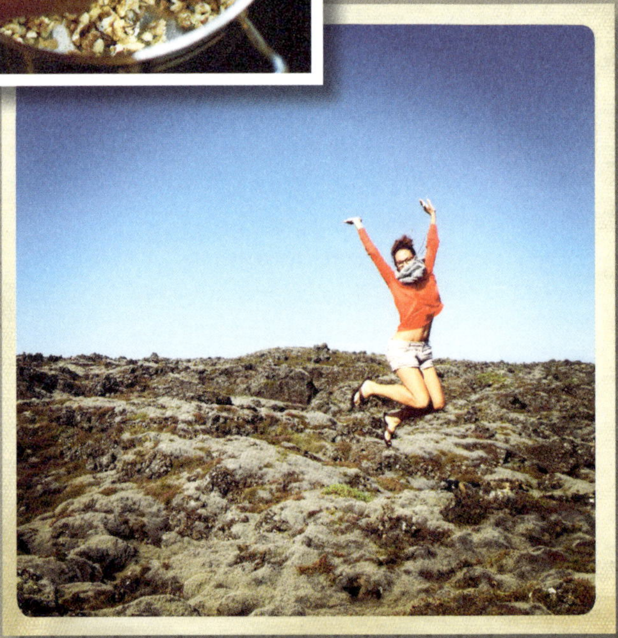

ÊTES-VOUS PRÊT À ARRÊTER ?

PARLONS FRANCHEMENT. Il y a une ou deux choses à savoir avant de vous lancer :

- **Arrêter le sucre m'a pris environ 8 semaines.** Les études montrent qu'il faut entre 3 et 10 semaines pour modifier une habitude sur le plan psychologique. D'expérience, et d'après mes recherches, je dirais que le même délai est nécessaire pour enrayer la dépendance physique au sucre. Je vous conseille de trouver tranquillement votre rythme, en étalant votre sevrage sur 8 semaines.

- **Si vous décidez d'éliminer le sucre pour de bon, il est indispensable de tout arrêter,** y compris les fruits, les jus, le miel et le sirop d'agave. Certains nutritionnistes préconisent uniquement l'arrêt des sucres ajoutés, mais la majorité des spécialistes s'accordent à penser qu'il est préférable de tout arrêter d'un coup pour rompre l'accoutumance et pouvoir recréer un équilibre.

- **Au terme du programme de 8 semaines,** vous pourrez réintroduire certains fruits et des substituts sans danger.

- **Personne n'échappe à la cruelle phase de détox.** Pour moi, elle a duré 2 semaines, mais elle peut s'étendre jusqu'à 6 semaines. Après, c'est du gâteau, promis !

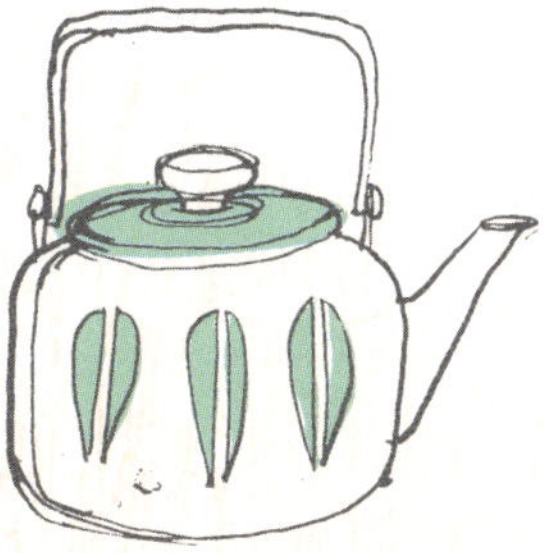

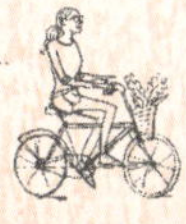

Toujours pas convaincu ?

Sachez que :

- On n'a jamais autant consommé de produits à faible teneur en graisses.
- Les clubs de gym fleurissent dans tous les quartiers.
- Et pourtant, on observe une tendance croissante à la prise de poids.

Sachez aussi que :

- En France, la consommation de sucre par an est de 35 kg, alors qu'en 1830, elle était de 5 kg.
- Les aliments « light » contiennent plus de sucre que leurs équivalents non allégés. (On ajoute du sucre à ces produits pour les rendre plus appétants.)
- Le segment « produits allégés » de l'industrie agroalimentaire est une mine d'or.

L'idée commence à prendre forme ?

La suppression du sucre rencontre une franche opposition. Dans nombre de pays, l'industrie sucrière perçoit des subventions non négligeables. De plus, les autorités sanitaires ne sont que trop souvent financées par les industriels du secteur. Mais depuis peu, il y a une prise de conscience mondiale de la nécessité de réduire la part du sucre dans l'apport énergétique quotidien (voir p. 19).

C'est à nous aussi qu'il revient de prendre position de manière concrète.

Avez-vous un problème avec le sucre ?

- Ressentez-vous une baisse d'énergie en plein après-midi ?
- Terminez-vous vos repas par un dessert ?
- Êtes-vous sujet à des ballonnements après les repas ?
- Prenez-vous toujours une autre part de gâteau ?
- Même si vous êtes mince, avez-vous un peu de graisse au niveau de l'abdomen ?
- Vous arrive-t-il souvent de vous sentir lourd, barbouillé, pas en forme ?

J'avais répondu « oui » à la majorité des questions ci-dessus et me doutais que le sucre avait quelque chose à y voir. Si vous êtes dans ce cas, essayez de vous lancer. Mon programme de 8 semaines a fonctionné pour des dizaines de milliers de gens avant vous.

Tout au long du programme, je vous proposerai des mantras, dont voici le premier.

MANTRA 1

SOYEZ BIENVEILLANT.

Faites preuve d'indulgence envers vous-même. Ne vous flagellez pas.

Le cerveau humain ne réagit pas de façon positive à la « pensée restrictive ». Dites-vous que vous entreprenez cette démarche non par force, mais parce qu'elle peut vous offrir un réel mieux-être. Prenez pleinement conscience de cela, en douceur et avec bienveillance.

QUELQUES ULTIMES CONSEILS

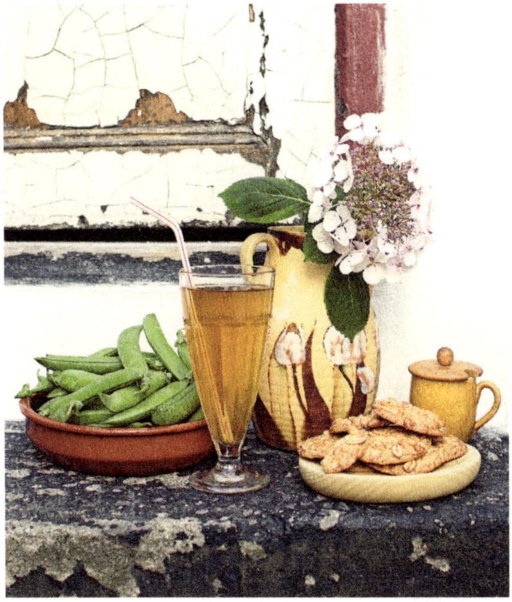

Adoptez l'attitude qui consiste à dire « j'essaie pour voir si ça fonctionne ». Cela facilite le processus.

Entreprendre l'aventure avec quelqu'un rend les choses plus faciles, ne serait-ce que pour tester de nouvelles recettes à deux.

Lisez et documentez-vous tous azimuts sur le sucre, son absorption par l'organisme, ses effets sur la santé et le contexte économique autour de sa production. Maîtriser son sujet renforce la motivation. (Voir p. 31.)

On ne modifie pas des habitudes installées en un claquement de doigts. C'est tout votre état d'esprit qu'il va falloir changer. C'est en installant de nouveaux schémas de pensée que vous allez parvenir à agir différemment, sans effort. Considérez chaque minute sans sucre comme un exercice de musculation qui renforce votre mental.

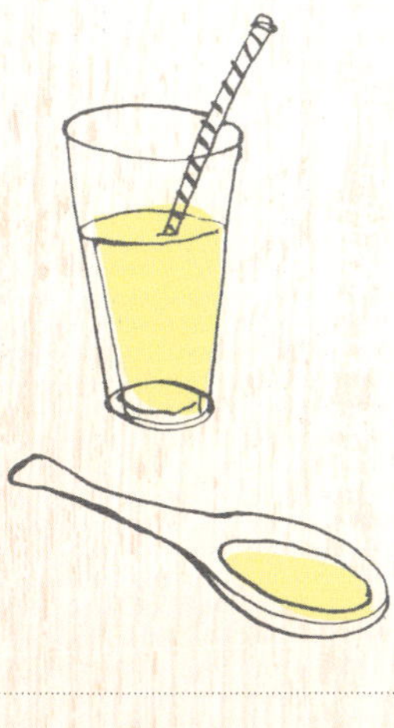

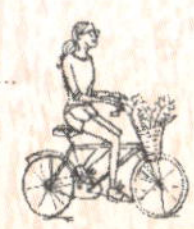

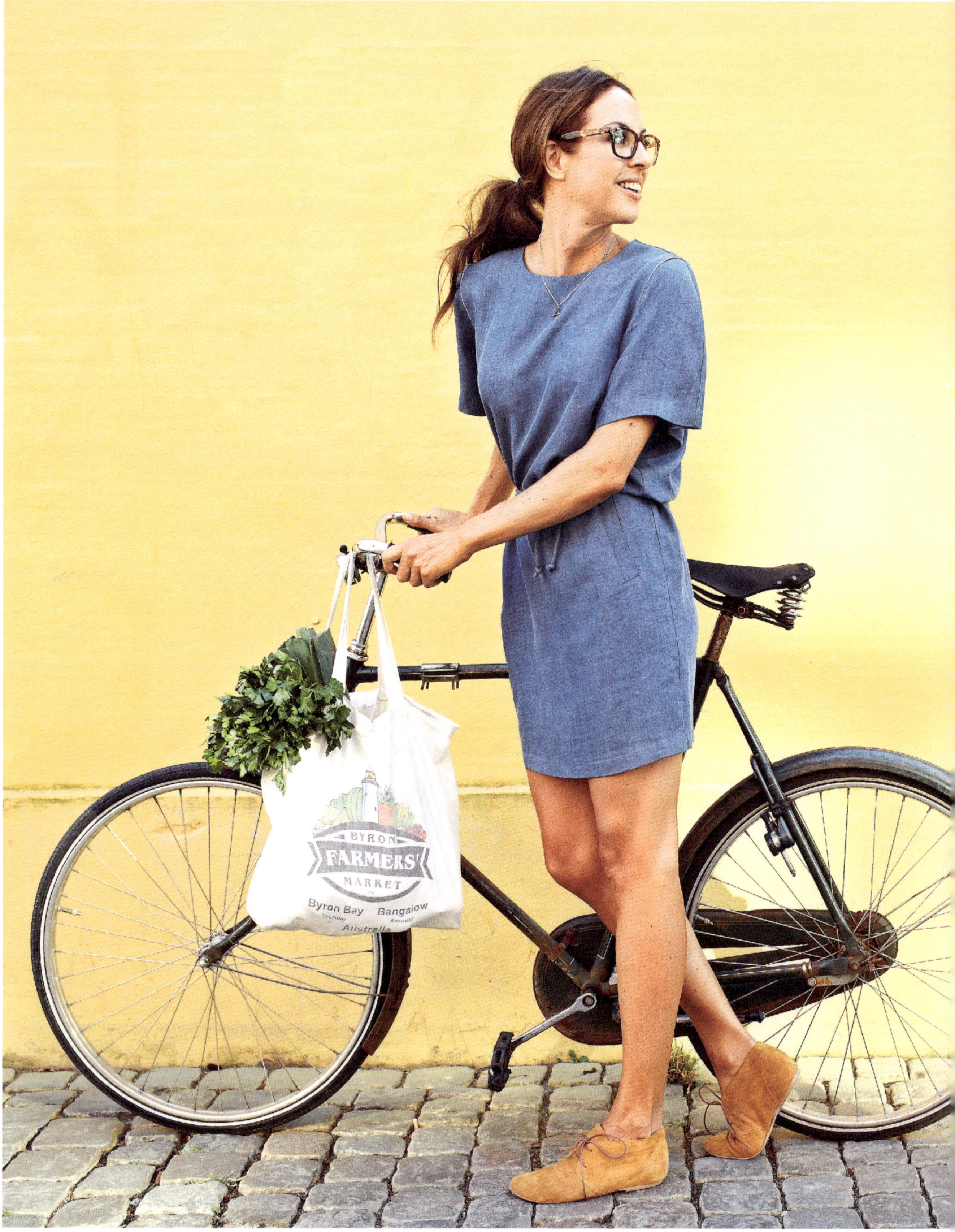
BYRON
FARMERS'
MARKET
Byron Bay
Bangalow
Australia

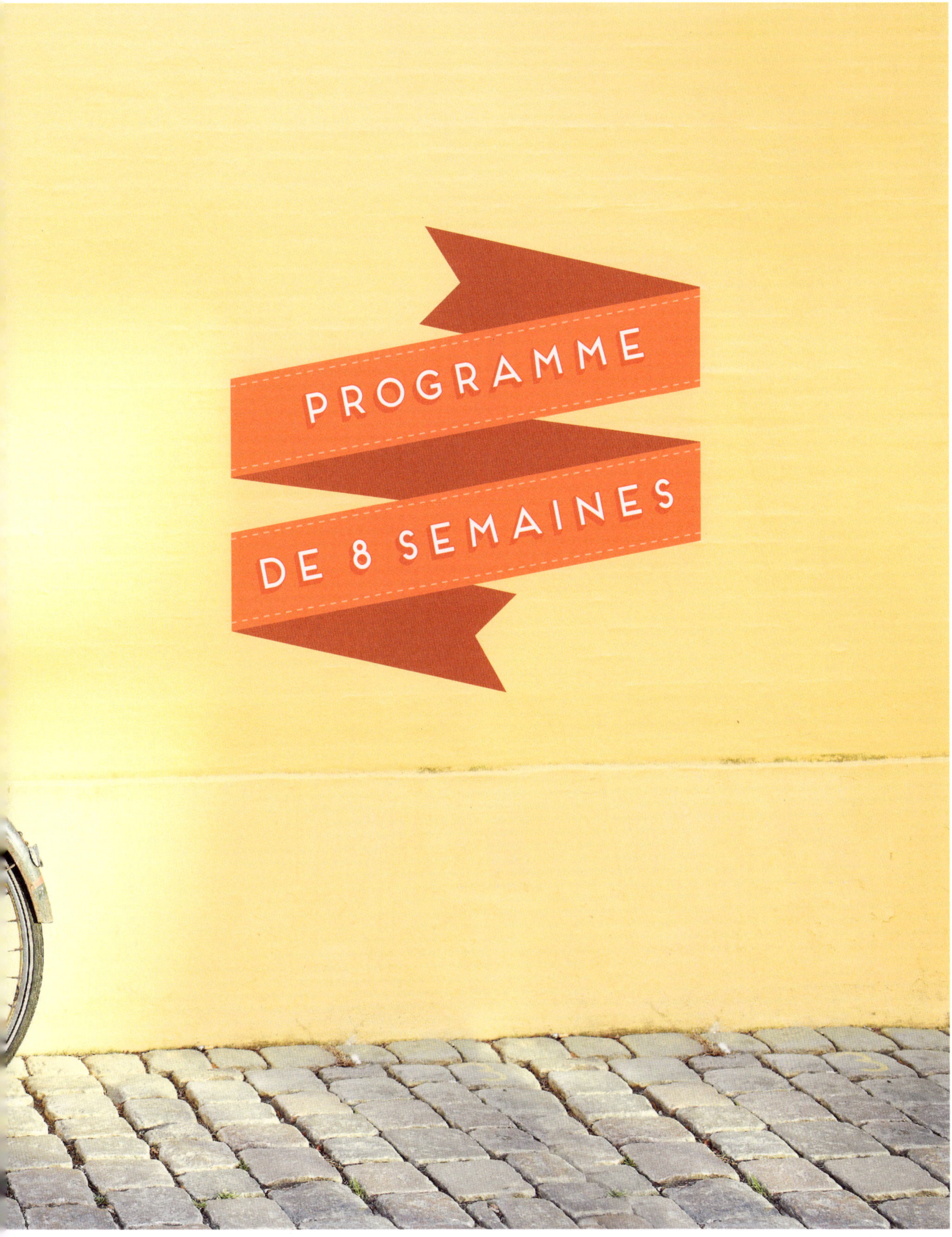
PROGRAMME
DE 8 SEMAINES

SEMAINE

1

COMMENCER À DIMINUER

CERTAINS SPÉCIALISTES CONSEILLENT D'ARRÊTER D'UN COUP. Il n'est pas certain que ce soit une bonne idée.

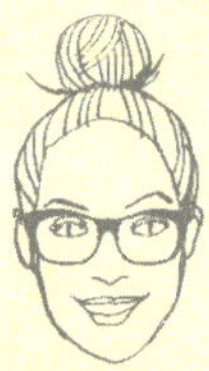

Pendant cette première semaine, nous allons mettre en œuvre des changements mineurs, relativement simples et faciles à gérer. Plutôt que de supprimer brutalement le sucre, procédons à un petit échauffement. Je vous explique ma théorie : la plupart d'entre nous supportent difficilement les interdictions formelles. Il suffit qu'on nous interdise totalement un type d'aliment pour qu'on en ait une folle envie et qu'on se mette à ne plus penser qu'à ça.

MOINS VOTRE ORGANISME SERA DOPÉ AU SUCRE AU DÉBUT DE LA 2E SEMAINE, PLUS LE SEVRAGE SERA FACILE.

Votre système digestif s'adaptera plus aisément au sevrage et les envies soudaines diminueront. Continuez en vous disant « je m'habitue à l'idée et je tente le coup » pendant une semaine ou deux, mais pas plus longtemps, au risque de vous lasser.

CONSEIL

DIMINUEZ LE SUCRE.

En même temps, diminuez aussi les glucides raffinés (biscuits, viennoiseries, pain et produits de boulangerie contenant de la farine blanche). Prenez consciemment le contrôle de votre alimentation et introduisez quelques changements.

- Sur du pain grillé, remplacez la confiture par des tranches d'avocat, un peu de piment doux et quelques gouttes d'huile d'olive.
- Troquez votre bol de muesli et votre yaourt 0 % du matin contre des œufs au plat et des tartines grillées.
- Préférez un verre d'eau ou une tisane à un jus de fruit ou une boisson sucrée.
- Au cinéma, offrez-vous du popcorn plutôt que des sucreries.
- Au dîner, prenez du fromage plutôt qu'un dessert.
- Si vous sucrez le thé et le café, divisez la quantité par deux et ajoutez du lait (doux au goût mais sans fructose). Vous pouvez aussi, en période de transition, utiliser un édulcorant artificiel. (Par la suite, j'explique pourquoi éviter les édulcorants, mais pour faciliter le sevrage, prenez-en pendant une semaine ou deux.)
- Si vous êtes accro aux sodas, passez à des sodas sans sucre (ici encore, le temps de franchir la période de transition). Une semaine ou deux, pas plus.

PARLONS SCIENCE

Quelques faits pour commencer.

Soyons précis : notre adversaire est le fructose, non le sucre en soi.

LORSQU'ON PARLE D'ARRÊTER LE SUCRE, C'EST EN RÉALITÉ LE FRUCTOSE QU'IL FAUT ÉLIMINER.

Voici pourquoi il est mauvais.

1 Le fructose pousse à manger plus. Chaque molécule que nous ingérons stimule les hormones qui contrôlent l'appétit. Lorsque nous avons suffisamment mangé, ces hormones envoient au cerveau un message de satiété. La nature fait bien les choses. Nous sommes donc programmés pour ne pas manger plus que nécessaire.

CHAQUE MOLÉCULE SAUF… LE FRUCTOSE.

Il y a 10 000 ans, au paléolithique, le sucre était extrêmement rare à l'état naturel (quelques baies et féculents). L'espèce humaine a donc évolué sans intégrer le fructose dans son fonctionnement.

Très bien, me direz-vous, tant que le sucre est resté une denrée rare. De nos jours, on trouve le sucre partout en surabondance, mais nos organismes sont incapables de réguler naturellement la quantité de fructose que nous ingérons.

2 Le fructose est directement stocké sous forme de graisse. Lorsque nous consommons du fructose, son métabolisme incombe essentiellement au foie, à la différence du glucose que le foie ne transforme qu'à hauteur de 20 %. Puisque la quasi-totalité de nos cellules utilisent du glucose, celui-ci est normalement brûlé au fur et à mesure qu'il est consommé. Il en est autrement du fructose qui n'est pas converti en énergie, mais stocké sous forme de graisse. Lorsque nous consommons du fructose (dans les boissons sucrées et les jus de fruits), ce processus est encore plus direct et plus rapide.

3 Le fructose nous rend malade. Il a été prouvé par les nombreuses études sur ses effets sur l'organisme que le fructose :

- inhibe la réponse immunitaire, ce qui diminue notre résistance aux virus et aux infections ;
- impacte l'équilibre minéral de l'organisme, provoquant des carences et diminuant l'absorption des minéraux ;
- impacte la fertilité ;
- accélère le vieillissement ;
- est lié à l'apparition de cancers du sein, de l'ovaire, de la prostate, du rectum, du pancréas, du poumon, de la vésicule biliaire et de l'estomac ;
- a des effets sur la sénilité ;
- est à l'origine de reflux gastro-œsophagien, de troubles digestifs et de malabsorption ;
- peut provoquer des montées rapides d'adrénaline ainsi que de l'hyperactivité, de l'anxiété et des pertes de concentration.

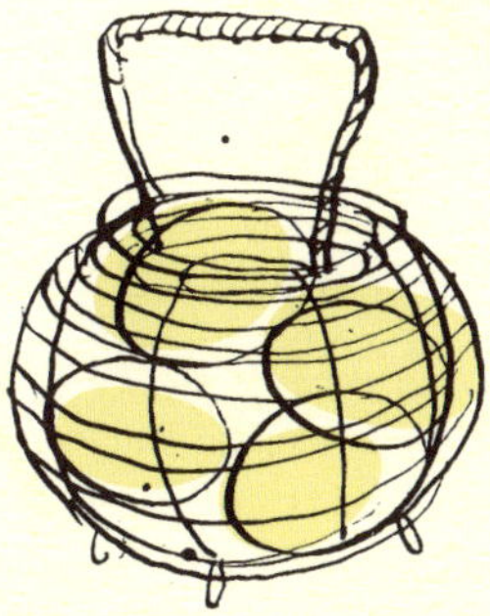

SUCRE = POISON ?

De plus en plus, la recherche tend à démontrer que le sucre nous empoisonne effectivement. Les études prouvent qu'il est à l'origine de la majorité des cas de stéatose hépatique, qui dégénère en insulino-résistance et mène au syndrome métabolique, signe avant-coureur dans l'apparition de maladies cardiovasculaires, du diabète et du cancer.

Le sucre n'est pas qu'un tas de « calories vides » qui n'apportent ni vitamines, ni minéraux, ni fibres. D'après les spécialistes, il serait à l'origine de 35 millions de morts par an dans le monde.

GARY TAUBES, AUTEUR DE *POURQUOI ON GROSSIT*, A ÉCRIT DANS LE *NEW YORK TIMES* :

> **Le sucre me fait peur… J'aimerais le consommer avec modération. J'aimerais également que mes deux fils soient capables d'en user modérément, sans surconsommer, mais où s'arrête une consommation raisonnable ? Je me documente et j'écris sur ce sujet depuis plus de 10 ans. Si le sucre se contentait de nous faire prendre des kilos que nous perdrions en diminuant notre consommation. Mais le sucre a des effets qui ne se voient pas, comme la stéatose hépatique ou l'insulino-résistance, pour n'en citer que deux. Officiellement, rien d'inquiétant, car les conclusions scientifiques ne sont pas formelles, mais oui, cela m'inquiète.**

Moi aussi !

CONSEIL

COMMENCEZ À VIDER VOS PLACARDS.

À ce stade, je vous propose de vous reporter au chapitre *S'équiper* (voir p. 65) pour commencer à vous procurer produits et ustensiles.

D'OÙ VIENT LE FRUCTOSE ?

SUCRE DE TABLE

50 % DE FRUCTOSE + 50 % DE GLUCOSE

UNE BANANE

55 % DE SUCRE, DONT PLUS DE LA MOITIÉ DE FRUCTOSE

MIEL

40% DE FRUCTOSE

SIROP D'AGAVE

70-90% DE FRUCTOSE

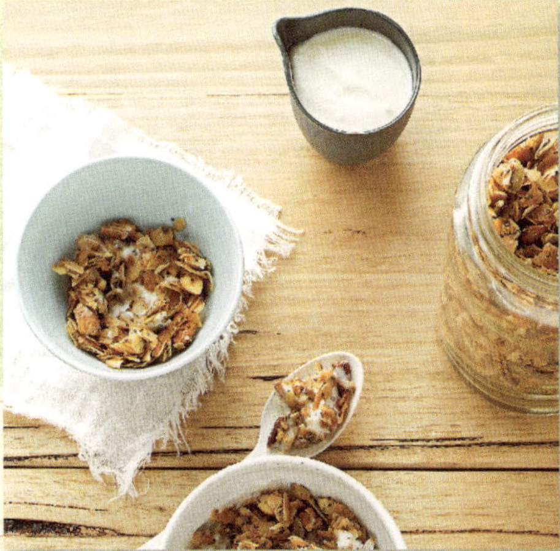

Testez ce muesli à la place du vôtre.

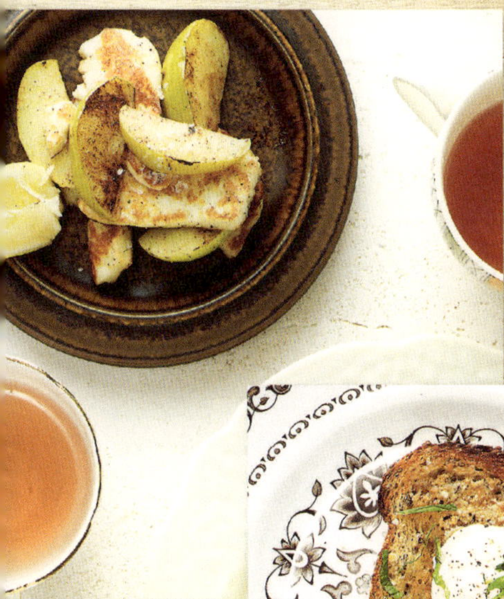

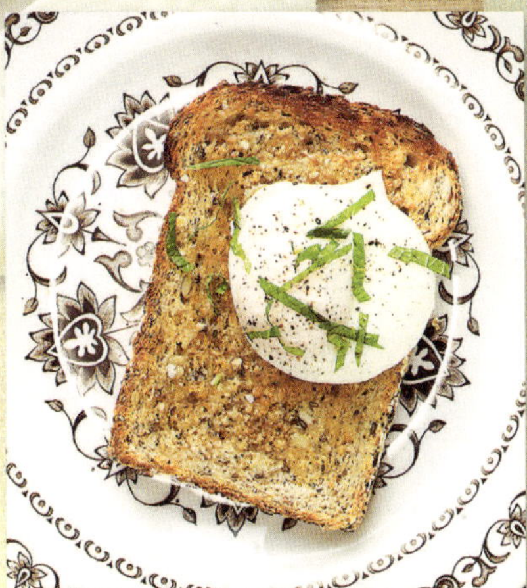

3 recettes à tester cette semaine

1 Granola coco-noix

Troquez vos céréales ou votre muesli habituels contre cette délicieuse version sans sucre. Idéal en encas. Préparez-le à l'avance pour une semaine ! (Voir p. 86.)

2 Halloumi et pomme caramélisés

Parfait pour qui apprécie une petite douceur après le dîner. (Voir p. 159.)

3 Œufs pochés

Un délice à la place des croissants du dimanche – à décliner dans une foule de variantes ! (Voir p. 94.)

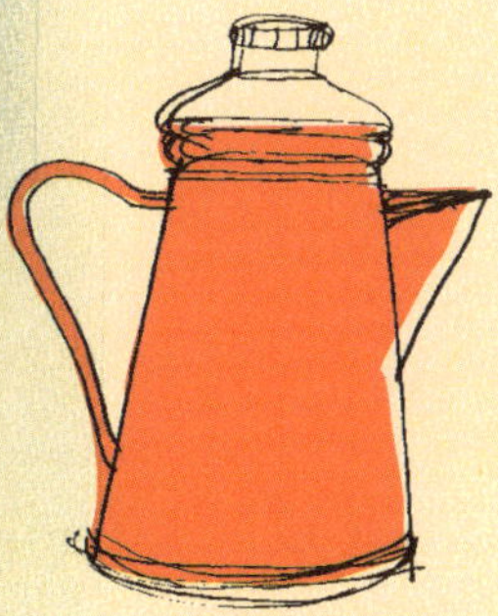

Chacun devrait savoir préparer un œuf poché. Suivez mes conseils p. 94.

SEMAINE

2

MANGER GRAS

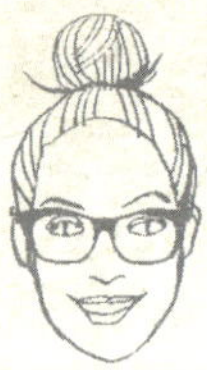

OUI, JE VOUS CONSEILLE DE MANGER DU GRAS.

C'est surprenant, mais ça fonctionne.

L'homme ne devrait naturellement pas restreindre sa nourriture. En période de jeûne, notre organisme est programmé pour passer en mode « famine », et certaines hormones disciplinées se mettent au travail pour assurer notre survie.

Lorsque notre corps est privé de nourriture :

- notre instinct de survie prend le relais et nous devenons obsédés par la quête de subsistance ;
- notre organisme stocke soigneusement la moindre calorie pour plus tard.

C'est pourquoi les régimes extrémistes ne produisent pas d'effet, voire sont contre-productifs. Ils mènent dans plus de 95 % des cas à une reprise du poids. Et c'est aussi la raison pour laquelle la période de transition de 2 semaines est si importante.

NOUS DEVONS REMPLACER CE QUE NOUS SUPPRIMONS.

À la fois pour des raisons psychologiques (éviter la dépression et la frustration issues de la privation) et physiologiques (éviter à notre organisme de passer en mode « famine »).

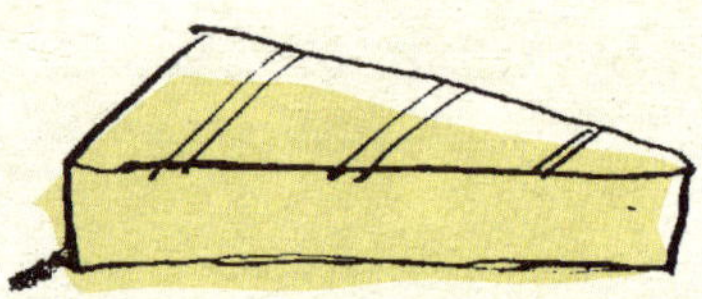

MANTRA 2

REMPLACEZ LE SUCRE PAR LA GRAISSE.

C'est précisément ce principe qui fait le succès de ma méthode pour arrêter le sucre. Même si cela peut paraître incompréhensible au début.

CONSEIL

CONSOMMEZ DES GRAISSES ET DES PROTÉINES.

Remplacez le sucre par des graisses sous forme d'aliments non transformés et par des protéines de qualité comme les œufs, le fromage, les fruits à coque.

- Cela élimine les envies soudaines que provoque la dépendance au sucre. Lorsque j'ai remplacé la sucrerie de l'après-midi par un aliment gras riche en protéines, je n'ai ressenti aucun sentiment de privation – ni physique ni émotionnelle.
- Les graisses et les protéines sont nourrissantes. La satiété élimine les fringales.

PARLONS SCIENCE

Partez armé de quelques faits largement reconnus.

1 LES GRAISSES NE FONT PAS GROSSIR.

Consommer des graisses est-il mauvais ? La réponse est non.

L'AFFIRMATION « LES GRAISSES FONT GROSSIR ET SONT MAUVAISES POUR LA SANTÉ » EST FAUSSE.

Nous entendons depuis l'enfance que les graisses sont à l'origine de maladies cardiovasculaires et de problèmes de cholestérol. Cette approche émane sans doute d'une étude menée dans les années 1950-1960 par Ancel Keys dans 22 pays. Les maladies coronariennes étant alors en forte augmentation aux États-Unis, la communauté scientifique avait entrepris d'étudier l'influence de certains facteurs de risque. L'étude menée par Keys conclut que les populations qui consommaient des graisses saturées (graisses animales et noix de coco) en quantités importantes présentaient un taux de maladies coronariennes et des problèmes de cholestérol plus élevés qu'ailleurs.

VOUS VOULIEZ UNE EXPLICATION ? LA VOILÀ !

C'est ainsi qu'a débuté la campagne de dénigrement des graisses saturées. De là est née l'industrie des produits allégés. On nous a appris à consommer de la margarine plutôt que du beurre et à utiliser des huiles d'origine végétale comme les huiles de colza, de maïs et de soja. Mais la science avait fait fausse route. Keys avait publié les résultats relevés dans seulement 7 des 22 pays sur lesquels portait son étude, les 15 autres contredisant sa théorie.

Ce n'est que très récemment que nutritionnistes et observateurs ont pris conscience de la situation, faisant évoluer les recommandations. Les acteurs du monde de la nutrition viennent de comprendre que le coupable est en réalité le sucre. Mais pendant tout ce temps, l'industrie agroalimentaire a allégé ses produits en graisse avec du sirop de maïs à haute teneur en fructose (sirop de glucose-fructose), au fort pouvoir sucrant.

2 LE GRAS EST NOURRISSANT. NOUS NE POUVONS EN INGÉRER QUE DE PETITES QUANTITÉS.

Comme expliqué précédemment, les graisses et les protéines (et les glucides complexes) activent certaines hormones qui envoient au cerveau des messages permettant de réguler l'appétit. Par exemple, les fruits à coque ou le fromage procurent une satiété rapide.

La nature étant bien faite, ce n'est pas en consommant des graisses et des protéines que nous prenons du poids. Notre organisme veille au grain. Il nous indique quand cesser de manger.

En réalité, les graisses stimulent notre métabolisme en synthétisant plusieurs vitamines essentielles, dont la vitamine D. Certaines bonnes graisses peuvent même aider à perdre du poids !

3 NÉANMOINS, NOUS NOUS BOURRONS DE SUCRE.

Lorsque nous ingérons du fructose, sa présence n'est pas détectée par notre organisme. C'est pourquoi nous pouvons en consommer une quantité invraisemblable sans parvenir à satiété.

Certains recommandent le fructose dans la mesure où, à la différence du glucose, il ne provoque pas de pics d'insuline. L'index glycémique (IG) permet de classer les aliments en fonction de l'élévation de la glycémie (taux de sucre dans le sang) qu'ils produisent quand on les consomme. Le sirop d'agave peut être considéré comme une alternative à faible IG, ce qui n'est pas forcément un avantage dans la mesure où l'insuline fait partie des hormones qui contrôlent l'appétit. En fait, lorsque l'on arrête le sucre, il faut faire attention aux produits libellés « faible IG », car le fructose possédant un IG très bas, le meilleur moyen de faire entrer un produit dans la catégorie « faible IG » est d'y ajouter du fructose.

DE PLUS, NOUS SOMMES PROGRAMMÉS POUR RECHERCHER LE SUCRE ET EN MANGER ÉNORMÉMENT.

Il y a des milliers d'années, lorsque le sucre était si rare, l'organisme devait le stocker par tous les moyens.

4 LE SUCRE SE TRANSFORME DIRECTEMENT EN GRAISSE.

Le fructose est directement transformé en acides gras, puis stocké sous forme de graisse.

5 LE SUCRE DÉRÈGLE NOTRE SYSTÈME HORMONAL.

Par des mécanismes complexes, le sucre induit des fringales et des carences. Cela mène à encore plus de consommation compulsive.

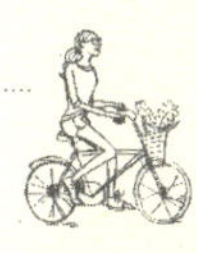

CONSEIL

OPTEZ POUR LE « BON GRAS ».

La consommation de graisses donne lieu à toutes sortes de désinformation. Certaines graisses sont vitales. Elles sont utilisées par les systèmes immunitaire, digestif et métabolique. Elles jouent un rôle antioxydant et débarrassent notre organisme des métaux lourds et des toxines qu'il peut contenir.

- **Je cuisine au ghee (beurre clarifié) et à l'huile de coco.** Ce sont des graisses saturées stables, dont la structure ne change pas à haute température. On trouve le ghee dans les boutiques de diététique et les épiceries indiennes. Je conseille également le saindoux pour la cuisson à haute température et la friture.
- **Je cuisine au beurre et à l'huile d'olive,** mais uniquement à température modérée. Pour la friture, évitez ces matières grasses, moins stables que les précédentes.
- **Pour l'assaisonnement, j'utilise l'huile d'olive et de noix.** (Ne pas chauffer l'huile de noix, elle supporte mal les hautes températures.)
- **J'adopte les graisses animales.** Je mange la peau du poulet et le gras du bacon, en quantités raisonnables bien sûr. De plus, ils sont très rassasiants.
- **Je consomme des laitages entiers.** En effet, lorsque la matière grasse est extraite d'un produit laitier, une bonne partie des enzymes (qui permettent la digestion du lactose) disparaissent. En passant au lait entier, mes problèmes digestifs liés à la consommation de produits laitiers ont disparu.
- **Je n'achète que du beurre bio** plutôt que les spécialités à tartiner.
- **J'évite toutes les graisses polyinsaturées** comme les huiles de colza, de carthame, de tournesol, de soja et de maïs, très peu stables. Et je ne touche pas aux acides gras trans (fritures...).

ESSAYEZ LES MATIÈRES GRASSES OU LES ENCAS PROTÉINÉS SUIVANTS :

- En cas de fringale en milieu d'après-midi, adoptez le **halloumi grillé**. Il s'agit d'un fromage chypriote fabriqué à partir d'un mélange de lait de chèvre et de brebis. Sous le gril, entre deux tranches de pain, c'est un régal. On peut également se procurer son équivalent turc, le hellim.
- Pour le dessert, faites griller **quelques noix** à sec, à la poêle, et parsemez-en un yaourt, avec de la cannelle et/ou de la vanille en poudre.
- Au restaurant, commandez **une seconde assiette de calamars** plutôt qu'un dessert. Ou prenez du **fromage**. Avec du beurre, si ça vous fait plaisir.
- Lorsque j'ai encore faim après le repas, j'étale une généreuse cuillerée de **beurre de noix** sur une galette de riz, et ma faim disparaît ! (Voir p. 74.)

ET ADOPTEZ :

- **Les graines de courge grillées** (à sec dans une poêle, jusqu'à ce qu'elles « claquent ») ou les graines de courge germées (voir p. 69). À éparpiller sur une salade, des flocons d'avoine ou un yaourt.
- **L'avocat.** Avec du fromage, dans un sandwich toasté.
- **Différentes huiles.** Je verse un peu d'huile de noix sur mon yaourt ou dans mes ragoûts. L'huile d'olive vierge extra infusée est excellente dans les salades.
- **Les œufs, encore et toujours.** Deux œufs battus ajoutent un peu de fantaisie à une poêlée de légumes.
- **La poitrine fumée.** Deux tranches de poitrine coupées en lardons égaient une soupe de lentilles.
- **Le fromage de chèvre.** Je l'émiette sur une salade et je termine par un filet d'huile d'olive.

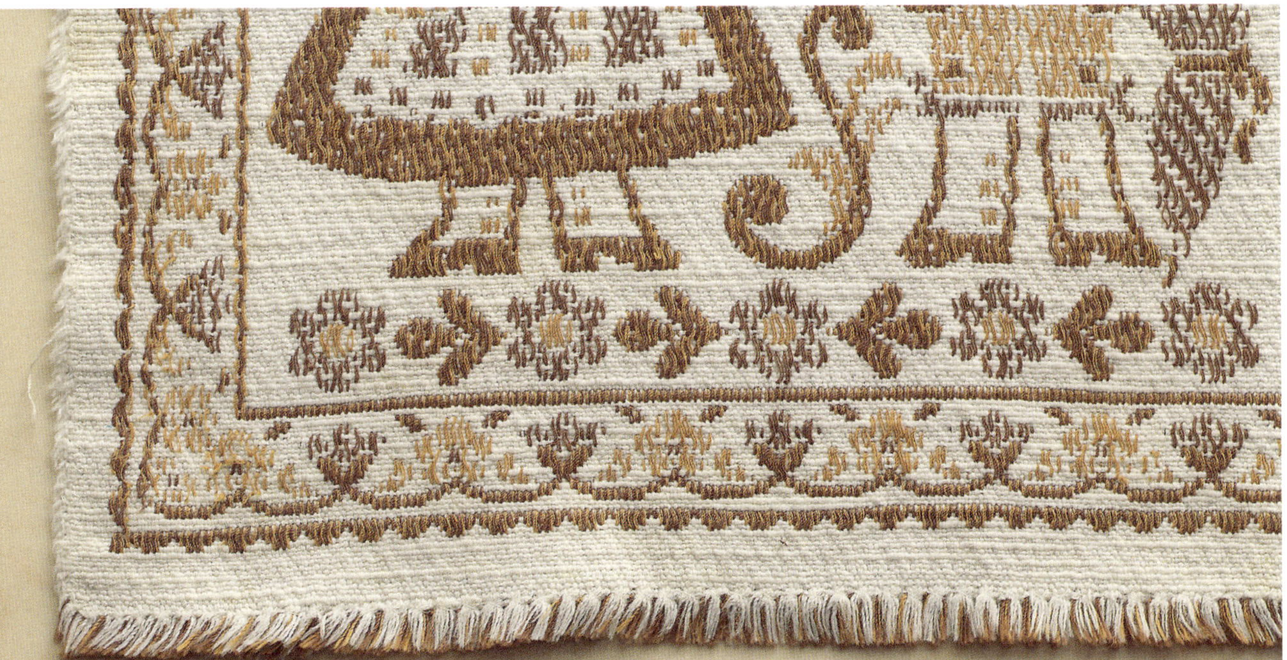

SOYEZ ATTENTIF.

Au fur et à mesure que vous modifiez votre alimentation, notez les changements qui s'installent : vous arrivez plus vite à satiété, vous subissez moins de fringales. Soyez à l'écoute de votre corps ; il est essentiel de bien comprendre le processus qui est en marche et de restaurer la relation avec votre corps. Choisissez votre mode d'expression, qu'il s'agisse d'un blog, d'un journal de bord ou d'une conversation avec l'ami(e) qui vous accompagne dans votre démarche.

N'ARRÊTEZ PAS LE GRIGNOTAGE.

Au moins pendant quelque temps. Sachez que, si vous avez été accro au sucre (quel que soit le degré de votre addiction), vous avez certainement des problèmes d'hypoglycémie, d'où les coups de pompe de 11 h et 16 h, auxquels, malheureusement, vous répondez souvent par une sucrerie.

Dans l'immédiat, vous pouvez vous autoriser à manger de façon fractionnée, jusqu'à cinq ou six fois au fil de la journée. Lorsque votre organisme aura retrouvé son équilibre, vous verrez que deux ou trois repas suffisent.

Au cours des semaines à venir, le plus simple sera de satisfaire les fringales par un encas, mais sans sucre !

Au début de mon sevrage, mon objectif était de rétablir mon équilibre pour redécouvrir les mécanismes naturels de l'appétit, plutôt que de réagir uniquement aux envies de sucre.

Mon but était aussi, à terme, de retrouver mon poids de forme.

Lorsque l'on n'abuse pas du sucre, le corps atteint un point d'équilibre qu'on nomme « homéostasie ». On identifie son poids idéal. Les envies se font plus rares. Nous mangeons à satiété et finissons par nous désintéresser de la nourriture. Nous brûlons les calories. Et lorsque nous avons besoin de refaire nos forces, les hormones interviennent en envoyant au cerveau le message de la faim.

Ce que je décris là n'a rien à voir avec une vision utopique du métabolisme humain. C'est le processus que notre organisme met naturellement en place.

3 recettes à tester cette semaine

1 Biscuits au fromage

Tous les fans de gâteaux seront séduits par ces délicieux biscuits très nourrissants. (Voir p. 163.)

2 « Cupcakes » aux œufs et au bacon

Préparez-en toute une fournée, à grignoter en cas de fringale. (Voir p. 98.)

3 Noix et amandes germées et épicées

Pour augmenter de façon agréable votre consommation de matière grasse, essayez différentes variantes ! (Voir p. 156.)

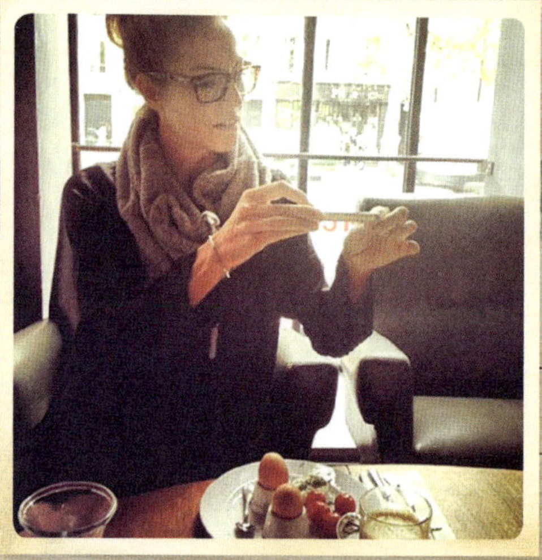

J'adore partager mes nouvelles idées sur Instagram : followgram.me/_sarahwilson_

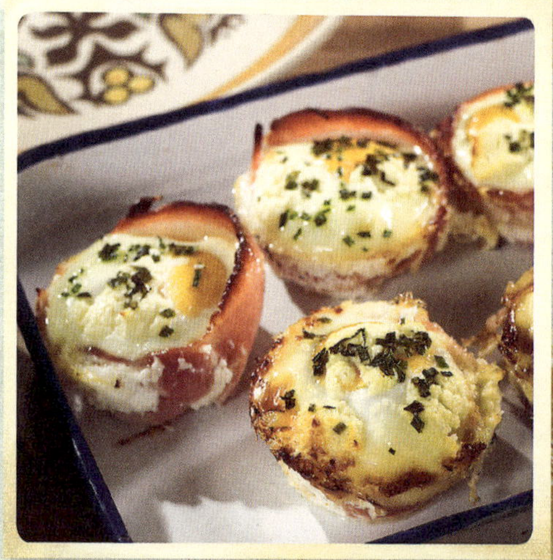

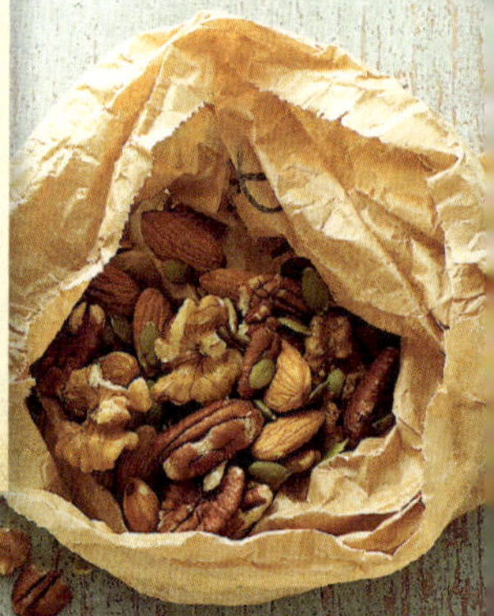

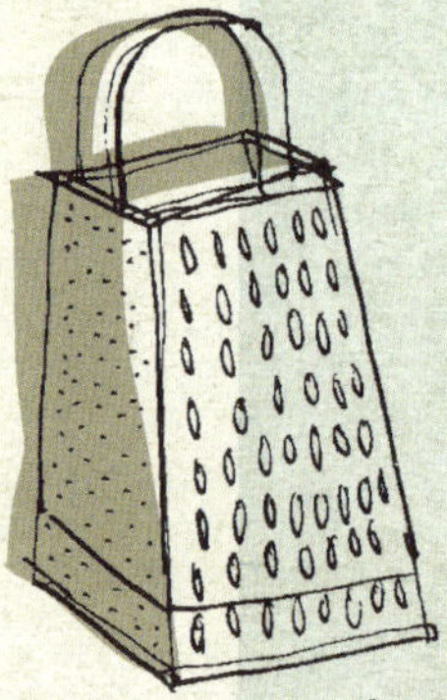

Ces cupcakes ont un succès fou sur mon blog.

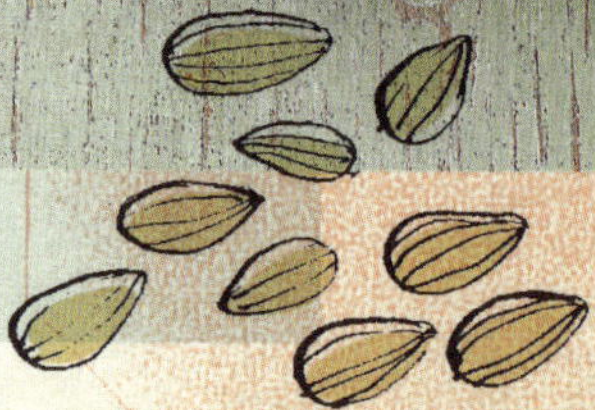

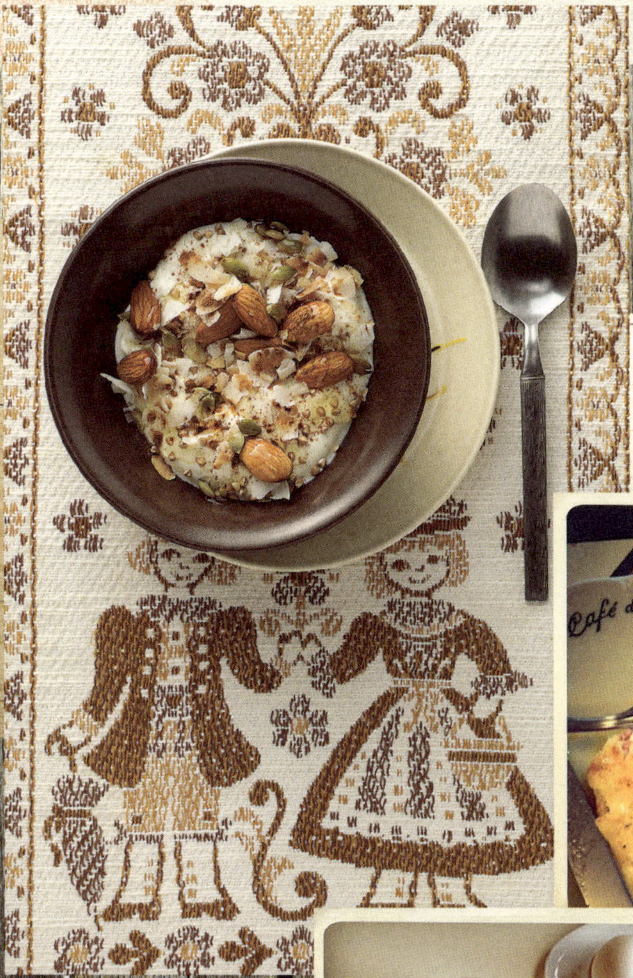

Pour tenir la distance sur 8 semaines : les œufs, encore et toujours les œufs !

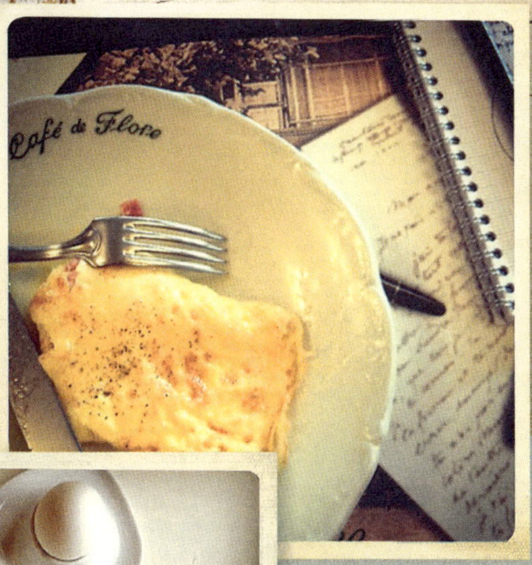

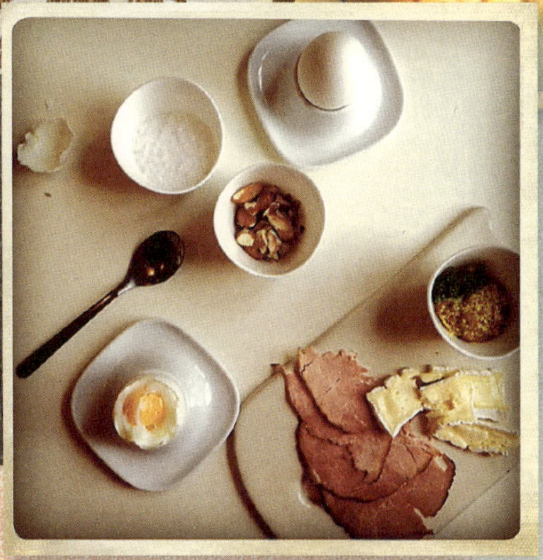

SEMAINE

3

ON ARRÊTE TOUT !

ACCROCHEZ-VOUS, NOUS PASSONS AUX CHOSES SÉRIEUSES !

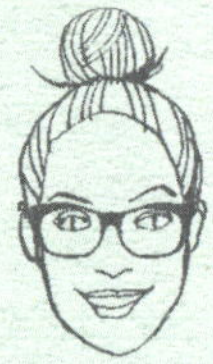

Si votre consommation de sucre est en baisse et que vous avez intégré de bonnes graisses à votre alimentation, tout devrait bien se passer.

Une des théories concernant le sevrage du sucre consiste à dire que, lorsque l'on arrête, on doit le faire pour toujours. C'est vrai qu'à l'usage mieux vaut franchement tout arrêter. Quitte à se relâcher un peu par la suite. (Je reviendrai là-dessus un peu plus loin.)

Au cours de ce programme de 8 semaines, j'ai trouvé préférable d'arrêter le sucre sous toutes ses formes, sans exception. Les exceptions posent en effet question : si la pomme est admise, la poire ne devrait-elle pas l'être aussi ? Si je m'autorise un jour avec sucre, plutôt le mardi ou le mercredi ? Trop compliqué ! L'effet « boule de neige » étant probable, vous risquez de vous trouver vite débordé. Alors on oublie et on fait les choses sérieusement. Cela facilite la vie.

AUTRE BONNE RAISON D'ARRÊTER FRANCHEMENT : VOTRE ORGANISME A BESOIN D'UNE RÉINITIALISATION.

Il vous faut prendre un nouveau départ. En vous autorisant un peu de miel par-ci ou un fruit par-là, vous envoyez à votre organisme des signaux qui ne sont ni clairs ni cohérents.

CONSEIL

SEVREZ-VOUS BRUTALEMENT.

À partir d'aujourd'hui, proscrivez de votre régime (sans exception !) :

- Les fruits frais et secs ainsi que les jus de fruits.
- Le muesli et les barres de céréales.
- Les confitures (même allégées).
- Les condiments qui contiennent du sucre, notamment les sauces tomate, barbecue et le vinaigre balsamique.
- Les yaourts aromatisés et toutes les spécialités laitières.
- Le miel.
- Le sirop d'agave.
- Le sucre de coco et de palme.
- Le chocolat, les boissons sucrées...

CONSEIL

APPRENEZ À DÉCHIFFRER LES ÉTIQUETTES.

Pour mener à bien votre sevrage et limiter votre consommation quotidienne de sucre à l'équivalent de 6 à 9 cuillerées à café (soit de 25 à 38 g), vous devez savoir débusquer les sucres cachés. Pour cela, prenez le temps de lire les étiquettes qui listent les ingrédients et la valeur nutritionnelle des produits que vous envisagez d'acheter. Faites le bon choix en comparant les taux de sucre. Lorsqu'une étiquette indique « glucides dont sucres », elle ne précise ni la présence de fructose dans le produit ni sa quantité.

Par exemple, le sucre blanc contient du fructose et du glucose à parts égales, alors que le sucre contenu dans le lait se compose de lactose uniquement.

L'étiquetage ne permet pas non plus de distinguer les sucres ajoutés, même si certaines marques font figurer la mention « sans sucres ajoutés » sur leurs produits.

Q **TOUS LES LÉGUMES SONT-ILS BONS ? À Y REGARDER DE PRÈS, MON BOCAL DE TOMATES SÉCHÉES CONTIENT PLUS DE 25 % DE SUCRE !**

R Une tomate fraîche contient environ 5 g de sucre (un peu plus de 1 cuillerée à café). On peut donc en mettre quelques tranches dans un sandwich. En revanche, le processus de déshydratation diminue la teneur en eau des tomates et concentre leur teneur en sucre. Lorsque l'on consomme des tomates séchées, du fait de leur faible volume, elles confèrent une satiété moindre pour un apport de sucre élevé. Mieux vaut donc éviter les fruits séchés sans exception (même ceux que l'on considère comme « salés »).

En Europe, les informations nutritionnelles présentes sur les emballages sont exprimées par 100 g ou 100 ml de produit.

Voici quelques astuces qui aident à déchiffrer les étiquettes sans perdre trop de temps au supermarché :

- Les ingrédients dans la liste sont énumérés dans l'ordre décroissant de leur importance pondérale. Si le sucre figure en première ou en deuxième position, fuyez !
- Soyez à l'affût de tous les types de sucre. Outre ceux se terminant par « ose » (sucrose, galactose, maltose, dextrose...), il peut aussi s'agir de miel, sucre liquide ou sucre inverti, maltodextrine, mélasse, sirop de sorgho, de malt, d'orge maltée, d'érable, d'agave, d'artichaut de Jérusalem, sucre demerara, pulpe ou purée de fruits, jus de fruits concentré ou non, concentré de fruits et bien sûr du redoutable sirop de maïs à haute teneur en fructose, encore appelé « sirop de glucose » ou « sirop de glucose-fructose ». En revanche, le sirop de riz n'est pas mauvais.
- Le lait contient naturellement du sucre (le lactose), à raison de 4,7 g pour 100 g. Au-delà, vous êtes en présence de sucres ajoutés.
- Ne consommez que des boissons rigoureusement sans sucre. Et souvenez-vous qu'une cannette de soda contient l'équivalent de 10 cuillerées à café de sucre.

Pour apprendre à « lire » les étiquettes et les valeurs nutritionnelles, rendez-vous à la page suivante.

DÉCHIFFRER UNE ÉTIQUETTE

Étape 1. Sachez calculer le nombre de cuillerées à café de sucre que contient un produit :

1 cuillerée à café de sucre équivalant à 4,2 g, divisez par 4,2 le nombre de grammes (ou de millilitres) figurant à la ligne « sucres » sous la rubrique « Glucides ». Vous obtenez un nombre de cuillerées à café pour 100 g (ou 100 ml) de produit. Pour ce yaourt aux fraises : 12,7 g/4,2 g = 3 cuillerées à café de sucre pour 100 g.

Étape 2. Calculez la quantité de sucre consommée :

Les valeurs nutritionnelles sont indiquées pour 100 g (ou 100 ml) de produit et par portion (125 g dans le cas présent). Si vous mangez plus ou moins 100 g de produit, pensez à multiplier ou diviser le nombre de cuillerées à café obtenu à l'étape précédente par la quantité consommée. Par exemple, si vous mangez un pot de yaourt entier : 3 cuillerées à café x 125 g/100 g = 3 $^{3}/_{4}$ de cuillerées à café de sucre consommé.

Valeurs énergétiques
et nutritionnelles moyennes

	Pour 100 g	Pour 125 g
Valeur énergétique	401 kJ 95 kcal	501 kJ 119 kcal
Matières grasses dont acides gras saturés	3,2 g 2,1 g	4 g 2,6 g
Glucide dont sucre	13 g 12,7 g	16,2 g 15,9 g
Protéines	3,6 g	4,5 g
Sel	0,1 g	0,1 g

Ce produit contient 4 portions de 125 g

Étape 3. Calculez le pourcentage de sucre :

Pour calculer le pourcentage de sucre contenu dans un produit, divisez le poids de sucre pour 100 g (ou 100 ml) par 100. Pour ce yaourt aux fraises, on obtient 12,7 %. Si pour votre tablette de chocolat, en faisant le même calcul, vous obtenez 46 %, sachez que près de la moitié de la tablette est du sucre !

Pour le sucre, vous ne trouverez en France (et au sein de l'Union européenne) aucune mention d'apport journalier recommandé (AJR) puisque seules les informations concernant les vitamines et les minéraux doivent être exprimées en pourcentage de l'AJR.

En ce qui concerne l'étiquetage des laitages, gardez à l'esprit que, pour 100 g de produit, on a naturellement 4,7 g de lactose. Pas de problème donc jusqu'à 4,7 g. Au-delà, il s'agit de sucres ajoutés.

CHOISIR SES SAUCES

REGARDEZ DANS VOTRE RÉFRIGÉRATEUR : VOUS Y TROUVEREZ QUANTITÉ DE SAUCES. VOICI QUELQUES CHANGEMENTS TRÈS FACILES À METTRE EN ŒUVRE.

Les sauces allégées et autres spécialités à tartiner contiennent beaucoup plus de sucre que leur version non allégée. Dans le cas de la mayonnaise, cinq ou six fois plus !

MAYONNAISE ALLÉGÉE — 10% de sucre ⟷ 1,7% de sucre — **MAYONNAISE CLASSIQUE**

Préférez également la version classique de la sauce béarnaise.

BÉARNAISE ALLÉGÉE — 4,4% de sucre ⟷ 2% de sucre — **BÉARNAISE CLASSIQUE**

Plutôt que de la sauce barbecue (54 % de sucre), utilisez de la moutarde (moins de 1 % de sucre).

SAUCE BARBECUE — 54% de sucre ⟷ <1% de sucre — **MOUTARDE**

Plutôt que du vinaigre balsamique (16 % de sucre), optez pour le vinaigre de cidre (moins de 1 % de sucre).

VINAIGRE BALSAMIQUE — 16% de sucre ⟷ <1% de sucre — **VINAIGRE DE CIDRE**

Remplacez votre sauce au piment habituelle (42 % de sucre) par de la harissa (moins de 1 % de sucre)

SAUCE THAÏE — 42% de sucre ⟷ <1% de sucre — **HARISSA**

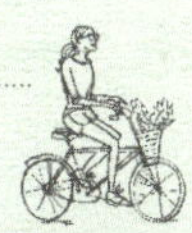

CONSEIL

SI VOUS SORTEZ, CHANGEZ VOS HABITUDES.

Inutile de vous priver de sorties pendant les 8 semaines du programme. Simplement, gardez un œil sur les sucres cachés et boycottez la carte des desserts...

- Évitez tout ce qui contient du miel, du vinaigre balsamique, du caramel.
- Évitez la cuisine thaïlandaise, pleine de sucre de palme, dont j'ai fait les frais. J'ai été malade toute une nuit...
- La cuisine grecque est idéale, ainsi que la cuisine française traditionnelle (sauf les plats en sauce !), les plats de viande, de poisson, les frites, les légumes.
- Attention aux tapas et aux petits hors-d'œuvre, qui sont souvent accompagnés de sauces diverses.
- Si vous achetez un sandwich, prenez garde à la mayonnaise, au ketchup, à la béarnaise, à la margarine.
- En général, choisissez du rôti avec des légumes plutôt qu'une assiette de pâtes à la bolognaise couvertes de sauce tomate.
- Si vous commandez une salade, demander de l'huile d'olive et du citron vous épargnera un assaisonnement dont vous ignorez la composition.

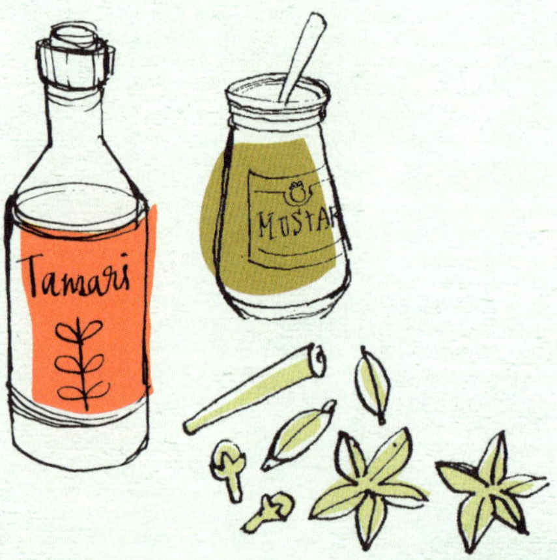

Q ET L'ALCOOL ?

R Enfin une question que vous attendiez tous ! Bonne nouvelle :

LE VIN, LA BIÈRE ET LES SPIRITUEUX CONTIENNENT PEU DE FRUCTOSE.

Le fructose des fruits utilisés pour fabriquer ces boissons est converti en alcool. Préférez les vins secs aux vins doux, moelleux ou cuits. Et consommez toujours avec modération. Une fois sevré du sucre, il est possible que vous tolériez moins bien les effets de l'alcool ; alors ne dépassez pas un verre ou deux !

ATTENTION

LES EAUX AROMATISÉES CONTIENNENT DU SUCRE OU DES ÉDULCORANTS QUI ENTRETIENNENT LE GOÛT DU SUCRE !

Q LE SIROP DE MAÏS À HAUTE TENEUR EN FRUCTOSE EST-IL PIRE QUE LE SUCRE ?

R Pour faire court, sa teneur en fructose est la même que celle du sucre (environ 55 %). Aux États-Unis, dans les années 1980, l'utilisation de ce sirop dans l'industrie agroalimentaire a explosé pour des raisons économiques. À l'origine mis en avant comme un produit naturel, il est aujourd'hui prouvé qu'il a largement contribué à l'épidémie d'obésité dans ce pays, et depuis quelque temps, certaines marques reviennent au sucre de canne. Mais tous les deux sont aussi mauvais pour votre santé.

VOICI 9 ALIMENTS MAGIQUES À CONSOMMER SANS MODÉRATION !

CES PRODUITS M'ONT AIDÉE À SURMONTER MES PREMIÈRES SEMAINES SANS SUCRE.

Certains sont des aliments riches en protéines ou en graisses, d'autres m'ont simplement permis de maintenir le cap.

Le cacao. Riche en micronutriments et bénéfique pour la santé cardiovasculaire.

Le thé chaï. À chacun sa recette de thé indien ! Je trouve très réconfortant le rituel de la préparation du chaï : le lait que l'on chauffe, les épices que l'on sélectionne avec soin – cardamome, écorce de cannelle, gingembre, poivre, clou de girofle... Rien que des bonnes choses, sources d'un très grand plaisir.

La sauge chia. Les petites graines de cette sauge regorgent de calcium, de phosphore, de fibres et de manganèse. Ajoutées à un yaourt, elles garantissent satiété et digestion facile !

Le fromage. Une tranche dans votre sandwich ou enroulée autour d'une bouchée de poivron cru, quelle merveille !

Le poulet. J'ai toujours au réfrigérateur du blanc de poulet ou de dinde sous vide. Aussi pratique et moins gras que le jambon, c'est parfait en cas de fringale !

La cannelle. J'en saupoudre volontiers mon yaourt ou mon thé. C'est un anti-inflammatoire très efficace.

L'huile de coco. Très douce, elle est conseillée pour les assaisonnements ou la cuisson. Utilisez de préférence une huile 100 % pressée à froid. Comme pour tout aliment contenant des matières grasses saturées, consommez-la avec modération.

L'eau de coco. Malgré la douceur de son goût, elle ne contient quasiment pas de fructose et se révèle radicale contre les envies soudaines de sucre. Si vous pouvez vous procurer des noix de coco fraîches, n'hésitez pas à consommer la chair.

Le café. Parce que le café provoquait chez moi une accélération du rythme cardiaque, je ne buvais plus de café depuis 3 ans lorsque j'ai arrêté le sucre. Maintenant que mon organisme métabolise sans peine la caféine, je m'offre de temps en temps un café au lait, dont le lactose répond parfaitement à mes envies de douceur.

MANTRA 3

REMETTEZ VOTRE COMPTEUR À ZÉRO.

Le but de mon programme n'est pas de bannir le sucre à vie, mais plutôt de trouver un rythme raisonnable, adapté aux besoins de votre organisme.

IL FAUT ENVIRON 8 SEMAINES POUR REMETTRE SON COMPTEUR À ZÉRO.

ASTUCE

SI VOUS AVIEZ L'HABITUDE DE SUCRER VOTRE CAFÉ, ESSAYEZ LA STÉVIA, UN ÉDULCORANT D'ORIGINE NATURELLE QUI EST UNE BONNE ALTERNATIVE AUX ÉDULCORANTS ARTIFICIELS.

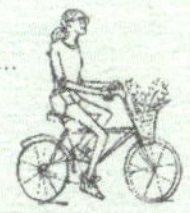

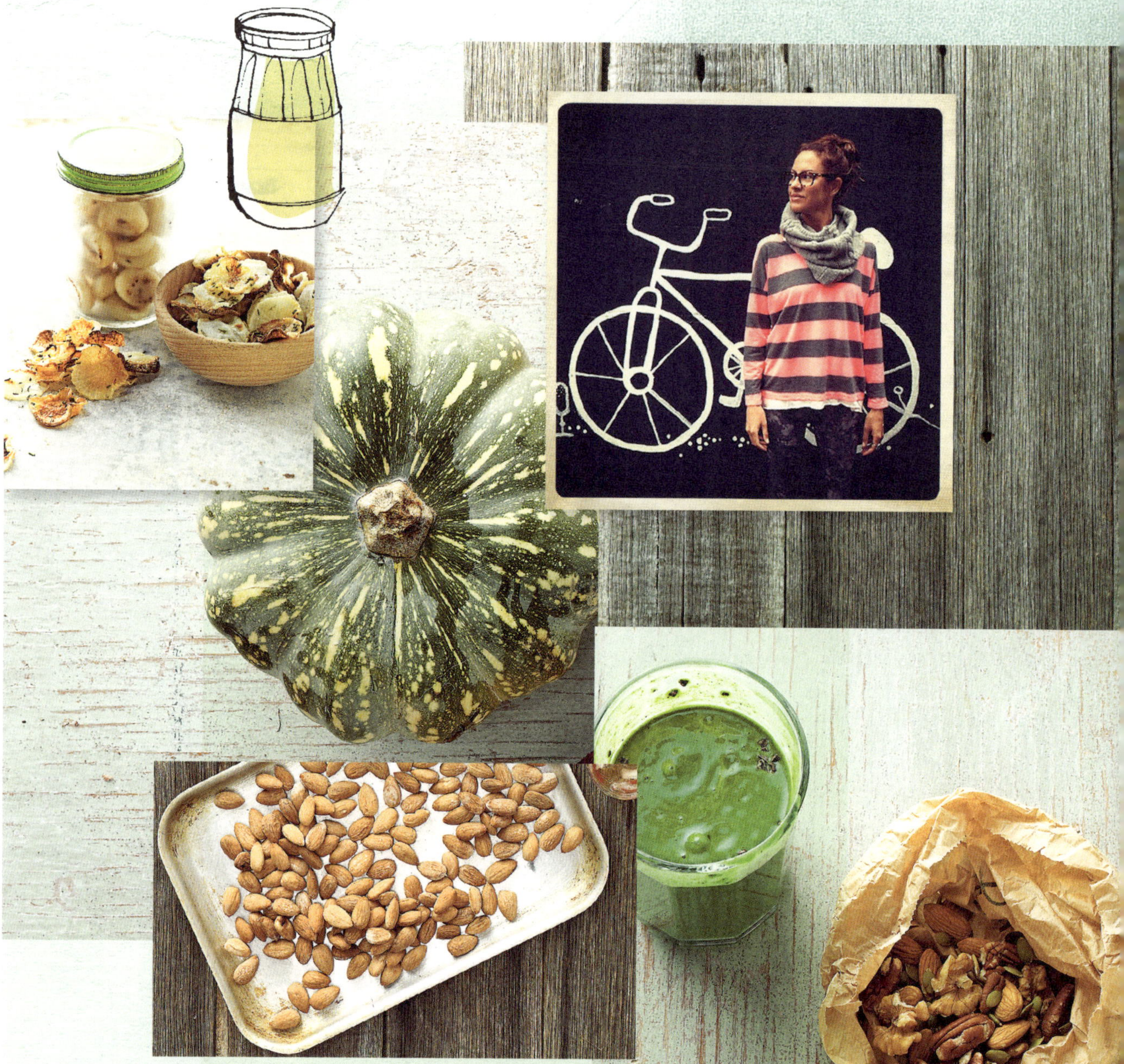

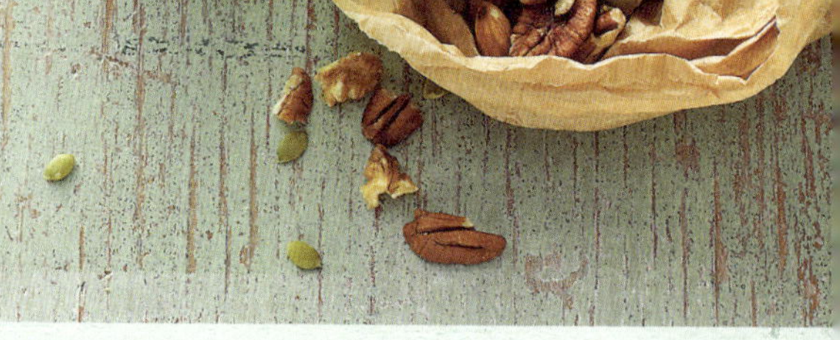

Pour des idées d'encas à grignoter à tout moment (comme les noix et amandes germées et épicées ou les chips de daïkon en haut), reportez-vous p. 156 et 161.

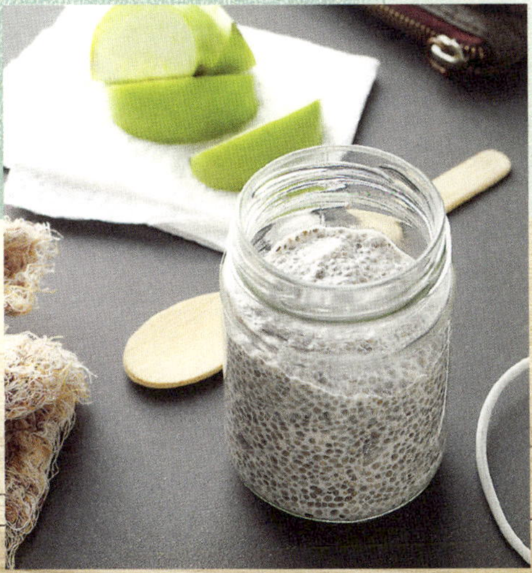

↑ Crème aux noix de cajou et chia

3 recettes à tester cette semaine

1 Smoothie mojito

Grâce à l'eau de coco, une recette à la fraîcheur bienfaisante. (Voir p. 122.)

2 Beurre de coco maison

Une excellente occasion de faire connaissance avec la noix de coco. (Voir p. 192.)

3 Crème aux noix de cajou et chia

Ces petites graines sont étonnamment rassasiantes, essayez-les ! (Voir p. 90.)

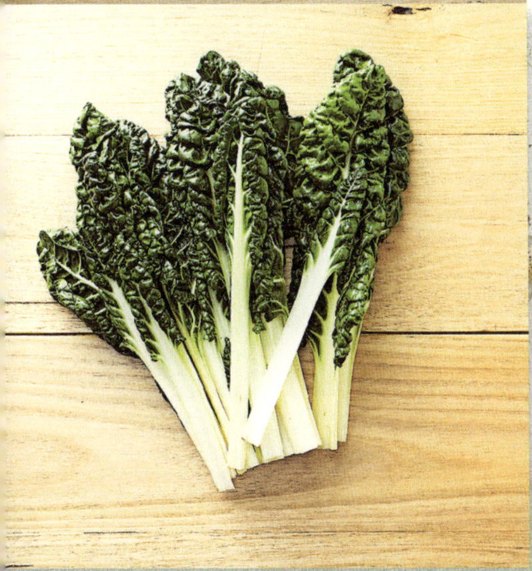

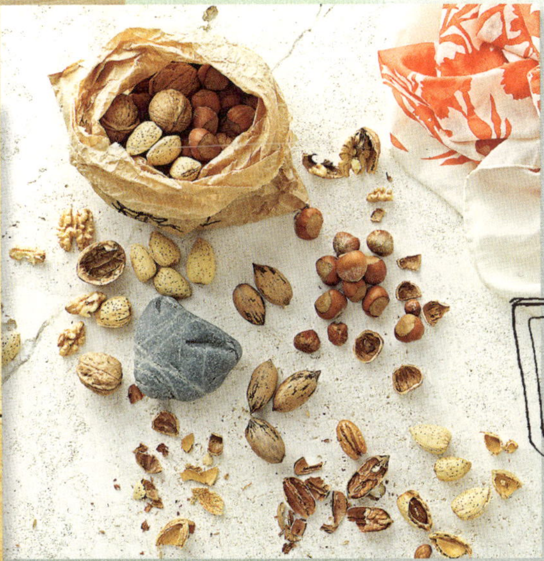

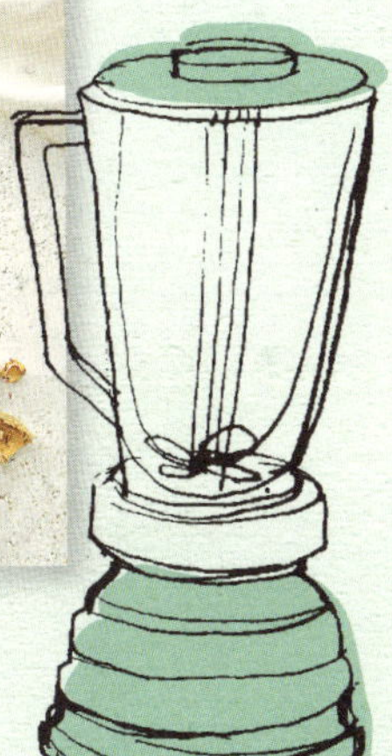

SEMAINE 4

RÉSISTER

LE DOUTE S'INSTALLE À PRÉSENT : SUIS-JE SUR LA BONNE VOIE ?

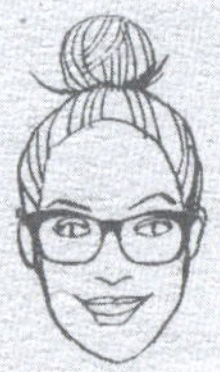

Regardons ensemble les faits.

À ce stade, une petite voix démoniaque va semer le doute en vous : pourquoi s'infliger tant de souffrance ?

Votre entourage va vous savonner la planche ou tenter de vous décourager. Quiconque a entrepris d'arrêter le sucre a fait la désagréable expérience des critiques et des commentaires négatifs. Alors préparez-vous à la riposte.

Mon explication est simple. Nous savons que le sucre est mauvais et que nous en consommons trop. Mais la dépendance – physique et émotionnelle – est telle que la simple idée de se sevrer nous anéantit littéralement. Pensez-vous que si on vous privait de carottes l'effet serait le même ?

EN DÉCIDANT D'ARRÊTER LE SUCRE, VOUS RENVOYEZ LES AUTRES À LEURS PROPRES PEURS.

Vous les mettez face à ce qu'ils n'ont pas le courage d'entreprendre. En conséquence, ils ne vous soutiennent pas, car ils se sentent coupables.

Voici quelques façons de réagir avec calme et bienveillance.

On vous dit : « Mais le sucre est naturel ! »

Répondez : « Bien sûr, comme le pétrole… et l'arsenic. »

Comme je l'ai déjà expliqué, notre organisme était destiné à l'origine à ingérer très peu de fructose. Quelques baies par-ci par-là ou un peu de miel à l'occasion. Les importantes quantités de sucre que nous consommons au quotidien – qu'il s'agisse de sucre de table ou de sucres cachés – sont contre nature, nous ne sommes pas adaptés à ce régime.

Notre digestion et notre métabolisme sont inchangés depuis des dizaines de milliers d'années. En revanche, notre consommation de sucre est passée dans le même temps de 0 à 35 kg par an.

Alors oui, le sucre est naturel, mais pas les quantités auxquelles nous soumettons notre organisme.

COMMENT CONVERTIR MES ENFANTS AU « SANS SUCRE » ?

N'ayant pas d'enfant, je n'ai pas de réponse à cette question et j'ignore si cette décision est judicieuse. J'ai donc interrogé mes amies qui ont des enfants. Vous trouverez leurs réponses et leurs recettes p. 167-181.

On vous dit : « Supprimer les fruits ? Ridicule ! »

Répondez : « Les fruits contiennent du fructose. Et fructose = sucre, quel que soit l'habillage. »

Bien sûr, les fruits contiennent également des vitamines et des nutriments bénéfiques. Et leur forte teneur en eau et en fibres réduit leur teneur en sucre. Mais n'oubliez pas :

- Si vous consommez des légumes en quantité, vous pouvez sans mal compenser les nutriments contenus dans les fruits.

- Notre organisme ne peut métaboliser qu'une faible quantité de fructose chaque jour – l'équivalent de deux quartiers de fruits, soit la quantité consommée avant l'apparition du sucre au début du XIXe siècle. Si vous êtes capable d'éliminer toutes les autres sources de fructose (donc tous les sucres cachés dans les produits transformés), alors conservez quelques fruits. Mais c'est difficile. Répondez donc à votre interlocuteur :

C'EST POUR GARDER LA LIBERTÉ DE MANGER QUELQUES FRUITS QUE JE SUPPRIME TOUTES LES AUTRES SOURCES DE SUCRE.

(Note : les fruits sont introduits à la fin des 8 semaines du programme.)

- La consommation de fruits en quantité est récente. Nos grands-parents en mangeaient beaucoup moins. Et il y a encore quelques années, les jus de fruits étaient quasiment un luxe !

P.-S. : VEILLONS À NE PAS DIABOLISER LES FRUITS...

Ni aucun aliment nutritif. J'ai sans mal supprimé les fruits de mon alimentation pendant 8 semaines, le temps de permettre à mon organisme de retrouver son équilibre. Pour les consommer ensuite en toute connaissance de cause.

On vous dit : « Il est inutile de supprimer certains aliments. Tout est question de quantité. »

Répondez : « Bien sûr, dans un monde idéal. La triste vérité est que, quand il s'agit du sucre, la plupart d'entre nous sont incapables de modération. »

Le sucre est une drogue. Il interagit avec le système de récompense du cerveau, comme les drogues qui entraînent une dépendance. Il a été observé que non seulement les rats deviennent accros au sucre, mais que, si on les en prive, ils en consomment plus dès que l'occasion se présente ou passent à d'autres substances, comme l'alcool.

Pour bon nombre d'entre nous, il n'est pas possible de consommer « un peu » de sucre, car l'ingestion d'une faible quantité déclenche l'envie d'en consommer plus. Je suis incapable de ne manger qu'une part de gâteau. Je serais plutôt du genre à jeter le reste pour éviter d'être tentée.

Si je commence, je ne m'arrête plus !

Si mes arguments ne vous convainquent pas, raccrochez-vous à cette phrase :

> **Toute vérité franchit trois étapes. D'abord, elle est ridiculisée. Ensuite, elle subit une forte opposition. Puis elle est considérée comme ayant été une évidence.** ARTHUR SCHOPENHAUER

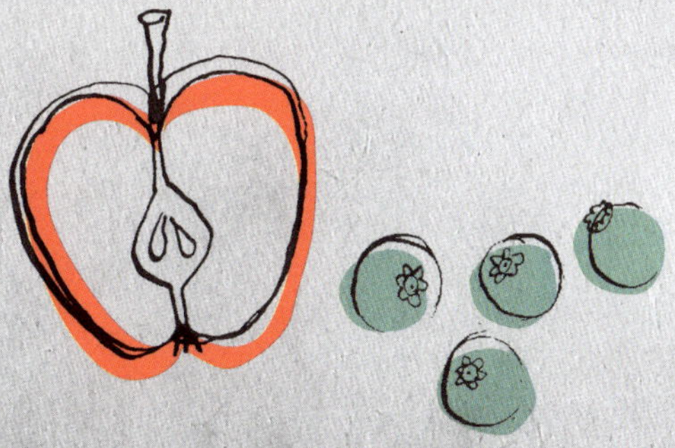

SEMAINE 4

CONSEIL

ARRÊTEZ LES JUS DE FRUIT.

Un verre de jus de pomme contient autant de sucre (fructose) qu'un verre de cola, c'est-à-dire de 10 à 12 cuillerées à café.

Sachez que, lorsque le sucre se trouve dans un jus ou une boisson sucrée, le fructose et le glucose sont directement pris en charge par le foie qui doit métaboliser ces substances à une vitesse telle qu'une grande partie est transformée en graisse, déclenchant une résistance à l'insuline.

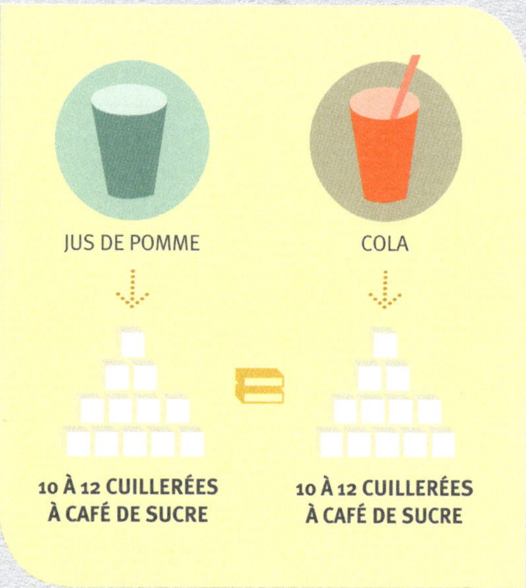

CALCULEZ LA QUANTITÉ DE SUCRE QUE VOUS INGÉREZ RÉELLEMENT.

Le moment est venu de nous rappeler concrètement combien de sucre nous consommions avant le sevrage. Juste au cas où vous vous seriez voilé la face… comme moi. J'ai donc pris le temps de mettre sur le papier le nombre de cuillerées de sucre que je consommais chaque jour. Le choc a été rude. Je vous invite à l'exercice. Le résultat ne peut que vous inciter à continuer sur la bonne voie.

1. Sur les étiquettes de produits, concentrez-vous sur la mention « Glucides dont sucres ».
2. Divisez ce chiffre par 4,2 (ou arrondissez à 4) pour obtenir l'équivalent en cuillerées à café de sucre.
3. Pour les laitages, pensez à soustraire l'équivalent de 1 cuillerée à café de sucre pour 100 g (en réalité un peu plus, 4,7 g au lieu de 4,2 g), le sucre du lait étant du lactose.
4. Prenez bien en compte le nombre de portions que vous mangez, sans tricher !

INFORMATIONS SUPPLÉMENTAIRES :

- Calculer la teneur en sucre d'un fruit s'avère délicat. Par exemple, une banane de 150 g équivaut à 6 ou 7 cuillerées à café de sucre.
- La poignée de raisins secs ou de dattes que vous avez ajoutée à votre muesli ? Environ 5 à 7 cuillerées à café de sucre. Dattes et raisins secs ont une teneur en sucre de presque 70 % !

1 verre de jus de fruit = 8 à 12 cuill. à café.

1 croissant = 4 cuill. à café.

Un peu de ketchup = 1 ou 2 cuill. à café.

½ tablette de chocolat noir = 12 cuill. à café.

½ pamplemousse = 5 cuill. à café.

1 yaourt nature = 2 cuill. à café.

1 portion de sauce tomate industrielle = 4 cuill. à café.

Faites le total de tout ce que vous consommez au cours d'une journée normale. Alors ? Qu'en pensez-vous ?

N'OUBLIEZ PAS

D'UN POINT DE VUE BIOLOGIQUE, NOUS SOMMES PROGRAMMÉS POUR NE CONSOMMER QUE LA QUANTITÉ DE SUCRE PRÉSENTE DANS 2 FRUITS, SOIT 5 OU 6 CUILLERÉES À CAFÉ PAR JOUR.

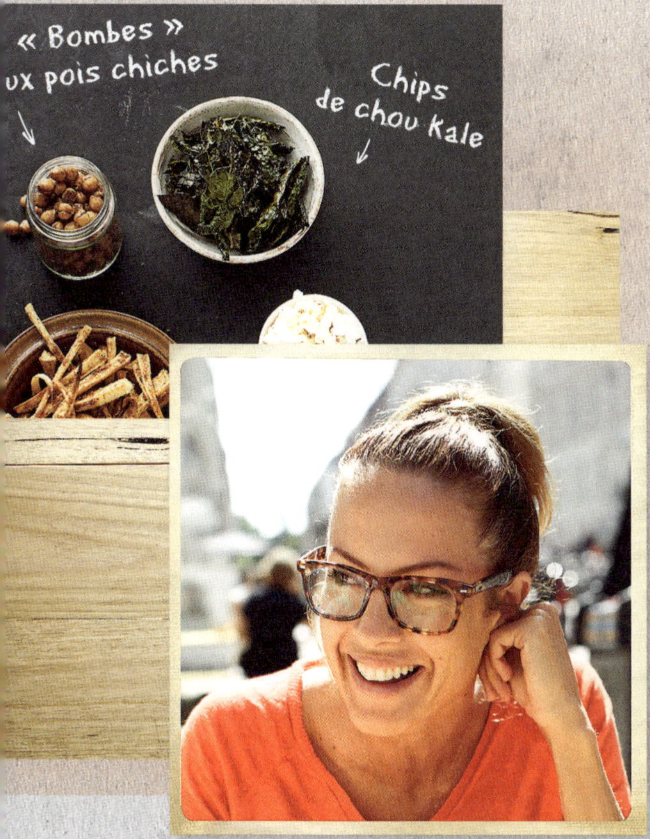

3 recettes à tester cette semaine

1 Cheesecake aux courgettes

Un plat tout simple et délicieux, preuve que l'on n'a pas besoin de glucides au petit déjeuner. (Voir p. 106.)

2 Chips de chou kale

À l'heure du goûter, un encas bien meilleur qu'une viennoiserie ! (Voir p. 161.)

3 Chaï au rooibos

Une douceur dans les moments où le doute cherche à s'insinuer en vous. (Voir p. 127.)

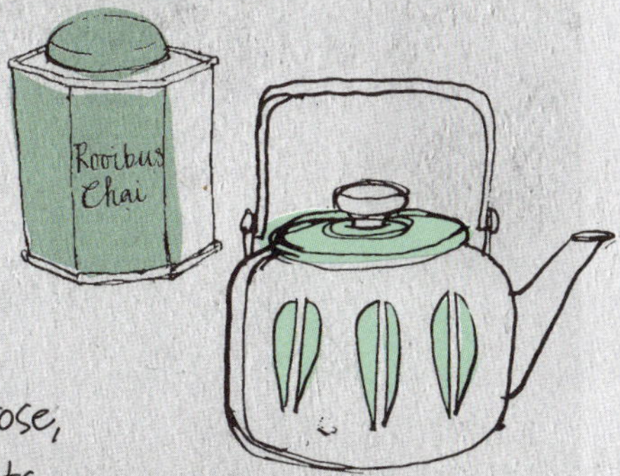

VOUS AVEZ QUASIMENT FAIT LA MOITIÉ DU CHEMIN !

Tenez bon. Et lorsque vous aurez purgé votre organisme de toute trace de fructose, votre corps vous dira s'il a besoin de fruits – ou si les légumes lui suffisent – et en quelles quantités. Finie la grande bouffe.

Si vous le respectez, votre corps va trouver de lui-même l'équilibre qui lui convient.

SEMAINE

5

CRÉER, EXPÉRIMENTER… ET DÉTOX

OUI, LES ENVIES DE SUCRE SONT DÉMORALISANTES. Mais normales, alors tenez fermement le cap !

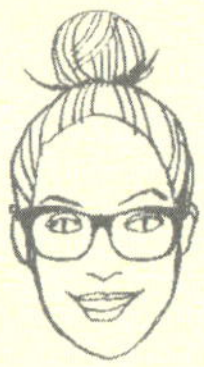

Comme je l'ai dit précédemment, les études montrent qu'il faut en moyenne 3 ou 4 semaines pour corriger une habitude. D'autres indiquent jusqu'à 10 semaines, précisant qu'une faiblesse passagère n'est pas une catastrophe tant que l'objectif est maintenu.

Cette approche me plaît, car elle illustre la manière dont notre organisme fonctionne. Chaque jour sans sucre génère de nouvelles réactions au niveau cellulaire, hormonal et cérébral.

COMME POUR UN ENTRAÎNEMENT MUSCULAIRE, PLUS NOUS PERSÉVÉRONS, PLUS NOS NOUVELLES HABITUDES ALIMENTAIRES DEVIENNENT UNE SECONDE NATURE.

Et en cas de faiblesse – si vous glissez 1 cuillerée de miel dans votre thé ou faites honneur au gâteau d'anniversaire d'une amie –, ne vous inquiétez pas tant que vous maintenez votre engagement.

À chaque jour suffit sa peine.

CONSEIL

OFFREZ-VOUS UN PLAISIR DE REMPLACEMENT.

Une sucrerie a souvent le rôle d'encouragement ou de compensation : parenthèse dans une journée chargée, récompense pour un travail bien fait ou petit coup de pouce pour accomplir une tâche difficile. Le sucre avait pour moi le pouvoir d'alléger les moments difficiles et de me donner du courage.

Prévoyez des activités qui peuvent se substituer au plaisir du sucre. Les émotions jouent un rôle clé dans le processus de sevrage, et ce sont souvent elles les plus difficiles à gérer.

J'ai trouvé du réconfort dans de nouvelles habitudes. Par exemple, j'ai noté dans un cahier tous les moments difficiles à surmonter. Puis je leur ai trouvé une solution de remplacement. Essayez, vous verrez, c'est magique. Et indispensable.

⇨ Essayez les astuces page suivante.

MES PETITES ASTUCES

MOMENT DIFFICILE	SOLUTION
Sensation de vide ou d'agitation en milieu de matinée (face à une tâche difficile)	Un petit déjeuner un peu tardif peut se substituer à l'encas de 11 h, sauf si vous avez faim dès le réveil.
« Coup de pompe » l'après-midi	Je choisis ce moment pour prendre l'air en effectuant les tâches qui exigent de sortir, comme faire un saut à la poste ou aller promener le chien. Si j'ai peur de craquer, je m'offre une nouvelle tisane, ce qui me donne l'occasion d'utiliser ma magnifique théière toute neuve !
Café en compagnie d'amis qui ont tendance à consommer des sucreries	Je commande une grande théière qui va me sustenter. Le rituel du thé est un plaisir en soi. Autre solution pour papoter sans états d'âme : aller marcher plutôt que se retrouver au café.
Trajet en avion	J'emporte toujours des noix ou des noisettes à grignoter.
Au milieu d'un projet très prenant	Avant d'arrêter le sucre, la rédaction d'un article compliqué ou d'un long e-mail passait toujours par la case « je me donne du courage en puisant une douceur dans mon placard ». Maintenant, à la place, je brûle de l'encens ou l'une de mes huiles essentielles préférées et je prépare du thé vert.
Après le dîner 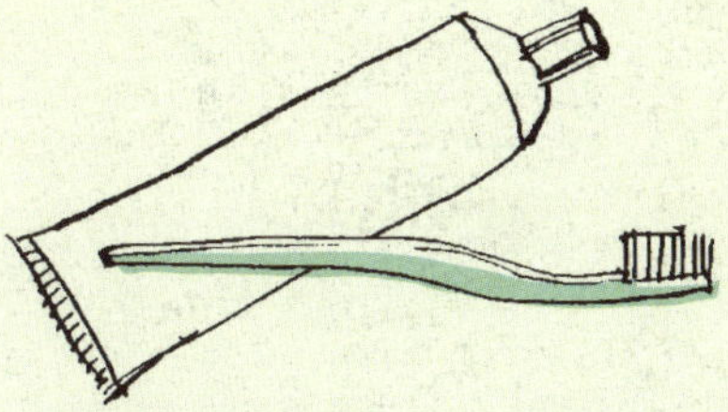	Vers 22 h, j'avais souvent besoin d'un peu de sucre. Mes solutions de remplacement : ▸ **Fromage.** Si j'ai vraiment faim, j'opte pour un morceau de fromage, à la fois nourrissant et satisfaisant. ▸ **Un bon bain.** Pour éviter de manger, prendre un bain, c'est aussi agréable qu'une sucrerie. ▸ **Je me brosse les dents** juste après le dîner.

CONSEIL

FAITES UNE PAUSE DE 20 MINUTES.

Lorsque vous sentez arriver une envie de sucre, dites-vous simplement : je laisse passer 20 minutes.

Seulement 20 minutes, et je vois si, d'ici là, mon envie a disparu. Entre-temps, préparez du thé, et votre envie se sera peut-être volatilisée.

CETTE PAUSE EST ESSENTIELLE, CAR ELLE PERMET DE GÉRER PLUS AISÉMENT SES ENVIES EN EXERÇANT SA VOLONTÉ ET EN CHERCHANT UNE SOLUTION DE REMPLACEMENT.

LANCEZ LA DÉTOX.

À ce stade, nausées, vertiges, constipation et douleurs articulaires ou rénales sont possibles. Rien d'anormal : votre organisme a enclenché ses mécanismes de désaccoutumance et de désintoxication.

C'est bon signe.

Les toxines évacuées par vos cellules graisseuses circulent dans votre organisme pour trouver la sortie !

MANTRA 4

PAS DE PLACE POUR TOUT LE MONDE !

Une de mes astuces, moins violente que de se priver de tout, consiste à déplacer mon obsession. Plutôt que de vous répéter en boucle « le chocolat, c'est terminé », changez de tactique.

MANGEZ PLUS DE BONNES CHOSES.

À chaque repas, mangez à profusion légumes frais et secs, noix, graines... de façon à ne pas laisser de place aux mauvaises choses. Si vous faites le plein d'épinards, vous n'aurez plus faim pour le liégeois !

Voici quelques astuces pour gagner du bien-être en accélérant la détox :

- **Buvez de l'eau chaude** (ou des tisanes). Rien de tel pour évacuer les toxines.
- **Faites des séances d'acupuncture.** Elles aident à gérer les envies et le manque, et facilitent l'élimination des toxines.
- **Offrez-vous un sauna.** Suez pour éliminer les toxines.
- **Prenez des compléments qui facilitent la digestion et le transit intestinal.** Essayez la poudre d'orme rouge et les graines de chia, deux ingrédients naturels doux pour le corps. Pour optimiser leurs effets, pensez à boire beaucoup. J'utilise également des probiotiques (les « bonnes bactéries » qui stabilisent la flore intestinale) : *Lactobacillus acidophillus* en poudre ou en gélules, aliments verts et chlorophylle, en alternance.
- **Voici quelques autres compléments** que j'ai trouvés efficaces, mais je conseille de consulter un naturopathe ou un herboriste avant d'entreprendre une cure.

Le calcium et le magnésium. Ils aident à combattre le stress, le désir de sucre et protègent contre le syndrome métabolique.

La gymnema. Utilisée en médecine ayurvédique (médecine traditionnelle indienne), la gymnema aide à lutter contre les envies de sucre en équilibrant la sécrétion d'insuline par le pancréas. Le chrome (200 mg/jour) aide également à la réguler.

Le thé vert. Il réduit l'index glycémique (IG) des aliments. À boire de préférence avant les repas.

La cannelle (1 cuillerée à café/jour). Elle contribue à une meilleure maîtrise de la glycémie et enraye les envies de sucre.

Infusion de racine de réglisse. Douce au goût mais sans sucre, elle tonifie les glandes surrénales qui contribuent à lutter contre le stress. Avec moins de stress, vous aurez moins envie de sucre.

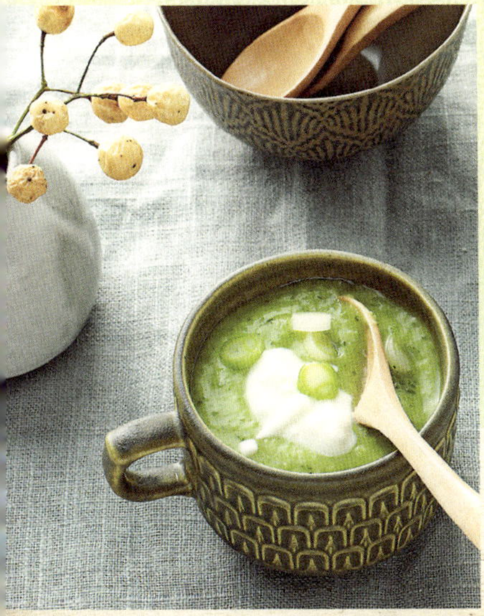

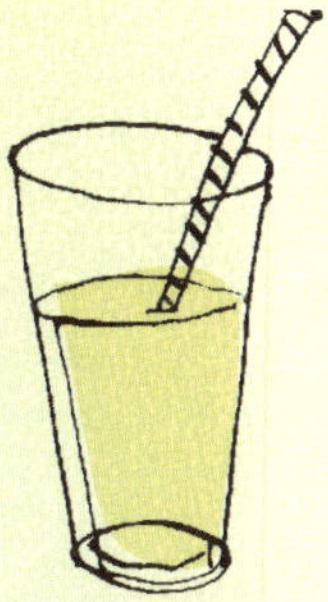

3 recettes à tester cette semaine

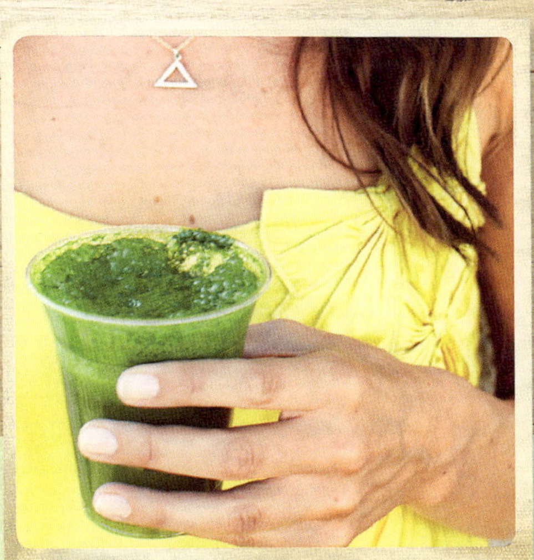

1 Un repas vert dans un pot

Démarrer la journée par cette délicieuse mixture vous mettra à l'abri des tentations ! (Voir p. 120.)

2 Soupe verte « fond de frigo » au fromage

Un rêve de détox ! Parfaite en fin de journée. (Voir p. 139.)

3 Soupe rafraîchissante à l'avocat

Verte, fraîche et acidulée. (Voir p. 148.)

SEMAINE 5

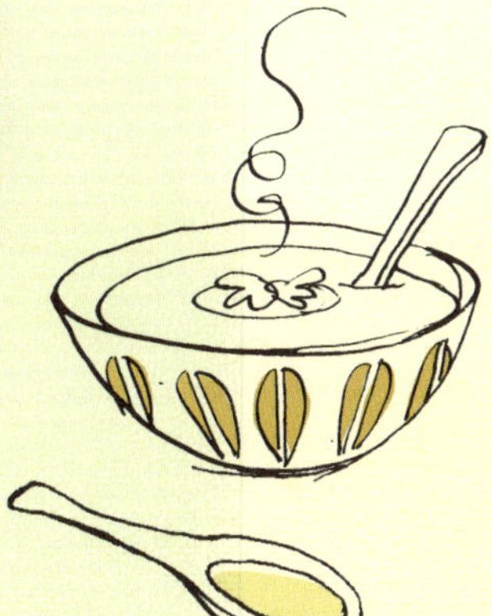

↑ Lorsqu'une fringale de sucre pointe le bout de son nez, place aux jus verts !

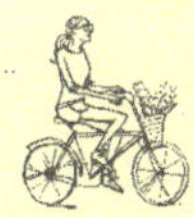

SEMAINE

6

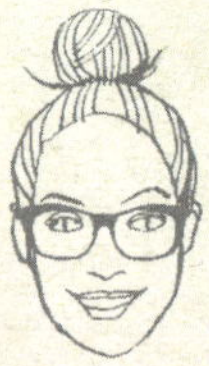

RÉINTRODUIRE UN PEU DE DOUCEUR

JE NE PARLE PAS DU SUCRE, BIEN ENTENDU, MAIS DU GOÛT SUCRÉ.

Au bout d'environ 6 semaines, vous ne devriez plus avoir envie de sucre.

Le moment est venu de refaire connaissance avec certains aliments naturellement sucrés : légumes et fruits faibles en fructose, substituts de sucre, épices et arômes.

Tous les édulcorants – contenant ou non du fructose – sont à utiliser avec modération, car certains édulcorants artificiels peuvent entraîner une prise de poids. En provoquant des envies de sucre, ils conduisent à le rechercher dans des produits sucrés (voir la rubrique Attention page suivante).

Notre cerveau s'attend à ce que le goût sucré s'accompagne d'une prise de calories et notre métabolisme peut être désorienté lorsque ce n'est pas le cas. En recherchant des calories dans d'autres produits, nous mangeons trop.

CONSEIL

INTRODUISEZ QUELQUES FRUITS.

À ce stade, optez pour des fruits à faible teneur en fructose. Pour information :

- **Les fruits à faible teneur en fructose :** kiwi, pamplemousse, melon d'Espagne, myrtille et framboise.
- **Les fruits à teneur moyenne en fructose :** mandarine, prune, pêche, fraise et orange.
- **Les fruits à teneur élevée en fructose :** raisin, cerise, pomme, mangue et banane. À éviter !

Q J'ADORE FAIRE DES GÂTEAUX. PAR QUOI REMPLACER LE SUCRE DANS LES DESSERTS MAISON ?

R Vous pouvez utiliser du dextrose, du sirop de riz ou de la stévia liquide ou en poudre. Le dextrose pèse environ la moitié du poids du sucre, mais doit être employé dans un grand volume de liquide. La stévia en poudre s'utilise exactement comme le sucre. Du fait de son fort pouvoir sucrant, j'en ajoute un peu moins que le sucre. Le sirop de riz est idéal pour remplacer le miel (voir p. 76).

PAR QUOI REMPLACER LE SUCRE ? LES ALTERNATIVES SAINES

La mention « sans sucres ajoutés » est très à la mode, mais attention à l'intox, sirop d'agave, d'érable ou de maïs, miel, mélasse : tous reviennent à consommer du fructose.

Il convient aussi de sérieusement faire le tri parmi les édulcorants artificiels.

Après avoir étudié le sujet pendant un an, voici deux sucres avec lesquels j'ai choisi de travailler. Notez au passage que j'ai essayé de minimiser autant que possible les goûts sucrés dans toutes les recettes. Une fois le sevrage effectué, on a tendance à être plus sensible aux goûts sucrés, donc on peut diminuer les doses de produits sucrants sans mal.

LE SIROP DE RIZ (parfois appelé « sirop de riz brun » ou « sirop de riz malté ») est un édulcorant naturel composé d'un mélange de glucides complexes et simples (maltose et glucose), obtenu après fermentation de riz. Cette composition confère au sirop de riz l'avantage de libérer lentement l'énergie dans l'organisme. Vérifiez qu'il se compose uniquement de riz (et d'eau), car certains fabricants y ajoutent des sucres qui contiennent du fructose. On le trouve dans les magasins bio et certaines grandes surfaces.

LA STÉVIA est fabriquée à partir du stévioside et du rébaudioside, respectivement 300 et 450 fois plus sucrés que le sucre. On la trouve sous forme liquide, en poudre ou en pastilles, mélangée à l'érythritol. Le liquide a un pouvoir sucrant bien supérieur à celui du produit en poudre. Issue des feuilles d'une plante *(Stevia rebaudiana)*, la stévia est une alternative naturelle qui ne contient pas de fructose. En France, ce n'est pas la stévia qui est autorisée, mais seulement un extrait, la rébaudioside A, qui se trouve dans ses feuilles en petite quantité.

AUTRES ÉDULCORANTS POUVANT ÊTRE UTILISÉS AVEC MODÉRATION : le xylitol (un sucre d'alcool issu de l'écorce de bouleau, qui est digeste – alors que les sucres d'alcool sont généralement mal absorbés par le tube digestif – et possède en outre des propriétés antibactériennes), **le sirop de glucose** (aussi appelé « maltodextrine » ou « maltodextrose », à ne pas confondre avec le maltitol) et **le dextrose** (100 % glucose, vendu en poudre), que l'on peut se procurer dans le commerce ou en ligne.

AUTRES ÉDULCORANTS : PAS QUESTION ! Il a été établi que la plupart sont cancérigènes ou très indigestes (avez-vous remarqué que, chaque fois que vous mâchez du chewing-gum sans sucre, vous êtes pris de gaz et de ballonnements ?). La majorité des édulcorants artificiels sont interdits à la vente en Europe, car jugés potentiellement dangereux.

ATTENTION ! Même les édulcorants sans fructose, comme le glucose, ne doivent pas être consommés en quantité, car ils peuvent entraîner des malaises, même peu graves. Une étude menée par l'université de Washington montre que tout édulcorant, y compris les édulcorants artificiels ne contenant pas de sucre, peut causer des pics de glycémie et entretenir une addiction au sucre. Le goût sucré peut à lui seul provoquer une réponse glycémique et métabolique. Les sucreries doivent rester exceptionnelles.
Même si une recette contient un édulcorant naturel, méfiance ! Veillez à ne consommer cet aliment qu'en petite quantité, toujours accompagné d'un autre contenant des nutriments et des fibres, et de manière ponctuelle, sauf si la recette est sucrée à l'huile, à la chair, à la crème ou au lait de coco.

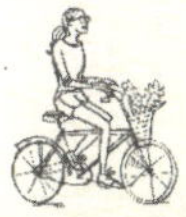

CONSEIL

METTEZ DE LA SAVEUR DANS VOTRE CUISINE À L'AIDE DE :

- **La vanille en poudre.** À saupoudrer sur les yaourts.
- **La cannelle.** Remplace le sucre dans le café.
- **La racine de réglisse.** Une pincée ajoutée à vos desserts maison leur confère instantanément de la douceur.
- **Le lait d'amande.** À ajouter au thé et aux smoothies.
- **L'oignon frit.** Pour débarrasser la sauce tomate de son acidité. Quantité de produits salés contiennent du sucre, notamment pour combattre l'acidité de ceux à base de tomate. Vous obtiendrez le même résultat en ajoutant de l'oignon caramélisé dans la poêle.
- **Les légumes grillés.** À manger en fin de repas, à la place du dessert. Les plus doux sont la patate douce, la courge, la betterave et la carotte.
- **Les boissons sans sucre.** L'infusion de racine de réglisse, le chaï, le lait saupoudré de café soluble et les tisanes qui contiennent de la racine de pissenlit grillée (qui a un goût de chocolat/café), de la réglisse, de la cannelle, du piment, de la maca, du gingembre ou de la cardamome. Et bien sûr l'eau de coco.

ASTUCE

LORSQUE VOUS ACHETEZ DU LAIT DE SOJA, D'AMANDE OU DE RIZ, N'OUBLIEZ PAS DE TRAQUER LES SUCRES AJOUTÉS. CERTAINES MARQUES CONTIENNENT PLUS DE 2 CUILLERÉES À CAFÉ DE SUCRE PAR VERRE. OU TESTEZ MA RECETTE FACILE DE LAIT D'AMANDE (VOIR P. 75).

ET POUR LE CHOCOLAT ?

**C'est la question qu'on me pose le plus souvent : qu'en est-il du chocolat allégé ?
Très peu de fabricants utilisent des édulcorants sans fructose, donc sans danger.**

Voici quelques idées pour satisfaire vos envies de chocolat :

- Une délicieuse petite poignée d'éclats de fèves de cacao crues.
- Fabriquez votre chocolat avec de l'huile de coco et du cacao cru en poudre. (Voir p. 187.)
- Testez un chocolat à 99 ou 100 % de cacao, donc très amer. 85 % est acceptable si vous êtes sevré depuis quelques mois. Quelques carrés, pas plus ! Et pour vous y tenir, il faudra que votre détox soit un succès !
- Vous trouverez plusieurs recettes de chocolat sans sucre dans ce livre.

ATTENTION

- **LE CHOCOLAT À 70 % EST, BIEN SÛR, UNE SOLUTION PRÉFÉRABLE AU CHOCOLAT AU LAIT, MAIS IL CONTIENT TOUT DE MÊME PRESQUE 30 % DE SUCRE : 50 G EN CONTIENNENT 15 G, SOIT 3 ½ CUILLERÉES À CAFÉ.**
- **CERTAINS CHOCOLATS « SANS SUCRE » CONTIENNENT DU SIROP D'AGAVE À 90 % DE FRUCTOSE.**
- **D'AUTRES CHOCOLATS « SANS SUCRE » SONT SUCRÉS AU MALTITOL, L'UN DES SUCRES D'ALCOOL (OU POLYOLS) LES PLUS COURANTS. COMME NOTRE ORGANISME NE PEUT PAS ASSIMILER ENTIÈREMENT LES POLYOLS (PAS PLUS DE LA MOITIÉ OU LES DEUX TIERS), CE QUI N'EST PAS ABSORBÉ PAR LE SANG PEUT ENTRAÎNER UNE INFLAMMATION DU CÔLON.**

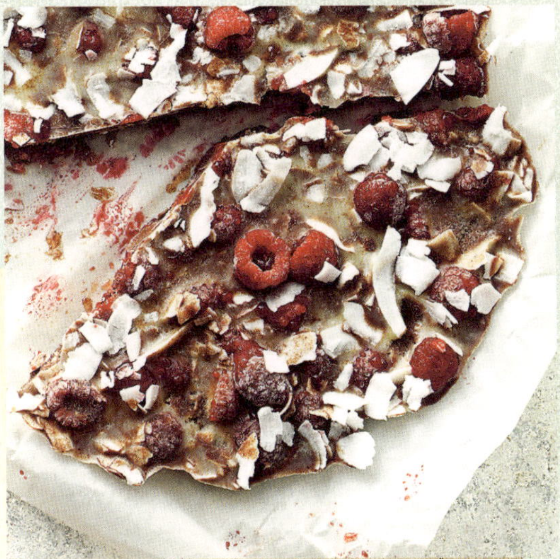

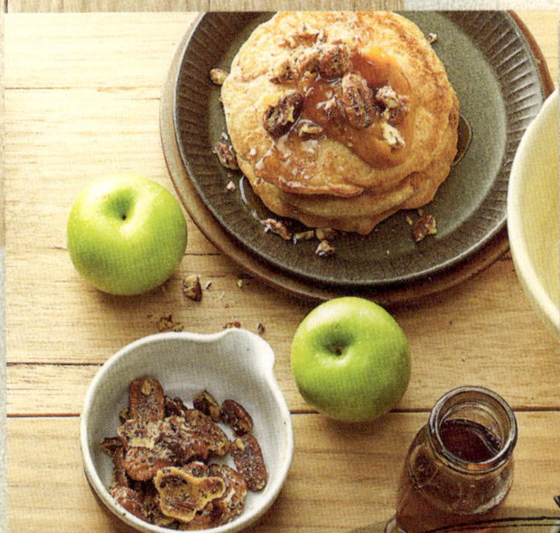

3 recettes à tester cette semaine

1 Mon « nougat » aux framboises

Enfin du chocolat sans pic de glycémie ni coup de pompe. (Voir p. 196.)

2 Tourbillon aux fruits rouges épicés

Un petit déjeuner plein de douceur ! (Voir p. 110.)

3 Cheesecake aux noix croustillantes

Pour se faire du bien ou pour impressionner vos amis avec un classique. (Voir p. 201.)

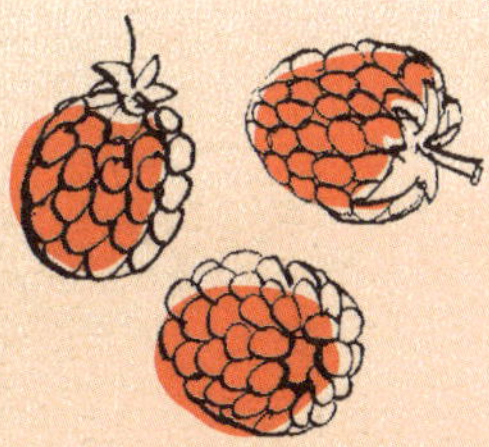

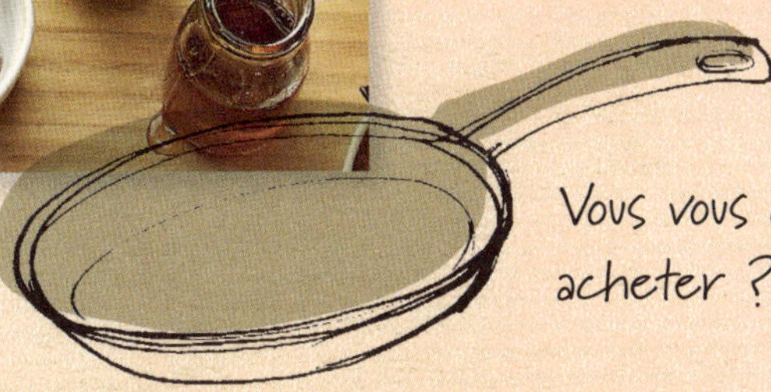

Vous vous demandez quelle poêle acheter ? Reportez-vous p. 67.

SEMAINE 7

RÉCUPÉRER APRÈS UN ÉCART

LES CHOSES SONT À CE STADE UN PEU PLUS FACILES.

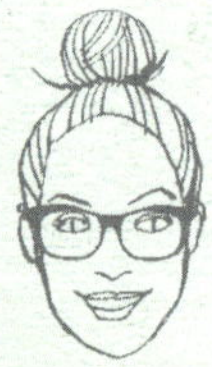

Vous avez dépassé la détox et n'avez pas décroché, et vous êtes à présent très euphorique !

Il pourrait donc être tentant de fanfaronner et de relâcher l'attention. Et de déraper.

Alors soyez vigilant. J'ai dérapé. Plein de fois. Mais chaque fois, j'ai vu venir l'écart et j'y ai consenti. Au moins, je ne me voile pas la face quant à mon goût pour le sucre.

Il m'arrive de me laisser aller non avec des aliments pleins de sucre, mais avec des produits « acceptables », comme des fraises trempées dans du chocolat ou des muffins sans gluten sucrés au sirop d'érable. Il faut apprendre à déraper à moitié...

Sincèrement, si je me trouve face à l'un de ces aliments sucrés « plutôt sains », je me laisse aller. Je ne me flagelle pas. Je sais que je peux redresser rapidement le cap en consommant du gras et des tonnes de légumes. Les épisodes de ce type permettent de réfléchir objectivement. Et de choisir entre se remettre à consommer du sucre ou préserver son objectif. Il suffit de décider.

Je connais des gens sevrés du sucre qui sont incapables de raisonner ainsi. Ce n'est qu'une fois sevré du sucre que vous découvrirez votre fonctionnement propre.

Mes faiblesses me ramènent chaque fois aux raisons pour lesquelles j'ai arrêté.

Quand je consomme du sucre, je vois comment mon corps n'est jamais lassé du sucre, la façon dont il se remet à en réclamer. C'est impressionnant. Alors j'avance à petits pas.

AVEC DOUCEUR ET BIENVEILLANCE.

En fait, après 8 semaines sans sucre, je recommande de vous tester. Offrez-vous un biscuit au chocolat, puis observez la satisfaction que vous en retirez et la manière dont vous réagissez.

Je me suis sentie libérée lorsque j'ai réalisé le recul que je possédais désormais. Il y a encore quelques mois, j'étais esclave du sucre. Aujourd'hui, j'observe en spectateur ce qu'il provoque et je décide de garder mes distances.

C'est bien de se sentir libre.

CONSEIL

ASTUCES ANTI-FAIBLESSE

- Si vous avez craqué ou que vous risquez de vous laisser aller, prenez le temps de noter ce qui se passe. Les odeurs, les goûts. Vous sentez que vous pourriez vous lâcher ? Et après avoir craqué, vous vous sentez comment ? Pour ma part, chaque fois, je suis surprise par le goût écœurant des aliments.
- Si vous avez dérapé, bougez. Marchez, nagez, faites du yoga, transpirez un peu. Passez à autre chose.
- Mangez des aliments très nourrissants : protéines, graisses et légumes seulement. Évitez les glucides amidonnés pendant une journée pour ne pas ajouter à votre charge glycémique. Les aliments chauds fonctionnent mieux que les salades. Revenez donc à la réalité avec des plats chauds, lourds. Achetez du poisson à manger grillé avec plein de légumes vapeur et du beurre. Ou offrez-vous un beau steak, mais sans frites ni pain.
- Le lendemain, ni sucre ni excitants. Exit les fruits, le thé, le café…
- Et le plus important : ne vous mortifiez pas, il y a plus grave.

À s'infliger des reproches, on retombe dans la spirale frustration-envie de sucre qui entretient l'addiction.

LE SAVIEZ-VOUS ?

SE PARDONNER UN DÉRAPAGE PONCTUEL PERMET DE MIEUX RÉSISTER LA FOIS SUIVANTE.

ASTUCE

REMÈDE POUR RÉSISTER À UNE ENVIE DE FIN DE SOIRÉE : BROSSEZ-VOUS LES DENTS ! LA PLUPART DES DENTIFRICES CONTIENNENT UNE QUANTITÉ INFIME DE SACCHARINE, UN ÉDULCORANT ARTIFICIEL. APRÈS VOUS ÊTRE RINCÉ LA BOUCHE, AVALEZ UN VERRE D'EAU POUR FAIRE CROIRE À VOTRE ESTOMAC QUE VOUS VENEZ DE VOUS OFFRIR UNE SUCRERIE.

Q LE CHEWING-GUM SANS SUCRE EST-IL ACCEPTABLE ?

R Le chewing-gum sans sucre contient des édulcorants intenses (acésulfame K, aspartame, sucralose) et des polyols (sorbitol, isomalt et mannitol) qui augmentent le pH de l'intestin et déséquilibrent la flore intestinale, avec des effets similaires à ceux du fructose. Du fait de leur absorption incomplète, les sucres d'alcool (polyols) séjournent de façon prolongée dans l'intestin où ils fermentent, provoquant ballonnements, gaz et diarrhées. Leur consommation excessive peut avoir des effets laxatifs.
Je les évite autant que possible. Si vous êtes grand consommateur de chewing-gum, optez pour ceux qui contiennent du xylitol.

CONSEIL

ESSAYEZ LA NOIX DE COCO.

La noix de coco va devenir votre nouvelle meilleure amie. Fraîche, en poudre, râpée, sous forme d'huile, de crème ou de lait, elle aide à surmonter les envies et les dérapages.

L'huile de coco se compose essentiellement d'acides gras à chaîne moyenne (MCFA) qui ont de nombreuses vertus pour la santé. Parce qu'ils sont facilement synthétisés par l'organisme, ces acides gras sont instantanément convertis en énergie et non stockés sous forme de graisse. Mais, à la différence des glucides complexes, l'huile de coco n'entraîne pas de pic de glycémie ; elle vous évite les coups de barre. Énergie, sensation de satiété, plaisir gustatif et aucun effet secondaire néfaste, que demander de plus !

Si vous avez la chance de pouvoir vous procurer des noix de coco fraîches (c'est-à-dire le fruit vert, et non la coque brune et dure dont on a l'habitude), buvez l'eau qu'elles contiennent et prélevez la chair à la cuillère pour la manger ou l'intégrer à vos recettes.

La noix de coco contient plus ou moins de sucre selon l'âge du fruit (plus elle est jeune, moins elle est sucrée). Mais il existe des produits dérivés non sucrés (environ 2 g pour 100 ml) qui contiennent essentiellement du glucose et peu de fructose. Les glucides qui figurent sur les étiquettes des produits dérivés de coco sont principalement constitués de glucose, donc plus intéressants.

Voici quelques idées pour faire connaissance avec la noix de coco :

- **Goûtez un verre d'eau de coco.** Non seulement elle est trois fois plus hydratante que l'eau, sans lipides et presque sans glucides, mais elle a aussi un profil d'électrolyte proche du plasma sanguin. Si vous pouvez vous procurer de l'eau de coco fraîche, c'est idéal. Sinon, on en trouve en brique ou en canette – choisissez-la aussi naturelle que possible, de préférence bio.
- **Essayez-vous aux smoothies.** Ajoutez à votre smoothie préféré environ 1 cuillerée à soupe d'huile de coco (voir p. 119-125) et remplacez le lait par de l'eau de coco et/ou ajoutez de la chair pour une superbe consistance.
- **Avalez quotidiennement 1 ou 2 cuillerées d'huile de coco pure.** Elle permet de perdre du poids et elle est parfaite pour pallier une envie de sucre.
- **Faites griller de la noix de coco râpée** à sec dans une poêle et parsemez-en votre yaourt ou vos flocons d'avoine. Avec des noix et de la cannelle, c'est un vrai régal.
- **Faites revenir des cubes de courge** butternut ou kabocha dans de l'huile de coco. Assaisonnez d'une pincée de sel pour attendrir et d'une autre de cannelle. En fin de cuisson, ajoutez de la noix de coco râpée et faites dorer. Idéal pour un petit creux ou un repas sur le pouce !
- **Glace coco !** Mettez une boîte de crème de coco (pas du lait de coco ni une version allégée) au réfrigérateur pendant quelques heures, le temps qu'elle épaississe, et dégustez !
- **Faites mijoter des fruits dans du lait de coco** ou arrosez des fraises de lait de coco. Un délicieux dessert minute !
- **Préparez du riz au lait de coco.** Et si vous manquez de temps, réchauffez un reste de riz complet ou de quinoa dans du lait de coco. Quelques noix, un peu de cannelle, et à table !
- **Confectionnez du beurre de coco maison** (voir p. 192) et mangez-le à la petite cuillère ou en pâte à tartiner. (Ne confondez pas le beurre de coco, fabriqué à partir de copeaux de noix de coco, et l'huile de coco.)
- **Ajoutez la chair d'une noix de coco fraîche** dont vous aurez bu le jus à une poire cuite à la vapeur et servez avec une crème fraîche épaisse de qualité.

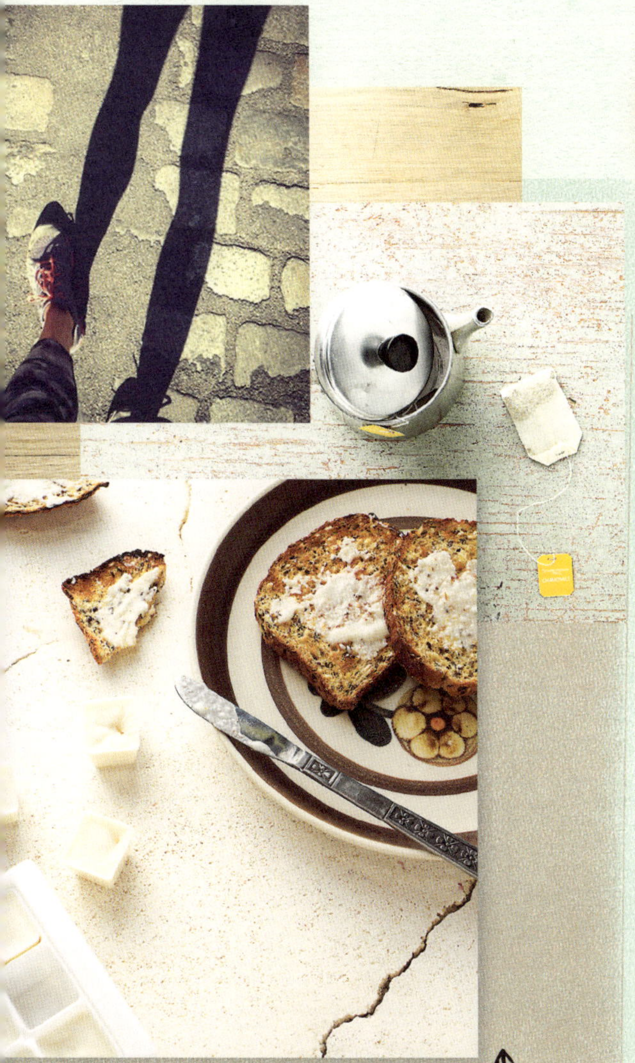

3 recettes à tester cette semaine

1 Muffins légers à la courge et au chia

Dense et rassasiant. Votre petite fringale ne sera bientôt plus qu'un souvenir ! (Voir p. 105.)

2 Beurre de coco maison

Pour ne plus vous passer de la noix de coco ! (Voir p. 192.)

3 Sauté de saucisse à la betterave

Pour un déjeuner aussi équilibré que satisfaisant. (Voir p. 143.)

ATTENTION

LA CUISINE THAÏE UTILISE BEAUCOUP DE LAIT DE COCO (C'EST PARFAIT...), MAIS ÉGALEMENT BEAUCOUP DE SUCRE DE COCO. OPTEZ PLUTÔT POUR LA CUISINE INDIENNE.

↑ Les produits dérivés de la noix de coco : ma botte secrète pour mener à bien mon sevrage.

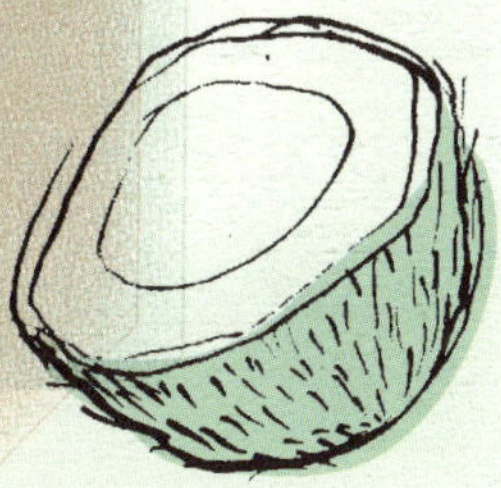

SEMAINE

8

ON AFFINE ET ON PROGRESSE !

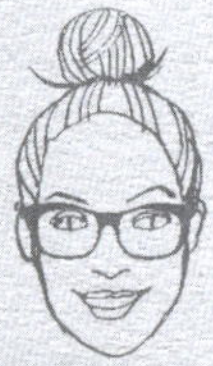

BRAVO ! VOUS AVEZ ROMPU VOTRE ADDICTION AU SUCRE.

Après tous ces jours de refus du sucre, vous avez activé de nouvelles voies neuronales et permis à votre organisme de se reformater.

Je me souviens qu'au bout de 8 semaines de sevrage, on m'a demandé d'un ton empreint de pitié si le sucre me manquait. J'ai répondu que je n'avais pas vraiment réfléchi à la question. La magie de ce processus est de réaliser un beau matin que le sucre n'est plus votre problème.

Au départ, je voulais surtout être délivrée, libérée de l'emprise que le sucre avait sur moi. Je voulais être capable de décider en toute liberté de la quantité de sucre dont j'avais besoin. Et, au fil du temps, le sucre a perdu son pouvoir de séduction. Tout naturellement.

On peut légitimement penser qu'un accro au sucre est condamné à mener bataille éternellement. Loin de là.

J'ai arrêté le sucre et je suis devenue libre.

ET MAINTENANT ?

Il m'a fallu 8 semaines pour décrocher complètement du sucre. J'ai suivi les étapes détaillées dans ce livre. J'ai réduit ma consommation en remplaçant certains produits par d'autres, en consommant du gras plutôt que du sucre et en me ménageant des pauses. J'ai veillé à faire preuve de bienveillance, de douceur, de curiosité et de bonne volonté. J'ai fait attention à ce que mon corps ne soit jamais privé d'énergie. En fait, j'ai remplacé certaines sources d'énergie par d'autres, en forçant le trait et en privilégiant des denrées nourrissantes, rassasiantes et détoxifiantes qui ne laissaient aucune place au sucre. Même pendant mon sevrage, je me suis sentie mieux que jamais. Je n'étais plus sujette aux fringales ni aux coups de pompe pour la première fois depuis très longtemps.

AINSI, NATURELLEMENT, JE SUIS ARRIVÉE AU POINT OÙ, LORSQUE JE MANGEAIS, MON CORPS M'INDIQUAIT NATURELLEMENT CE DONT IL AVAIT BESOIN.

Je ne suis pas devenue intransigeante. Si une portion de frites est accompagnée de ketchup, ce n'est pas si grave. Si je mange un plat en sauce dans lequel il y a du sucre, je ne fais pas un scandale. Je consomme des betteraves et des carottes, à la teneur en sucre élevée, alors que ces aliments sont décriés par certains adeptes du « sans sucre ». Et je dérape parfois. Mais pas trop. Parce que je suis capable de corriger le tir, je ne considère pas ces moments de faiblesse comme des échecs, mais simplement comme partie intégrante de l'expérience en cours.

CONSEIL

TROUVEZ VOTRE RYTHME.

Le plus dur est fait, vous voilà maintenant dans la cour des grands. Voici quelques repères pour la suite du chemin.

- **Essayez de définir votre nouvelle relation au sucre.** Que vous dit votre corps ? Cette semaine, faites le point. Prenez clairement position.
- **Continuez à explorer et à faire preuve de curiosité.** Accordez à votre démarche une valeur expérimentale. Profitez de votre nouvelle vie, sans négliger les coups de mou ni les rectifications de régime.
- **Informez-vous.** Restez au fait des recherches sur le sujet, c'est essentiel. Cela aide à se rappeler de loin en loin les raisons et les enjeux pour lesquels on a entamé le sevrage.
- **Ne vous transformez pas en pourfendeur du sucre !** Rien de pire qu'un ancien fumeur qui rive son clou ! Faites passer le message en douceur, en devenant un exemple plutôt qu'en condamnant avec acharnement ceux qui n'ont pas eu la volonté d'arrêter !

ALLEZ-Y DOUCEMENT SUR LES GRAISSES.

Je me suis tout d'abord laissée séduire par l'approche « on remplace le sucre par les graisses », mais j'ai dû rectifier le tir au bout de quelques semaines. Le but n'est pas de tomber dans le gras. Normalement, au cours de cette 8e semaine, votre organisme devrait clairement vous faire connaître ses besoins, vous permettant d'adopter le rythme qui vous convient. C'est ce qui s'est passé pour moi, même si je continue à consommer beaucoup plus de graisses (des graisses saturées bénéfiques) qu'auparavant.

Q ET POUR LE DENTIFRICE, QU'EN EST-IL ? JE CROIS QU'IL CONTIENT DE LA SACCHARINE…

R La plupart des dentifrices ne contiennent pas de sucre, mais une part infime de saccharine (environ 0,2 % de leur volume total). Il est vrai qu'on entend parfois parler du lien entre saccharine et cancer, mais pour encourir un risque réel, il faudrait consommer 606 tubes de dentifrice chaque jour pendant 50 ans ! Conclusion : inutile de s'inquiéter.

SEMAINE 8

CONCRÈTEMENT

- J'ai perdu environ 4,5 kg – ce n'est pas énorme, mais je suis visiblement moins bouffie qu'avant et, pour mon âge, j'ai vraiment l'impression d'être dans le bon ratio poids/taille et de faire les bons choix alimentaires.
- J'ai un ventre plat. Plus de ballonnements, de flatulences, de rétention d'eau. Un vrai plaisir.
- J'ai l'esprit clair et les coups de pompe sont rares.
- En fin de repas, je ne ressens ni faim ni frustration.
- Fini l'effet « gueule de bois » après un bon dîner. Je me suis aperçue que ce symptôme était dû à l'excès de sucre plus qu'à l'alcool ou au manque de sommeil.
- Ma maladie auto-immune est en train de se normaliser, tout doucement.

AUJOURD'HUI, OÙ EN EST MA CONSOMMATION DE SUCRE ?

Je ne sais pas exactement. Une fois de plus, je ne suis pas partie en croisade contre le sucre, je ne quantifie pas ce que je consomme au gramme près puisque je sens naturellement ce qui est bon pour moi. Je me limite autant que possible et j'évite les coupables tout désignés (fruits secs, jus, sauces...), qui ne me manquent plus maintenant que je connais leurs effets indésirables.

- J'essaie de manger des aliments qui contiennent entre 3 et 6 % de sucre (voir comment calculer le pourcentage p. 38).
- Je consomme une ou deux portions de fruits par jour, essentiellement des fruits rouges.
- Je m'offre un peu de chocolat à 85 % de cacao de temps en temps et une douceur à l'occasion (voir p. 183-197). Mais je veille à ce que cela reste ponctuel. De plus, je me suis mise à confectionner mon propre chocolat (voir p. 187).

Comme je l'ai déjà expliqué, c'est essentiellement la curiosité qui m'a poussée à me lancer dans cette aventure. J'ai continué à explorer et je continuerai tant que je me sentirai bien.

JE POURRAIS ME REMETTRE AU SUCRE,
MAIS JE N'EN AI PAS ENVIE.

À tous ceux qui trouvent que se sevrer du sucre est une position radicale, je dis : « Du calme ! » Maintenant que je suis débarrassée de mon addiction, je peux réintégrer un peu de sucre dans mon alimentation.

Un peu de sucre me convient plutôt bien. Un peu de sucre permet de rectifier le tir s'il le faut. Et, cerise sur le gâteau, un peu de sucre me suffit.

Je suis pleinement consciente des effets et des dangers du sucre, et je m'en accommode.

Me voici précisément arrivée là où je voulais être.

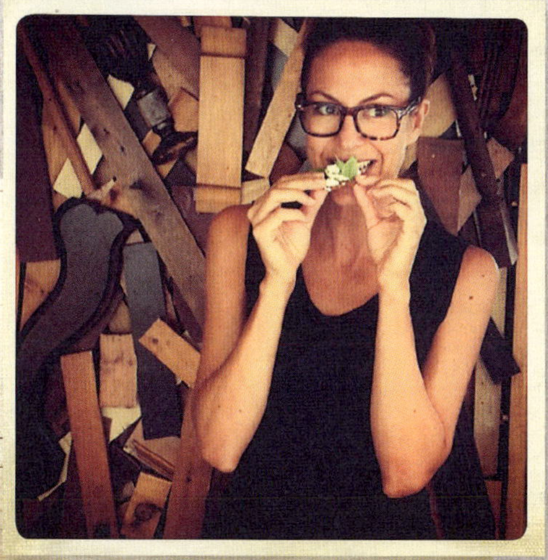

3 recettes à tester cette semaine

1 Petit déjeuner « cuisiné »

Préparez-en un grand plat à congeler en portions. (Voir p. 114.)

2 Pesto de chou kale

Réalisez ce délicieux pesto en quantité et mangez-en au petit déjeuner (sur du pain grillé, avec des œufs), au déjeuner (dans l'assaisonnement d'une salade) ou au dîner (avec des tagliatelles de courgette). (Voir p. 136.)

3 Eskimos avocat-coco

Aussi amusants à réaliser qu'à manger ! Une raison supplémentaire de ne jamais vous remettre au sucre. (Voir p. 168.)

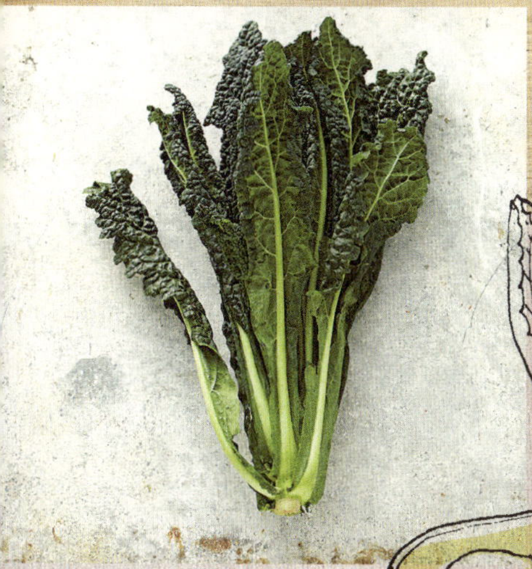

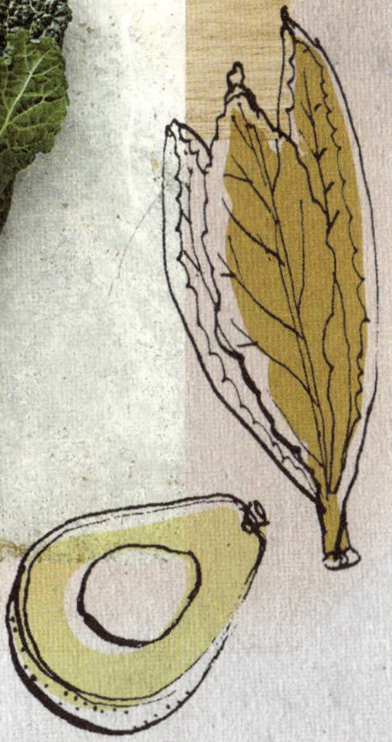

Hourra !

Si vous arrivez à cette page, je suppose que vous avez totalement expurgé le sucre de votre organisme, que vous ne vous en portez que mieux et que vous adorez votre nouvelle vie ! Bravo, bravo et encore bravo !

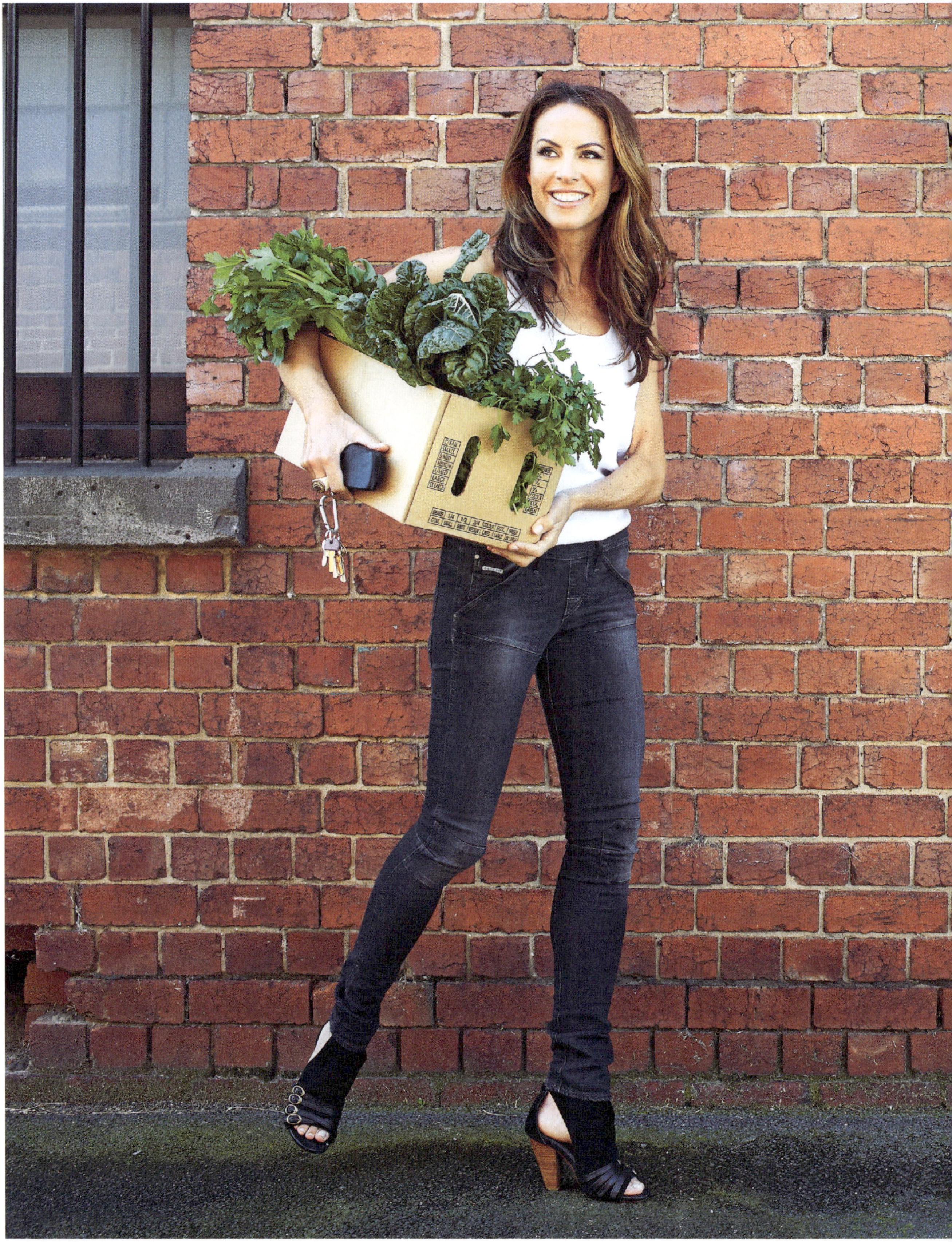

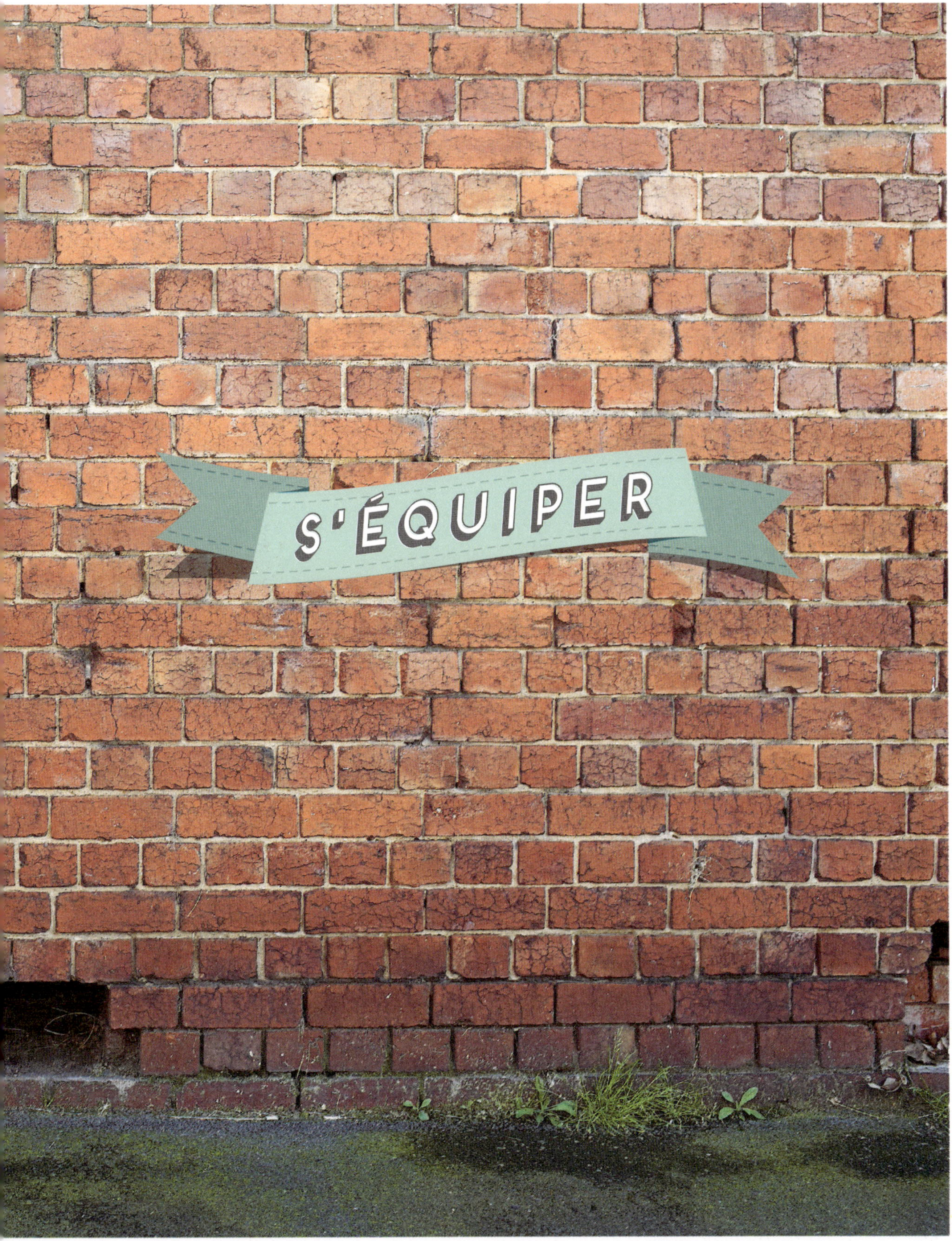
S'ÉQUIPER

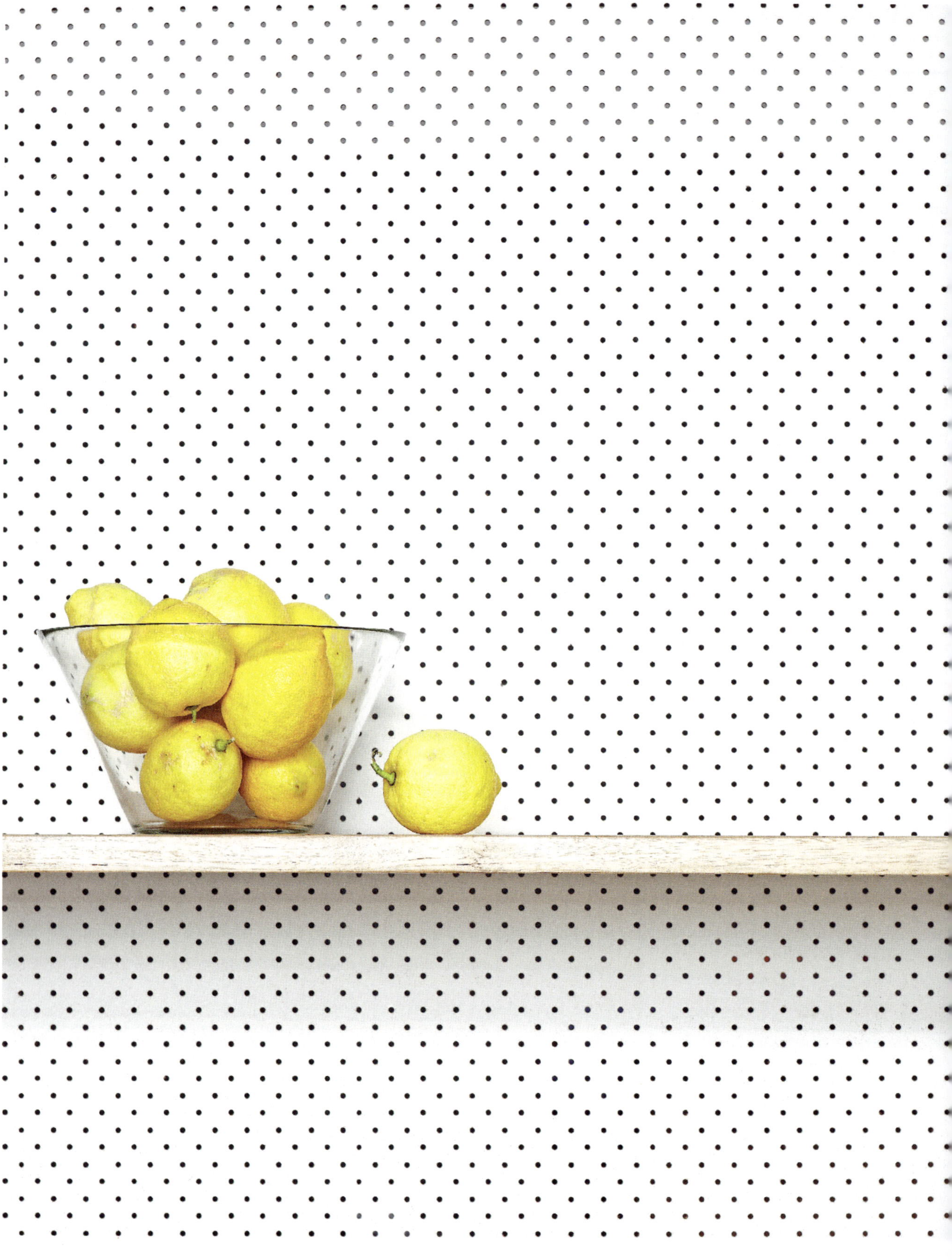

CE QUE VOUS DEVEZ SAVOIR AVANT DE DÉMARRER

En bref :

1. Je déteste le gaspillage.

J'ai donc conçu des recettes qui font encore et toujours appel aux mêmes ingrédients, que j'accommode différemment. Vous ne les connaissez peut-être pas tous, et il est possible que vous ayez du mal à vous les procurer. Procédez graduellement, en essayant un ou deux d'entre eux pour voir s'ils vous plaisent. Vous pouvez toujours remplacer un ingrédient par un autre si vous préférez un produit particulier ou que vous êtes en rupture de stock.

2. J'adore être efficace.

Mes recettes contiennent souvent un peu d'un ingrédient ou d'un autre à préparer à l'avance.

Vous savez tout !

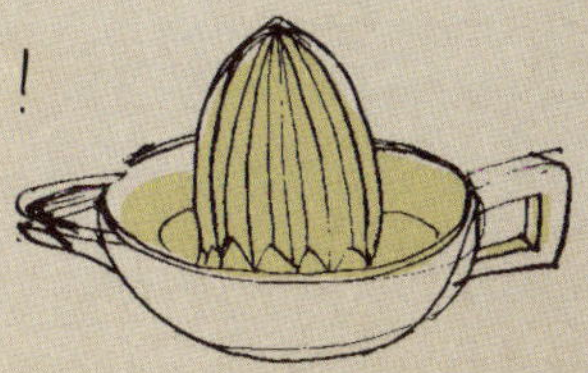

MATÉRIEL DE BASE

La liste qui suit n'est ni exhaustive ni impérative, elle représente plutôt un ensemble d'ustensiles que je trouve pratique d'avoir sous la main pour cuisiner sans sucre. Je ne suis pas amatrice de gadgets et je trouve plutôt déprimant les placards pleins de petit électroménager forcément inutile. J'aime la simplicité de quelques ustensiles judicieusement choisis, et mes recettes demandent peu de vaisselle. Vous trouverez ci-après le matériel indispensable que je recommande.

- Un grand couteau de qualité, de préférence en céramique, matériau compatible avec les aliments alcalins et acides, et au contact duquel vos aliments ne s'oxyderont pas.
- Un couteau d'office (en céramique) pour les légumes.
- Une casserole de taille moyenne avec un double panier vapeur.
- Un mixeur plongeant.
- Une petite poêle (en fonte de préférence).
- Une poêle moyenne (en fonte de préférence, avec couvercle).
- Un plat à four rond ou carré, en verre ou en céramique.
- Une plaque à four (en Inox de préférence).
- Un grand faitout.
- Un mixeur puissant. Si vous devez investir dans un ustensile, offrez-vous un appareil haut de gamme, qui vous servira à tout, du beurre de coco aux smoothies de légumes en passant par les soupes et le zeste de citron. Au moment de l'achat, choisissez un modèle doté d'un grand bol verseur. Vous me remercierez plus tard, quand vous réaliserez le temps et les économies de vaisselle que je vous fais faire !

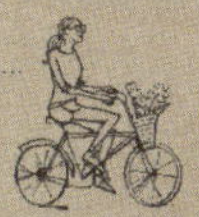

LES PRODUITS CONGELÉS

Votre congélateur va devenir votre allié. S'il est bien rempli, vous pourrez sans mal réaliser les recettes de ce livre, qui font sans cesse appel aux mêmes ingrédients de base. Mais ce n'est pas son seul intérêt.

- Un congélateur est moins énergivore et plus efficace lorsqu'il est plein.
- La congélation permet d'économiser du temps et de l'argent, car vous pouvez acheter des produits de saison en quantité et à des prix intéressants, en profitant des promotions. Cela évite de garder au fond de son réfrigérateur des brocolis que l'on finit par jeter. Faites plutôt précuire vos légumes dès le retour du marché et congelez-les pour en profiter pleinement plus tard (voir page suivante).
- Certains aliments se conservent mieux congelés. Le tofu, par exemple, se comporte mieux à la cuisson. Les noix sont plus croquantes et les légumes comme le maïs ou les petits pois sont meilleurs, car la congélation prévient la transformation de l'amidon en sucre.
- Certains plats peuvent être préparés en quantité et congelés en portions. Les recettes concernées sont distinguées par ce pictogramme : ❄

ASTUCE

ATTENTION AUX BRÛLURES DE CONGÉLATION, QUI APPARAISSENT LORSQU'UN ALIMENT SE DÉSHYDRATE, CAR IL A ÉTÉ CONGELÉ TROP LONGTEMPS OU MAL EMBALLÉ. VEILLEZ À TOUT BIEN LES EMBALLER ET REMPLISSEZ VOS BOÎTES JUSQU'EN HAUT. POUR ISOLER VOS ALIMENTS DE L'AIR, COUVREZ LES SAUCES ET PESTOS D'UNE FINE COUCHE D'HUILE, ET LES PRÉPARATIONS CUISINÉES À BASE DE RIZ ET DE HARICOTS EN GRAINS, D'UN PEU D'EAU.

PURÉE DE COURGE MAISON

Beaucoup de mes recettes utilisent de la courge en purée qui apporte de la douceur avec peu de fructose. Préparez-en une grande quantité que vous congèlerez en portions prêtes à l'emploi.

PRÉPARATION : 20 MIN • CUISSON : 30 MIN OU 1 H

1 grosse courge butternut ou kabocha

1 pincée de sel

2 cuill. à soupe d'huile d'olive

Préchauffez le four à 180 °C (th. 6). Retirez les graines et les fibres de la courge, puis coupez-la en grosses tranches ou en cubes. Mettez-les sur une plaque à four, salez et arrosez d'huile. Faites cuire jusqu'à ce que la courge soit tendre, 30 minutes pour des cubes ou 1 heure pour des tranches. Détachez la chair de l'écorce et mixez au robot ou à l'aide d'un presse-purée. Laissez refroidir. Placez au congélateur dans des boîtes hermétiques ou des sacs de congélation.

VARIANTE

PROCÉDEZ DE MÊME AVEC DES PATATES DOUCES COUPÉES EN CUBES. ENCORE PLUS SIMPLE : FAITES-LES CUIRE À L'EAU AVANT DE LES MIXER.

LÉGUMES BLANCHIS ET CONGELÉS

Je les utilise dans beaucoup de recettes. Préparez-les en quantité et gardez-les au congélateur.

Choisissez les légumes au cœur de la saison et/ou quand les prix sont attractifs, et préférez-les bio.

Mélangez-les : brocoli, épinards, chou kale, haricots verts et chou-fleur vont très bien ensemble, mais bien sûr, essayez aussi les autres légumes.

Faites-les blanchir à l'eau bouillante salée. Ou faites-les cuire à la vapeur 1 ou 2 minutes, puis rincez-les à l'eau froide pour arrêter la cuisson.

Égouttez-les et divisez-les en portions. Je les répartis ensuite dans des sacs de congélation à glissière. Vous pouvez aussi les mettre dans des contenants plus grands et « casser » chaque fois ce dont vous avez besoin.

NOTE

POUR PRÉCUIRE DES BETTERAVES, PLACEZ-LES ENTIÈRES (JUSTE BROSSÉES SOUS L'EAU) SUR UNE PLAQUE À FOUR SANS LES PELER (SANS HUILE, NI SEL, NI PAPIER SULFURISÉ). FAITES-LES CUIRE AU FOUR DE 15 À 20 MINUTES À 180 °C (TH. 6), JUSQU'À CE QU'ELLES SOIENT TENDRES. LAISSEZ-LES REFROIDIR, PUIS PELEZ-LES (SAUF SI VOUS AIMEZ LA TEXTURE DE LA PEAU) ET CONGELEZ-LES.

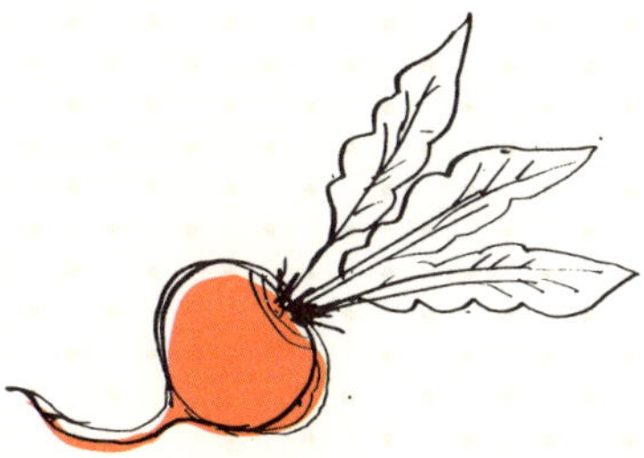

NOIX ET GRAINES GERMÉES

On trouve des noix et des graines germées dans les boutiques spécialisées, mais c'est moins cher de les faire soi-même. Vous pouvez en préparer une bonne quantité et les congeler, elles se gardent mieux et sont plus croquantes. Pas besoin de les décongeler, car elles ne durcissent pas au congélateur.

L'enveloppe des noix et des graines peut contenir des substances qui rendent celles-ci indigestes. Le trempage et le séchage les fait germer, ce qui active les enzymes qui les rendent plus faciles à digérer et à métaboliser. Plus votre nourriture vous apporte d'enzymes, moins vous utilisez vos propres enzymes pour l'assimiler.

Les amandes, noix, pistaches, noix de pécan et graines de courge s'y prêtent mieux. Les oléagineux comme les noix de cajou ne doivent pas tremper plus de 6 heures.

TREMPAGE : 12 H • PRÉPARATION : 5 MIN
SÉCHAGE : 12 À 24 H

500 g de noix ou de graines non oléagineuses (amandes, graines de courge...), décortiquées mais avec leur peau

1 pincée de sel

Faites tremper les noix ou les graines toute la nuit dans un saladier avec le sel. Égouttez-les et étalez-les sur une plaque à four. Faites-les sécher pendant 12 à 24 heures au four à la température la plus basse possible, 65 °C (th. 2-3) au maximum. Une fois refroidies, gardez-les dans une boîte hermétique au congélateur.

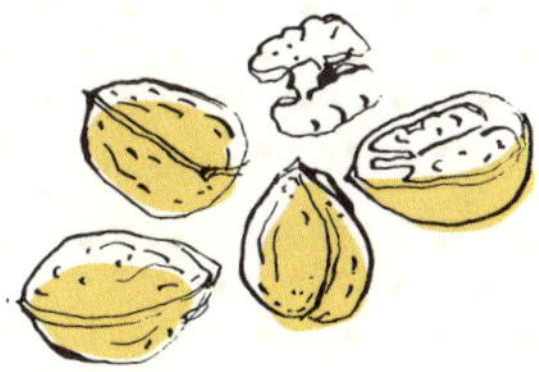

BOUILLON DE POULET MAISON

On devrait toujours avoir du bouillon de poulet au congélateur en portions de 50 à 75 cl pour les soupes et sous forme de glaçons pour les sauces.
Voici de bonnes raisons pour réaliser votre propre bouillon de poulet :

- Ce bouillon est plus que nutritif : c'est un concentré de minéraux sous une forme facilement assimilable.
- Il est particulièrement indiqué pour les personnes présentant des troubles digestifs, car il apaise les inflammations de l'intestin. Il contient un élément naturel qui restaure la muqueuse intestinale, propriété reconnue depuis des siècles.
- Les bouillons industriels sont pleins d'additifs et d'arômes artificiels.
- C'est économique : un poulet donne de 6 à 8 portions de viande et 3 l de bouillon.
- Le bouillon de poulet est un antistress, sérieusement.
- Il est d'une grande aide pour les personnes ayant des problèmes de thyroïde ou une maladie auto-immune.

POUR 3 L DE BOUILLON

PRÉPARATION : 10 MIN • CUISSON : 2 À 6 H

1 poulet bio entier (idéalement avec des carcasses, pieds et cous en plus)

1 oignon coupé grossièrement

2 carottes coupées grossièrement

2 branches de céleri

1 cuill. à café de poivre du moulin

3 feuilles de laurier

1 branche de thym (facultatif)

quelques gouttes de vinaigre

Mettez tous les ingrédients dans un faitout. Ajoutez de 3 à 4 l d'eau. Portez à ébullition, puis réduisez le feu et laissez frémir au moins 2 ou 3 heures à couvert, idéalement jusqu'à 6 heures. Retirez le poulet et filtrez le bouillon. Laissez refroidir et gardez jusqu'à 5 jours au réfrigérateur, sinon congelez-le en portions.

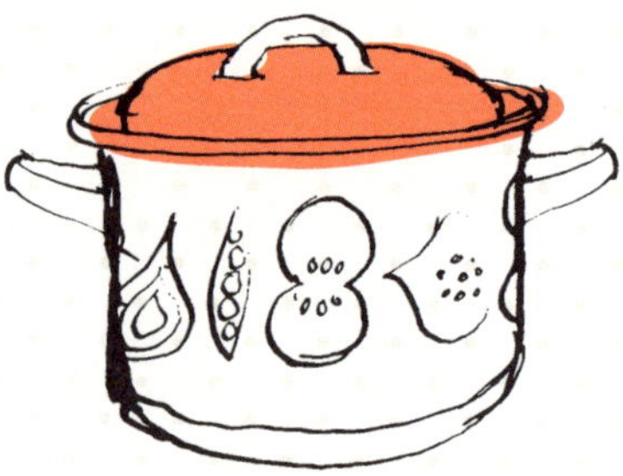

CONSEILS POUR UN BOUILLON SAVOUREUX

- **Quelques gouttes de vinaigre ajoutées à l'eau de cuisson font migrer les sucs de la viande (donc les minéraux, notamment le calcium, le potassium et le magnésium) dans le bouillon.**
- **Lorsque vous parez une viande, n'enlevez pas trop de gras, car il est nourrissant.**
- **Utilisez toujours le poulet entier, avec les os et les cartilages, dont on dit qu'ils ont des propriétés anti-inflammatoires.**
- **Prenez exclusivement des poulets élevés en plein air, si possible bio, dont la qualité justifie la différence de prix : souvenez-vous que vous retrouverez dans votre bouillon tout ce que la volaille a absorbé au cours de sa vie (aliments, hormones ou antibiotiques).**
- **Le bouillon se conserve environ 5 jours au réfrigérateur et plusieurs mois au congélateur.**
- **Pour allonger une sauce, ajoutez-y un cube de bouillon de poulet congelé par vos soins. (Et pour une recette sucrée, un cube de lait de coco congelé ou d'eau de coco.)**

QUINOA

Facile à cuisiner et à congeler, le quinoa est une graine (et non une céréale) originaire des hauts plateaux d'Amérique du Sud. C'est un aliment sans gluten, donc adapté aux régimes sans gluten ni céréales. On peut le substituer à certaines céréales, aux flocons d'avoine, à la semoule et au boulgour.

Le quinoa est très énergétique, car il contient tous les acides aminés essentiels, au nombre de huit, ce qui en fait une protéine complète. Sa teneur en protéines est égale à celle du lait, et il est également très riche en vitamine B, fer, zinc, potassium, calcium et vitamine E. Une fois le quinoa cuit, le germe qui entoure la graine apparaît, et celle-ci devient souple et translucide, avec une texture légèrement croquante.

IMPORTANT

LE QUINOA DOIT ÊTRE SOIGNEUSEMENT RINCÉ AVANT LA CUISSON, DANS DEUX EAUX DE PRÉFÉRENCE, PUIS ÉGOUTTÉ DANS UN TAMIS POUR ÉLIMINER LA SAPONINE, SUBSTANCE SAVONNEUSE NATURELLE SANS DANGER POUR L'HOMME MAIS AMÈRE.

POUR 4 PERSONNES

PRÉPARATION : 5 MIN • CUISSON : 15 MIN

120 g de quinoa

Rincez bien le quinoa. Mettez-le dans une casserole avec 50 cl d'eau. Couvrez et portez à ébullition, puis réduisez le feu et laissez frémir 15 minutes. Laissez gonfler 5 minutes hors du feu, puis aérez les graines à la fourchette. Le quinoa cuit se garde 4 jours au réfrigérateur et peut aussi se congeler.

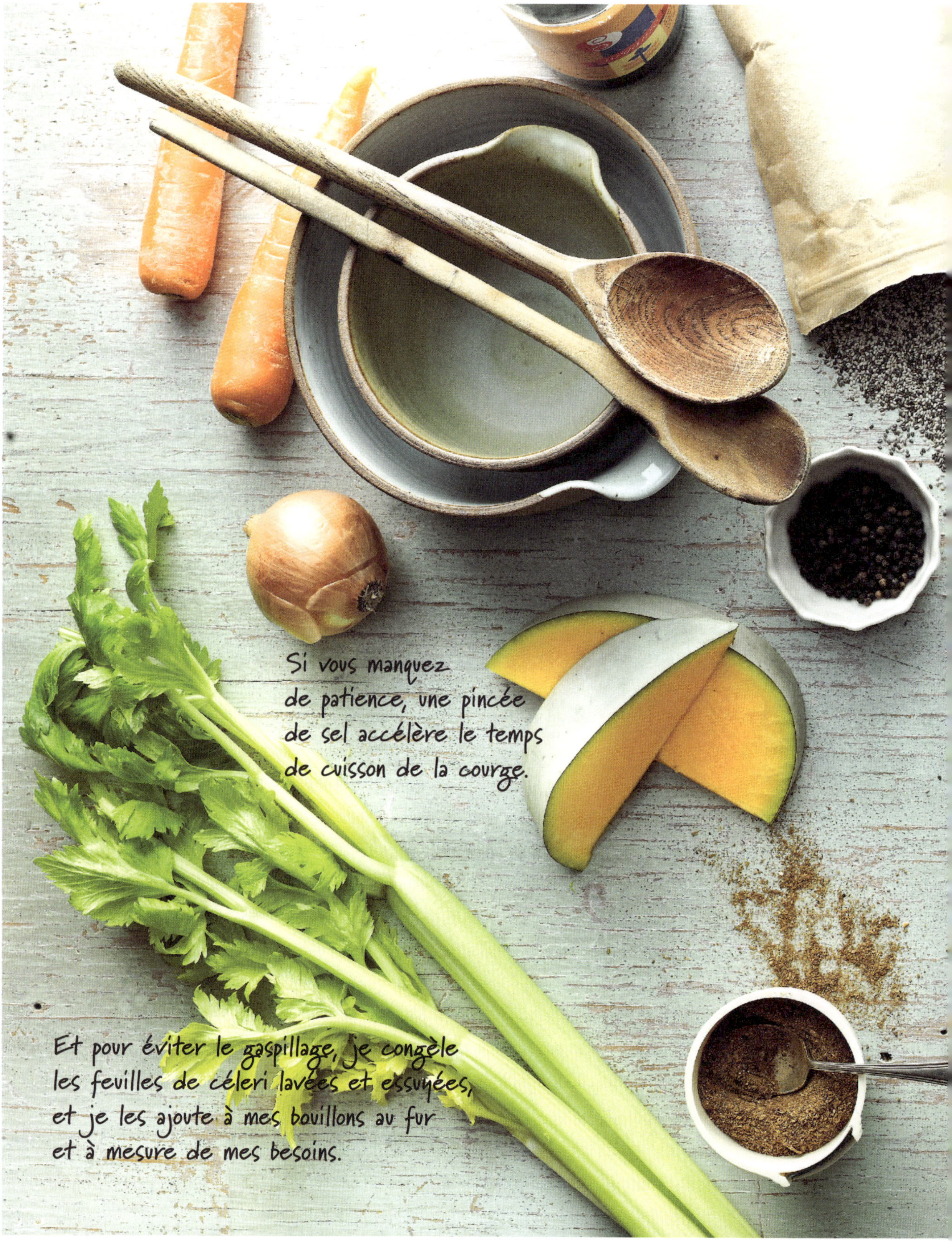

Si vous manquez
de patience, une pincée
de sel accélère le temps
de cuisson de la courge.

Et pour éviter le gaspillage, je congèle
les feuilles de céleri lavées et essuyées,
et je les ajoute à mes bouillons au fur
et à mesure de mes besoins.

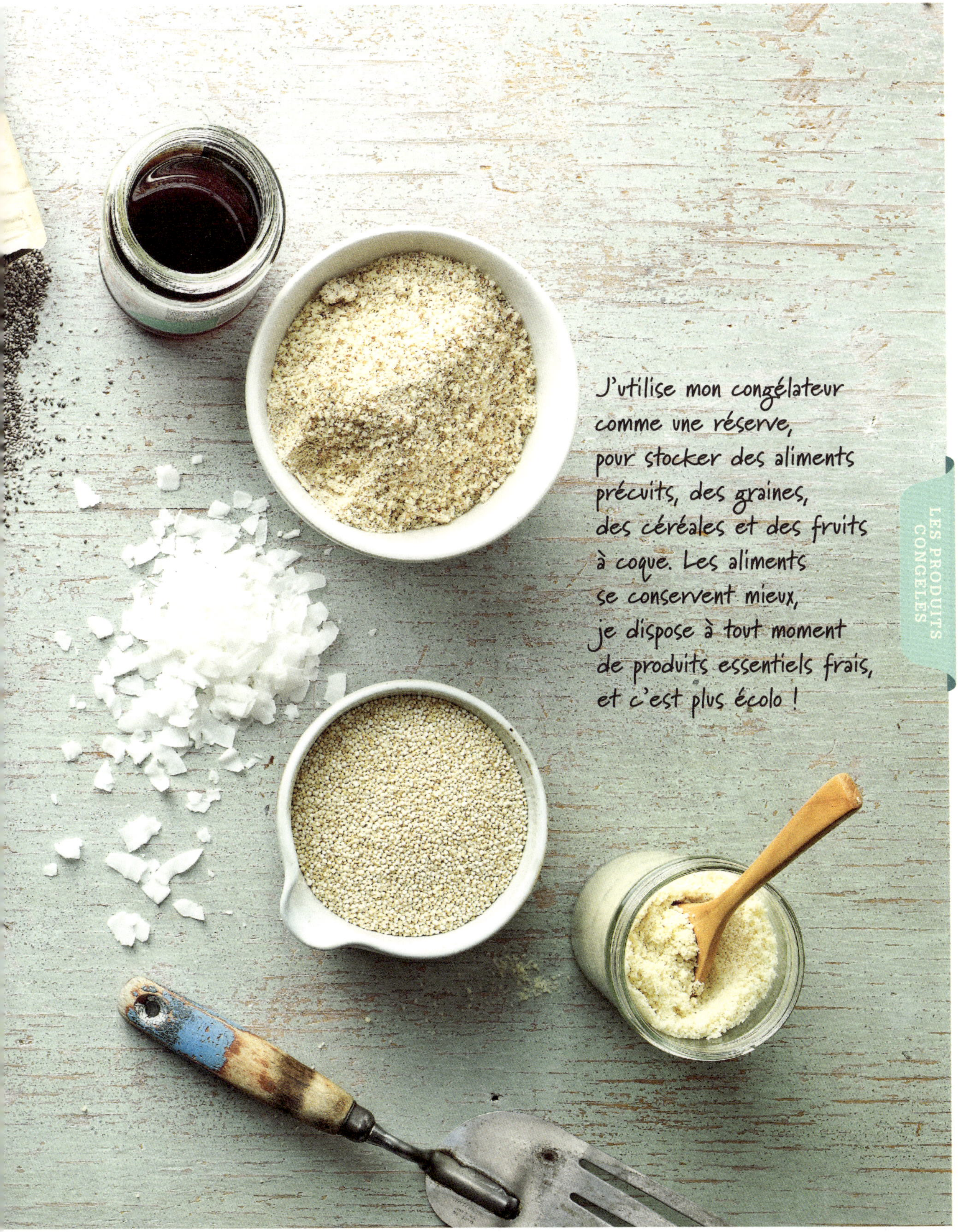

J'utilise mon congélateur comme une réserve, pour stocker des aliments précuits, des graines, des céréales et des fruits à coque. Les aliments se conservent mieux, je dispose à tout moment de produits essentiels frais, et c'est plus écolo !

LES PRODUITS ESSENTIELS

MES FAVORIS

Utiliser une fois un ingrédient qui traîne ensuite dans un placard pendant des lustres pour finir à la poubelle me fait horreur. Voici les basiques que j'ai toujours en stock :

- **La poudre de cacao cru et les éclats de fèves** possèdent une teneur en antioxydants et en sels minéraux bien supérieure au cacao torréfié.
- **Les graines de chia.** Ces petites graines sont un superaliment qui contient la plus forte teneur en acides gras oméga-3 du monde végétal, jusqu'à huit fois plus que le saumon !

ASTUCE

LE CHIA PEUT ÊTRE UTILISÉ POUR ÉPAISSIR UNE SOUPE, UN RAGOÛT OU UNE PÂTE À PÂTISSERIE. LES GRAINES ABSORBENT DIX-SEPT FOIS LEUR VOLUME D'EAU. ESSAYEZ, C'EST SURPRENANT : EN QUELQUES MINUTES, LA MAGIE OPÈRE !

- **Les poudres et farines de fruits à coque** (amandes en poudre, farine d'amande...) sont interchangeables. On peut aussi leur substituer une part de farine de quinoa, de millet ou de chanvre.
- **Les purées et beurres de fruits à coque** (beurre d'amande, de noix, de cacahuète ou purée de sésame). Veillez simplement à ce qu'elles soient sans sucre ni sel ajouté. Ou faites vos beurres maison (voir ci-contre).

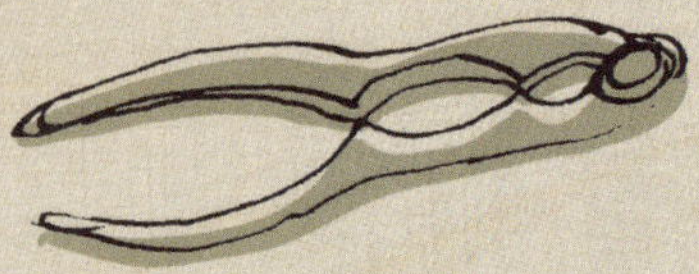

BEURRES ET CRÈMES

BEURRE DE NOIX

PRÉPARATION : 5 MIN

500 g de fruits à coque décortiqués (amandes, noisettes, cacahuètes...), de préférence germés (voir p. 69)

Mixez les fruits dans un robot puissant jusqu'à obtenir une consistance crémeuse.

FROMAGE À LA CRÈME

POUR 200 G DE FROMAGE

PRÉPARATION : 5 MIN • REPOS : 12 À 24 H

1 l de yaourt entier nature bio

Versez le yaourt dans un grand carré de gaze. Nouez les coins deux par deux et attachez le tout avec une ficelle pour pouvoir le suspendre. Vous pouvez faire pendre le sac à une poignée de placard au-dessus d'un saladier posé sur le comptoir de cuisine. Laissez égoutter le petit-lait pendant 12 à 24 heures. Vous obtiendrez un fromage crémeux qui se gardera jusqu'à 1 mois au réfrigérateur. Conservez le petit-lait pour faire fermenter des légumes ou pour faire de la mayonnaise (voir p. 77).

QUE FAIRE AVEC LE FROMAGE À LA CRÈME ?

- L'étaler sur des muffins ou des tartines.
- Ajouter des herbes et en tartiner des crackers.
- Faire des barquettes d'endive aux sardines (voir p. 152).
- Dans un robot, mixer 250 g de fromage à la crème avec 75 g de saumon fumé, 3 cuillerées à soupe d'aneth, d'oignons nouveaux ou de ciboulette hachés et un peu d'huile d'olive. Servir sur du pain grillé ou des galettes de riz.

LAIT D'AMANDE

Le lait d'amande du commerce est cher et contient souvent du sucre ajouté, alors que c'est simple et rapide à faire. Vous pouvez aussi faire du lait de noix de cajou.

POUR 85 CL DE LAIT

PRÉPARATION : 10 MIN

110 g d'amandes blanchies ou trempées à l'eau pendant une nuit

Portez à ébullition 75 cl d'eau et laissez refroidir 5 minutes. Dans un robot, mixez les amandes avec l'eau chaude jusqu'à obtenir un mélange crémeux. Filtrez à l'aide d'une passoire fine en pressant bien avec une spatule souple. Gardez aussi la pulpe : laissez-la bien sécher et utilisez-la comme les amandes en poudre.

LES GRAINES GERMÉES

Faire germer les légumineuses permet d'éviter les digestions difficiles. Mais que se passe-t-il pendant la germination ?

- Les toxines sont éliminées par la germination. L'acide phytique, une toxine que l'on trouve naturellement dans les fibres des légumineuses, réduit l'absorption du calcium, du magnésium, du fer, du cuivre et du zinc par notre organisme. La germination le neutralise (tout comme le trempage). Elle inhibe également les aflatoxines cancérigènes qui se trouvent dans les graines.
- La germination augmente la teneur en vitamines du groupe B et en carotène, et synthétise la vitamine C.
- Presque tous les problèmes de flatulences sont réglés par la germination, car les glucides complexes responsables des gaz intestinaux sont décomposés en molécules simples de glucose.
- La germination provoque une alcalinisation. Elle réduit la teneur des légumineuses en acides, augmentant leur digestibilité.
- La germination diminue les facteurs d'inhibition des enzymes nécessaires à la digestion et favorise l'émission d'autres enzymes qui la facilitent.
- La germination combat le vieillissement grâce à la multiplication des enzymes.

MAIS ATTENTION

SACHEZ QU'IL NE FAUT PAS CONSOMMER TROP DE GRAINES GERMÉES, CAR ELLES CONTIENNENT ENCORE QUELQUES TOXINES. LE MIEUX EST DE LES FAIRE CUIRE AUTANT QUE POSSIBLE. FAITES-LES BRAISER OU CUIRE À LA VAPEUR POUR LES INTÉGRER À DES SOUPES OU DES PLATS EN SAUCE.

LÉGUMES SECS GERMÉS

PRÉPARATION : 5 MIN PAR JOUR PENDANT 6 JOURS

200 g de légumes secs (petits pois, lentilles, haricots azuki, soja...)

Faites tremper les légumes secs toute une nuit. Le lendemain, égouttez-les et rincez-les dans une passoire. Déposez la passoire sur un bol et couvrez. Laissez sur le comptoir de la cuisine 2 ou 3 jours en rinçant bien deux fois par jour, plus souvent par temps chaud. Les germes apparaissent vers le 2e jour. Lorsqu'ils atteignent 5 mm, mettez les légumes secs germés au réfrigérateur et gardez-les 3 ou 4 jours.

QUE FAIRE AVEC DES LÉGUMES SECS GERMÉS ?

- Les faire cuire légèrement à la vapeur et en parsemer une salade.
- Les ajouter à des sautés ou à des soupes.
- Faire cuire des légumes secs germés avec un cube de bouillon de poulet congelé et ajouter un peu de tamari (sauce soja japonaise).
- Les ajouter à un plat « fond de frigo ». Faire cuire des légumes à la vapeur (brocolis ou courgettes) avec les légumes secs germés ou faire braiser le tout, puis ajouter ½ avocat en cubes, de la feta, de la roquette et des câpres.

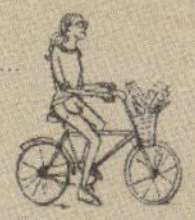

LES HUILES DE CUISSON

Quelle huile de cuisson choisir ? Vaste débat, selon que le critère est le point de fumée (la température à laquelle l'huile commence à fumer et se dénature) ou la stabilité et la longueur de la chaîne carbonée des acides gras qui composent l'huile. Je préconise :

- **L'huile d'avocat.** Pour la pâtisserie et les assaisonnements (c'est-à-dire les usages à froid).
- **Le beurre.** Génial pour la pâtisserie, pour beurrer les plats et les moules à gâteaux ou pour la cuisson à température faible/moyenne.
- **L'huile de coco.** Idéale pour graisser les plats et moules à gâteaux, et tout à fait adaptée à la pâtisserie et à la cuisson.
- **Le ghee** (beurre clarifié). Pour la cuisson et pour beurrer les plats et les moules à gâteaux.
- **L'huile de noix.** Adaptée à la pâtisserie et surtout à l'assaisonnement.
- **L'huile d'olive.** Pour la cuisson à température faible ou moyenne, pour graisser les plats et les moules à gâteaux, et pour l'assaisonnement.

Proscrivez les huiles de colza, de tournesol ou de soja. (Voir p. 32 pour plus d'informations.)

ASTUCE

POUR GRAISSER UN MOULE, PLACEZ-Y UNE NOISETTE D'HUILE DE COCO ET METTEZ-LE AU FOUR 1 MINUTE PENDANT LE PRÉCHAUFFAGE. SORTEZ LE MOULE ET FAITES-LE TOURNER ENTRE VOS MAINS POUR LE TAPISSER D'HUILE FONDUE. ET C'EST PRÊT !

NOTE

L'HUILE D'AVOCAT, LE BEURRE ET L'HUILE DE COCO SONT COURAMMENT UTILISÉS POUR LA PÂTISSERIE PARCE QU'ILS ONT UN POINT DE FUMÉE ÉLEVÉ. SACHEZ AUSSI QUE LES HUILES DE COCO ET DE NOIX ONT UN PARFUM PARTICULIER. À VOUS DE VOIR SI LEUR GOÛT VOUS PLAÎT.

LES ÉDULCORANTS

Voici quelques éléments pour vous guider dans vos choix.

La stévia

Lorsque je parle de stévia, je fais référence à la stévia en poudre qui s'utilise comme le sucre en poudre. Mais personnellement, comme j'ai perdu l'habitude des goûts sucrés, j'en mets moins. Si vous utilisez la stévia sous forme liquide, voici quelques équivalences :

150 g de sucre ou de stévia en poudre
= 1 cuill. à soupe de stévia liquide

1 cuill. à soupe de sucre ou de stévia en poudre
= 6 à 9 gouttes de stévia liquide

1 cuill. à café de sucre ou de stévia en poudre
= 2 ou 3 gouttes de stévia liquide

Le sirop de riz

Il remplace le sucre ou le miel dans les mêmes proportions. On dit généralement que son pouvoir sucrant est moins élevé, mais au contraire, je réduis plutôt la quantité dans mes recettes.

Le dextrose

Pour la pâtisserie, David Gillespie, auteur de *Sweet Poison* et *Big Fat Lies*, est fan de dextrose. On le trouve au rayon pâtisserie de certaines grandes surfaces, en ligne ou dans les boutiques spécialisées.
Je ne l'utilise pas en cuisine (voir p. 53), mais je connais des inconditionnels. Quelques conseils concernant son utilisation :

- Remplacer le sucre par une proportion équivalente de dextrose.
- Augmenter la quantité d'ingrédients humides et utiliser un œuf de plus.
- Une fois la farine intégrée, ne pas fouetter trop longtemps.
- Attention à ne pas laisser brûler la préparation.
- Ne pas garder le dextrose trop longtemps et le conserver au réfrigérateur. À la différence du sucre, le dextrose n'agit pas comme un conservateur.

Pour plus d'informations sur les alternatives au sucre, reportez-vous p. 53.

LES ÉPICES ET ARÔMES

Ici encore, voici quelques produits indispensables :

- **Les épices en poudre.** Cannelle, cumin, noix de muscade, piment de la Jamaïque, gingembre, piment, paprika et poivre.
- **Les mélanges.** Cinq-épices (parfois appelé « cinq-parfums »), ras el-hanout, colombo, garam masala et zaatar. J'en ai toujours deux à portée de main. Lorsque je me lasse de l'un, je passe à l'autre.
- **La dulse en paillettes ou en poudre.** Cette algue, appelée « goémon à vaches » dans certaines régions, est riche en vitamines, protéines et minéraux. On en saupoudre les soupes, les salades et aussi le popcorn.
- **Le sel.** Préférez les sels marins ou le sel gemme au sel raffiné, moins riche en minéraux.
- **La vanille en poudre.** Elle est faite à partir de gousses de vanille pillées. Je préfère la poudre à l'extrait, qui contient souvent du sucre. À conserver au sec.

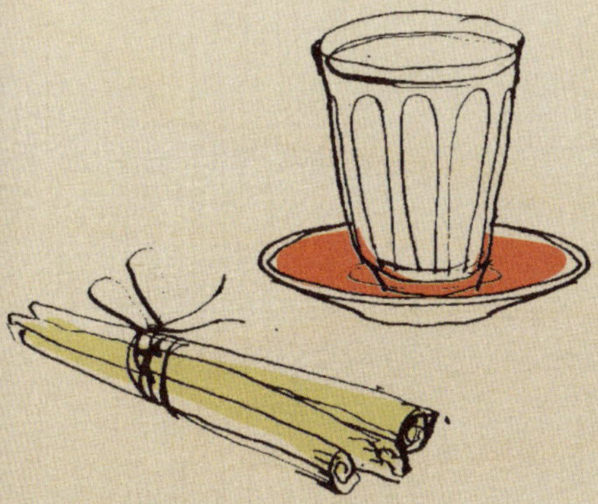

LES CONDIMENTS

Considérez les sauces et condiments prêts à l'emploi comme vos ennemis jurés. Ils sont pleins de sucre, présentés de manière attractive, mettant souvent en avant l'argument « teneur réduite en graisse ». Bannissez tous ces produits, sauf les suivants :

- **La moutarde.** Forte, à l'ancienne, aromatisée... Toutes sortes de variétés existent, à tester dans vos assaisonnements à base de moutarde, huile d'olive, jus de citron et ail écrasé.
- **Le vinaigre de cidre.** Délicieux dans les assaisonnements pour salades, les marinades et les chutneys.
- **Le tamari.** Une version japonaise sans blé ni sucre de la sauce soja.

4 SAUCES À TESTER

MAYONNAISE MAISON

Ici, le petit-lait est en option. Une mayonnaise au petit-lait (récupéré lors de la fabrication du fromage à la crème maison, voir p. 74) se gardera 2 ou 3 mois au lieu de 1 ou 2 semaines en temps normal.

POUR 1 BOCAL

PRÉPARATION : 5 MIN

1 œuf

1 cuill. à soupe de moutarde

1 pincée de sel

1 cuill. à soupe de jus de citron

1 cuill. à soupe de petit-lait (facultatif)

25 cl d'huile d'olive vierge extra

Dans un robot, mixez l'œuf avec la moutarde, le sel, le jus de citron et éventuellement le petit-lait. Ajoutez l'huile en filet par l'ouverture du couvercle pendant que le moteur tourne, jusqu'à ce que la mayonnaise soit épaisse. Si vous utilisez le petit-lait, couvrez la mayonnaise et laissez-la 7 heures à température ambiante sur le comptoir de la cuisine (pour déclencher la lacto-fermentation) avant de la mettre au réfrigérateur.

KETCHUP MAISON

POUR 50 CL DE KETCHUP

PRÉPARATION : 10 MIN • CUISSON : 50 MIN

- **2 grosses boîtes de tomates concassées ou 1 l de coulis nature**
- **½ oignon haché**
- **8 cl de vinaigre de cidre**
- **1 cuill. à soupe de sirop de riz**
- **1 cuill. à café de piment de la Jamaïque en poudre**
- **1 cuill. à café de cannelle en poudre**
- **1 cuill. à café de clou de girofle en poudre**
- **1 cuill. à café de piment de Cayenne**

Portez tous les ingrédients à ébullition dans une casserole à fond épais. Baissez le feu et laissez frémir environ 50 minutes, jusqu'à ce que le mélange soit réduit de moitié. Mixez avec un mixeur plongeant ou un robot. Faites réduire de nouveau si le ketchup vous semble trop liquide. La sauce se garde 1 mois au réfrigérateur et peut aussi se congeler.

NOTE

CETTE RECETTE PEUT SE FAIRE À LA MIJOTEUSE (POSITION HIGH). COMPTEZ ALORS 2 HEURES À 2 H 30 DE CUISSON.

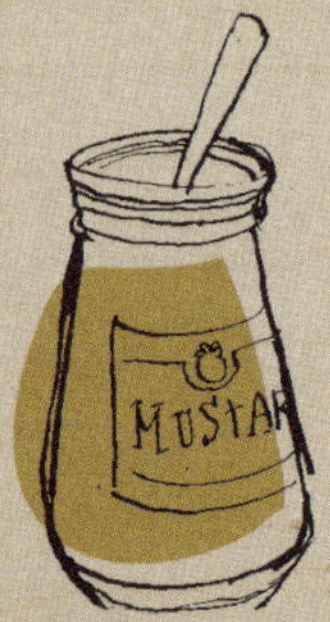

SAUCE BARBECUE MAISON

POUR 1 BOCAL

PRÉPARATION : 5 MIN

- **300 g de ketchup maison (voir ci-contre)**
- **2 cuill. à soupe de vinaigre de cidre**
- **1 gousse d'ail hachée**
- **1 cuill. à soupe de paprika**
- **piment en poudre (selon votre goût)**

Mélangez tous les ingrédients. La sauce se garde 1 mois au réfrigérateur.

SAUCE ÉPICÉE AUX FRUITS ROUGES

POUR 1 BOCAL

PRÉPARATION : 5 MIN • CUISSON : 5 À 10 MIN

- **300 g de fruits rouges surgelés**
- **1 cuill. à soupe de sirop de riz**
- **1 cuill. à café de gingembre frais râpé**
- **½ cuill. à café de zeste d'orange bio râpé**
- **1 étoile de badiane pilée**
- **¼ de cuill. à café de cannelle en poudre**

Portez tous les éléments à ébullition dans une casserole à fond épais. Baissez le feu et laissez frémir environ 5 à 10 minutes. À déguster chaud ou froid. Se garde 2 semaines au réfrigérateur.

LES PRODUITS À BASE DE NOIX DE COCO

- **La farine de coco.** Son goût est sucré, c'est idéal pour la pâtisserie. Elle absorbe énormément de liquide (parfois, il faut adapter les recettes en ajoutant un œuf ou de l'eau de coco si le mélange commence à prendre en masse). Comme elle ne possède aucune élasticité, le résultat est parfois un peu dense et indigeste. Au début, il faut donc jouer avec les proportions pour l'apprivoiser. Vous pouvez également la remplacer par la farine de tapioca, la fécule de maïs ou l'arrow-root (fécule extraite du rhizome d'une plante tropicale), tous trois étant des agents épaississants. Elle est vendue dans les magasins de produits diététiques.
- **La noix de coco non sucrée, râpée et séchée.** Parfaite pour les desserts.
- **Les copeaux de noix de coco non sucrés.** Plus grossiers que la noix de coco râpée, ils se présentent comme de gros flocons.
- **La crème de coco.** Plus épaisse que le lait de coco, elle est parfaite pour les currys crémeux et pour remplacer la crème fraîche.
- **L'eau de coco.** À boire nature ou à utiliser à la place du lait.

LES COMPLÉMENTS ALIMENTAIRES

Ces superaliments riches en nutriments peuvent agir en complément de votre alimentation pour vous apporter un supplément de vitamines, minéraux, protéines et autres substances essentielles, notamment pendant la détox de la 5e semaine. Notez cependant que ce sont des compléments alimentaires et non des substituts de repas. Il est donc essentiel de garder des repas sains et équilibrés. On les trouve sous forme de poudre ou de gélules en pharmacie ou dans les magasins de diététique. Voici ceux que j'utilise :

- **Les aliments verts.** Poudre verte qui renferme un mélange d'ingrédients à base de plantes et de légumes verts.
- **La spiruline.** Micro-algue aux propriétés nutritives hors du commun.
- **Les protéines.** Elles interviennent dans le métabolisme des graisses et renforcent le système immunitaire.
- **Le maca.** Plante qui pousse sur les hauts plateaux des Andes péruviennes. C'est un stimulant énergétique remarquable.
- **L'açaï.** Petit fruit originaire d'Amérique du Sud, aux vertus antioxydantes exceptionnelles.
- **L'orme rouge.** Riche en fibres et en nutriments, la poudre faite à partir de l'écorce interne de l'arbre combat les inflammations du tube digestif.

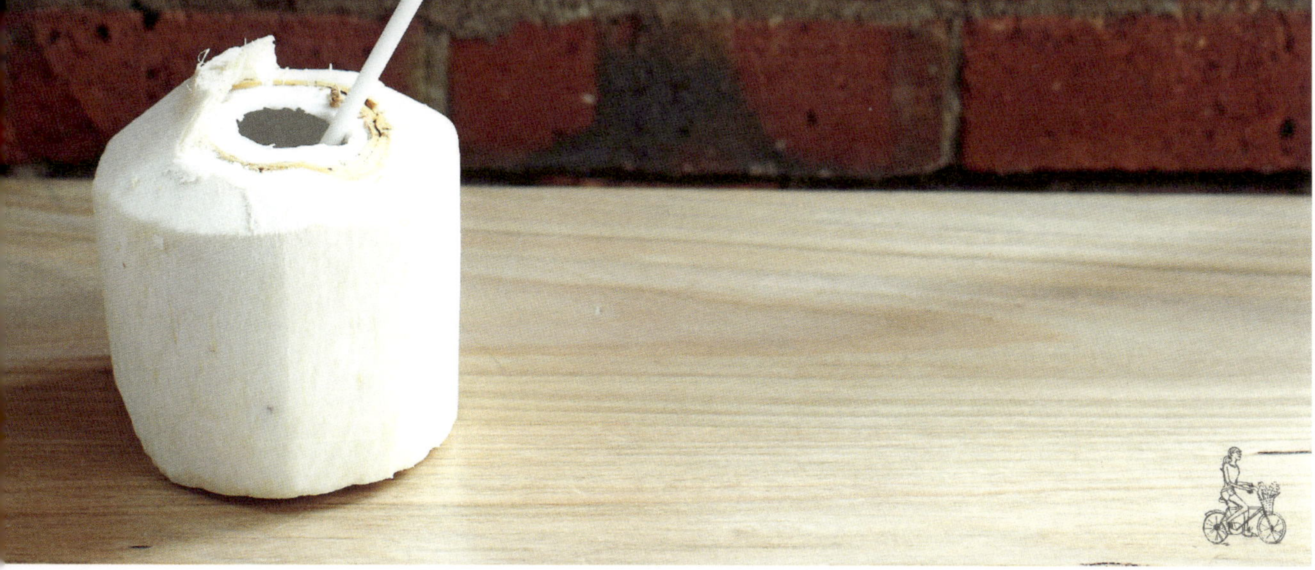

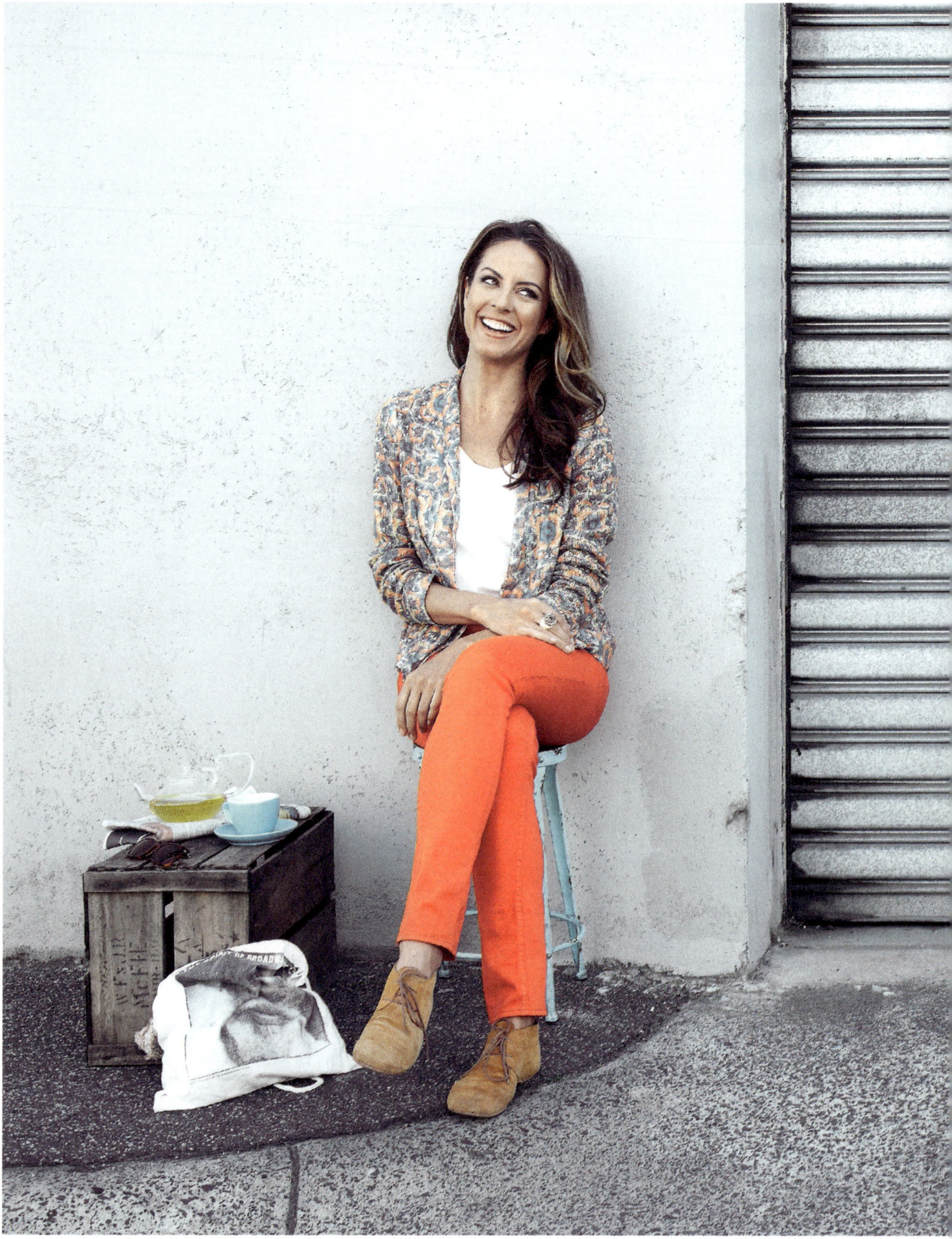

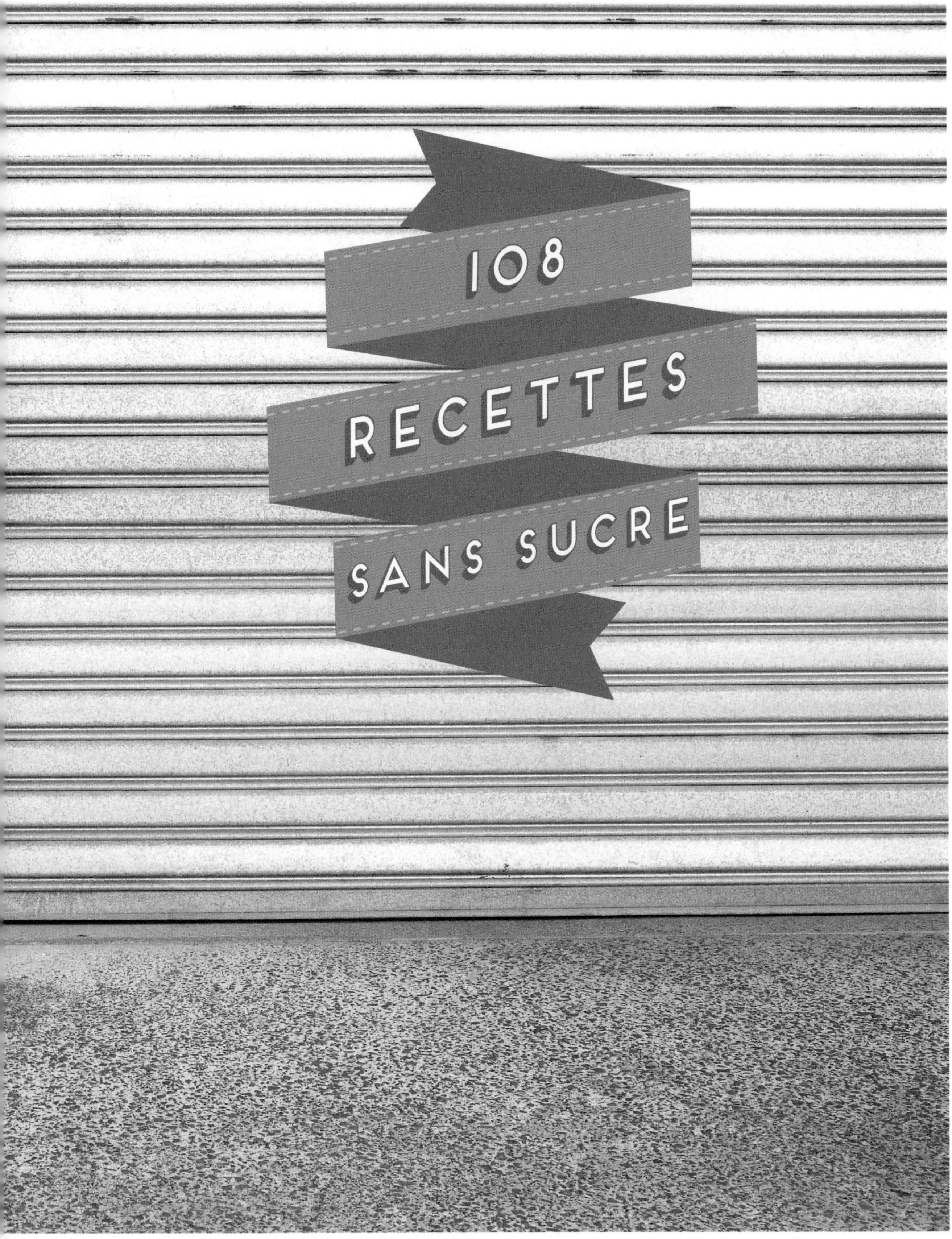
108
RECETTES
SANS SUCRE

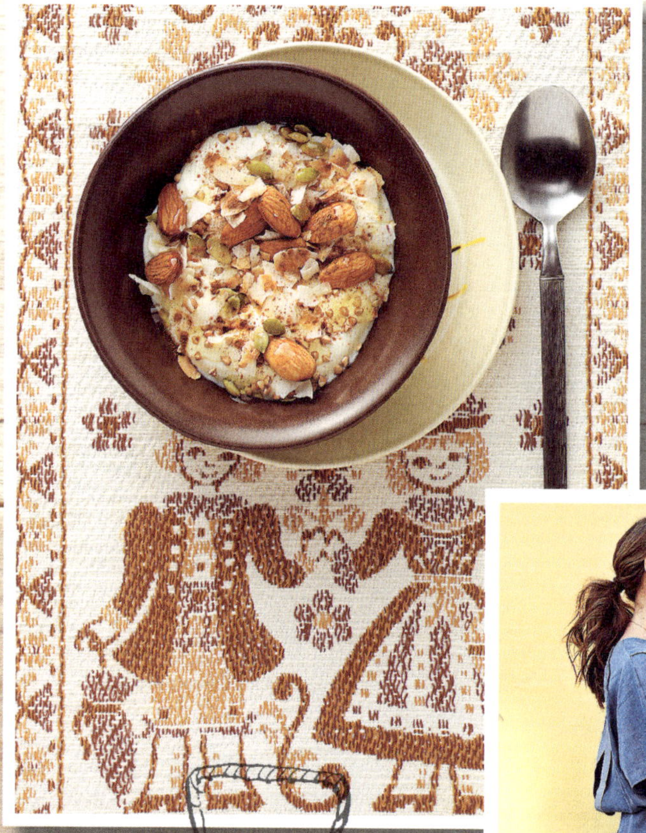
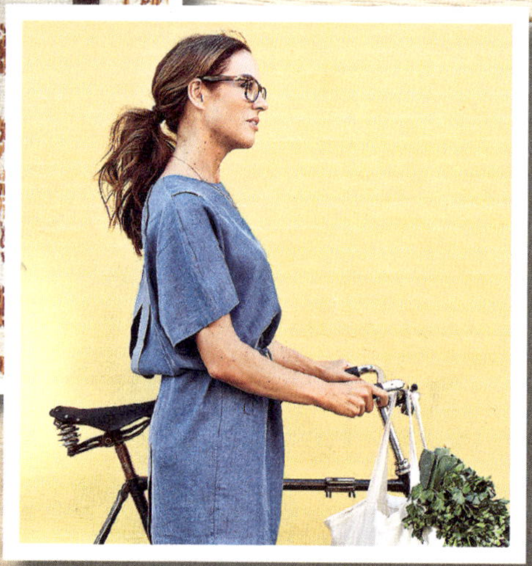
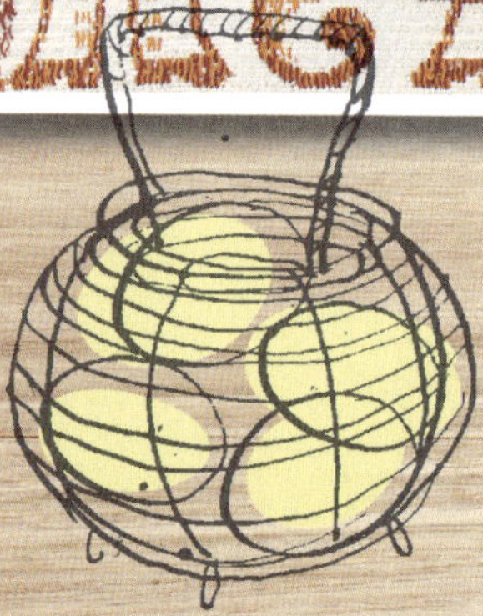

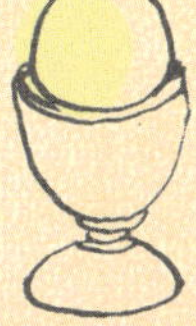

PETIT DÉJEUNER

IDÉES FUTÉES POUR VITE RECHARGER LES BATTERIES

Le plus gros dilemme lorsque l'on arrête le sucre est le suivant : « Que vais-je manger le matin ? Si j'enlève les fruits, les jus, les céréales et les viennoiseries que me reste-t-il ? »

En fait, il reste beaucoup de choses. Il suffit juste de se débarrasser de l'image du petit déjeuner à base de sucre et de féculents, fabriquée de toute pièce par les fabricants de céréales.

Le but du petit déjeuner est de faire le plein de protéines et de bonnes graisses. Il s'agit d'alimenter votre métabolisme avec une grosse bûche qui vous permettra de tenir jusqu'au déjeuner (le sucre et les féculents ne sont que du papier et des brindilles).

Oubliez que votre petit déjeuner doit sortir d'une boîte que l'on secoue (ou d'une boulangerie). Depuis que j'ai arrêté le sucre, le mien se compose d'œufs, de fromage, yaourt, bacon, noix de coco et noix variées. Avec ça, je mange beaucoup de légumes et des fruits peu sucrés comme les fruits rouges et le kiwi.

Suis-je plus heureuse ? Oui !

❄ **Ce pictogramme signifie que le plat peut être préparé en quantité et congelé en portions.**

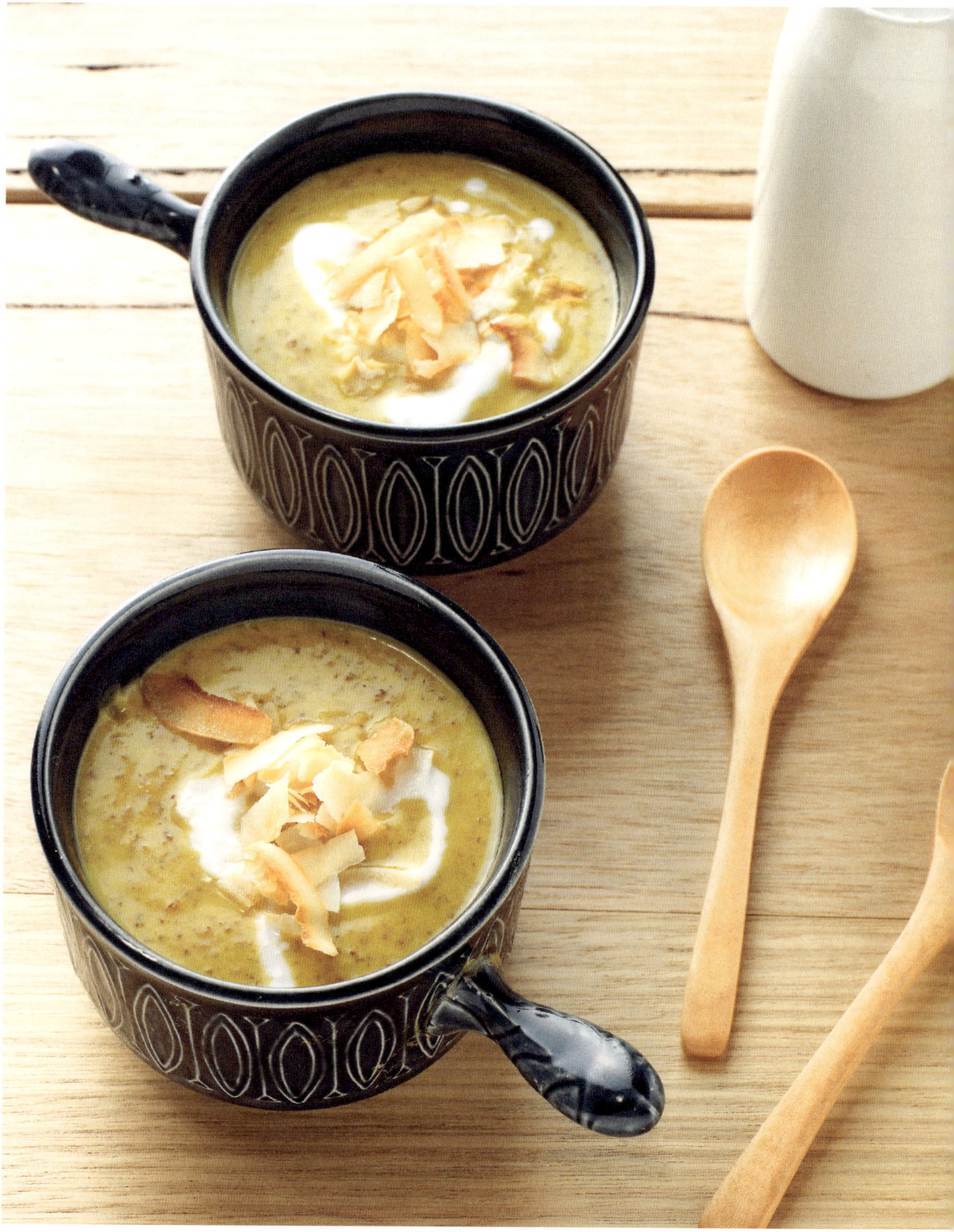

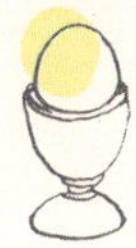

PURÉE DE COURGE À L'AMARANTE ET AUX ÉPICES

Cette recette est extraite du superbe blog de Sarah Britton, *My New Roots.* Je l'ai adaptée pour qu'elle soit sans fructose. On jurerait une tarte à la courge dans un bol !

INGRÉDIENTS

80 g de purée de courge maison (voir p. 68) ou en conserve (rayon produits du monde)
100 g de graines d'amarante
25 cl de lait de coco + 3 cuill. à soupe pour servir
1 pincée de sel
1 pincée de cannelle en poudre
1 pincée de noix de muscade râpée
1 pincée de gingembre en poudre
1 pincée de piment de la Jamaïque en poudre
1 pincée de vanille en poudre
½ cuill. à café de stévia en poudre (facultatif)
2 cuill. à soupe de copeaux de noix de coco grillés

POUR 2 PERSONNES

TREMPAGE : 12 H ◦ PRÉPARATION : 5 MIN
CUISSON : 15 MIN ◦ REPOS : 10 MIN

La veille, faites tremper les graines d'amarante dans de l'eau froide. Le jour même, égouttez-les et rincez-les. Mettez-les dans une casserole avec le lait de coco, la purée de courge, le sel, les épices et la vanille. Portez à ébullition, puis réduisez le feu et laissez cuire environ 15 minutes à petit feu en remuant régulièrement à l'aide d'une spatule. Ajoutez un peu d'eau ou de lait de coco si nécessaire. Ôtez du feu, couvrez et laissez gonfler 10 minutes. Ajoutez la stévia si vous le souhaitez. Arrosez de lait de coco et parsemez de copeaux.

VARIANTE

Vous pouvez remplacer l'amarante (sans gluten) par des flocons d'avoine (non trempés).

GRANOLA COCO-NOIX

Dans cette recette, le sirop de riz est facultatif ; personnellement, je ne sucre pas le granola. Faire un essai avec et sans sirop vous permettra de choisir ce que vous préférez. J'aime ce granola avec du yaourt, c'est doux et croquant à la fois.

INGRÉDIENTS

225 g de noix de coco râpée
300 g de noix, noix de cajou, noix de pécan, seules ou en mélange, avec des graines de courge, de préférence germées (voir p. 69)
2 cuill. à soupe de graines de chia
1 cuill. à café rase de cannelle en poudre (facultatif)
5 à 7 cuill. à soupe d'huile ou de beurre de coco
3 cuill. à soupe de sirop de riz (facultatif)

POUR 5 PERSONNES

PRÉPARATION : 10 MIN
CUISSON : 15 À 25 MIN

Hachez grossièrement les noix. Préchauffez le four à 160 °C (th. 5-6) et recouvrez la plaque à four de papier sulfurisé. Dans un saladier, mélangez tous les ingrédients et étalez-les sur le papier. Enfournez pour 15 à 25 minutes, jusqu'à ce que le granola soit doré. Plus il sera foncé, plus il sera croquant. Retirez du four et laissez refroidir.

VARIANTES

Vous pouvez ajouter 180 g de flocons d'avoine à la préparation ; dans ce cas, versez un peu d'huile et de sirop en plus.

Pour des pépites chocolatées à mettre sur le yaourt, ajoutez 50 g de cacao cru et 50 g de chocolat noir haché à la recette de base.

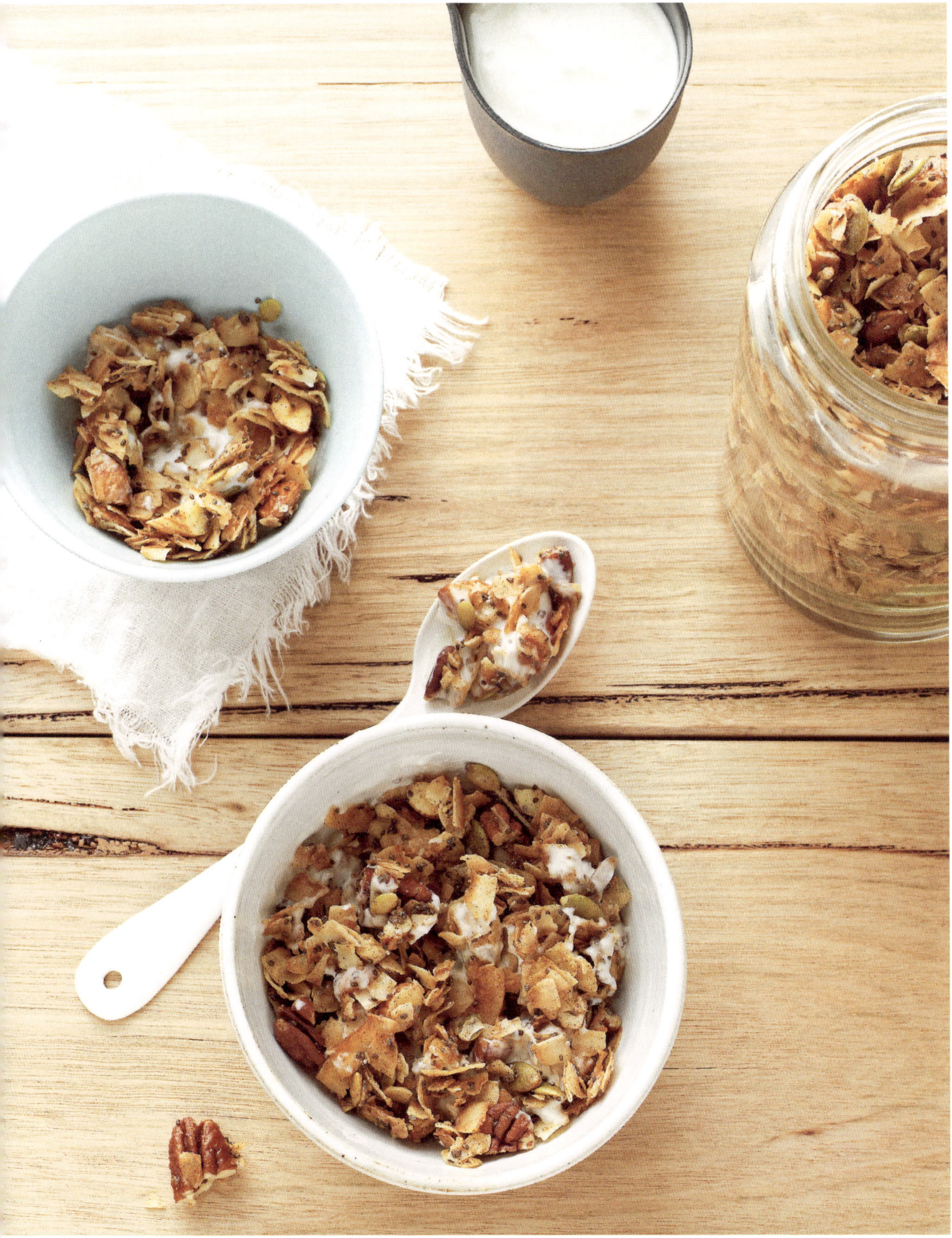

IDÉES TOUTES SIMPLES

LE PETIT DÉJEUNER EST LE REPAS LE PLUS DIFFICILE À ADAPTER QUAND ON ARRÊTE LE SUCRE, CAR LES CÉRÉALES EN REGORGENT. DE PLUS, CE SUCRE EST ESSENTIELLEMENT CACHÉ.

Les mélanges vendus sous le label « santé » peuvent contenir plus de sucre que les céréales à petit déjeuner ordinaires. Idem pour les jus de fruits, plus sucrés que les sodas. Il faut donc faire bien attention au premier repas de la journée.

Personne n'a jamais dit qu'il fallait manger des céréales et des fruits au petit déjeuner. Soyez imaginatif pour inclure des bonnes graisses et des protéines dans chaque repas. Voici quelques idées pour commencer.

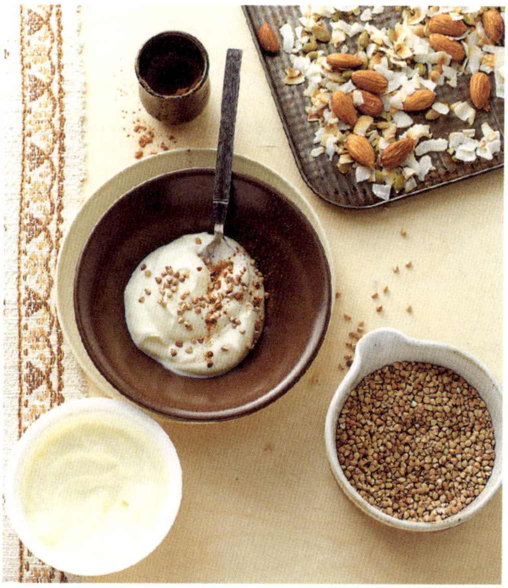

À LA MAISON

- Du pain au millet grillé avec du beurre de noix de cajou (ou d'amande) ou du tahin (purée de sésame).
- De l'avocat avec des graines de courge.
- De l'avocat gratiné au fromage (l'avocat devient délicieusement fondant).
- Une bouillie de flocons d'avoine adoucie au lait de coco avec de la cannelle ou du yaourt et des noix.
- Des graines de sarrasin, de la noix de coco râpée non sucrée et des graines de votre choix, le tout grillé à la poêle, puis parsemé sur du yaourt. On peut aussi ajouter un peu de cannelle ou de cacao en poudre et un filet d'huile (de noix, noisette, noix de pécan…) comme sur la photo ci-contre.
- Du fromage à la crème maison (ou de la crème de coco), mixé avec des fruits rouges.

- Un reste de légumes poêlé avec un œuf (qui a dit qu'on ne pouvait pas manger de légumes le matin ?).
- Un gros morceau de feta avec des tomates en dés, des sardines, des olives, juste avec un peu de sel et d'huile d'olive, à la grecque.
- Un smoothie à base de lait de coco ou de yaourt (voir p. 119-125).
- Du granola coco-noix (voir p. 86).
- Des barquettes d'endive aux sardines (voir p. 152).
- Une tartinade aux petits pois, amandes et herbes (voir p. 151).
- Des biscuits au fromage (voir p. 163). Étonnants au petit déjeuner, dévorés tout droit sortis du four, juste avec de la tomate fraîche.

BRUNCH EN VILLE

- Une omelette ou des œufs au jambon sur toast, accompagnés de champignons, d'épinards ou d'avocat.
- Du saumon fumé sur toast.
- Un croque-monsieur.
- Du jus de légumes (attention toutefois à la carotte et à la betterave, quasiment aussi sucrées que les fruits).
- Du yaourt avec des fruits rouges, mais sans sucres ajoutés.
- Un verre de lait, ça se trouve partout (avec de la cannelle si vous aimez).
- Si votre alimentation est sans gluten, faites une recherche en ligne : il existe peut-être des restaurants qui proposent des plats sans gluten près de chez vous.

NOTE

MÉFIEZ-VOUS DES PRODUITS DITS « SANS SUCRES AJOUTÉS », ILS PEUVENT ÊTRE DÉJÀ NATURELLEMENT SUCRÉS.

JE N'AI PAS LE TEMPS

- Du yaourt nature.
- Des noix, de préférences germées (voir p. 69).
- De l'eau de coco.
- Un smoothie (voir p. 119-125). Ajoutez des graines de chia et de la glace, et transportez-le dans un petit Thermos. C'est idéal pour les longs trajets.
- Un mug cake à l'œuf (voir p. 102) ou une crème aux noix de cajou et chia (voir p. 90), tout spécialement créés pour les emporter avec soi.

CRÈME AUX NOIX DE CAJOU ET CHIA

INGRÉDIENTS

50 g de graines de chia
40 cl de lait de cajou ou de lait d'amande maison (voir p. 75), ou de lait
40 g de fruits rouges surgelés (facultatif)
1 pincée de vanille en poudre
stévia en poudre (selon votre goût)
1 pincée de sel

POUR 2 PERSONNES

PRÉPARATION : 5 MIN

Mélangez tous les ingrédients dans un bol. Ajoutez un peu plus de liquide si nécessaire, car le chia gonfle comme une éponge. Mettez au frais avant de servir.

NOTE

Cette crème peut se garder quelques jours au réfrigérateur. À préparer la veille au soir pour l'emporter le matin avec soi.

MUFFINS COURGE-NOIX DE COCO

INGRÉDIENTS

110 g de courge butternut ou kabocha
55 g de farine de coco
55 g d'amandes en poudre
2 cuill. à soupe de stévia en poudre
1 poignée de feuilles de basilic
½ cuill. à café de levure chimique
1 pincée de vanille en poudre
1 cuill. à café rase de cannelle en poudre (facultatif)
¼ de cuill. à café de noix de muscade râpée
6 œufs
135 g d'huile de coco fondue
75 g de noix hachées
3 cuill. à soupe d'eau de coco

POUR 15 MUFFINS

PRÉPARATION : 15 MIN
CUISSON : 20 À 25 MIN

Préchauffez le four à 180 °C (th. 6) et déposez des caissettes en papier dans des moules à muffins. Râpez la courge et mettez-la dans un saladier avec la farine de coco, les amandes, la stévia, le basilic, la levure, la vanille et les épices, puis mélangez. Battez les œufs dans un autre saladier, puis incorporez-les au mélange précédent ainsi que l'huile à l'aide d'une spatule. Ajoutez les noix, puis l'eau de coco. Répartissez la pâte dans les moules et enfournez pour 20 à 25 minutes. Servez chaud ou froid.

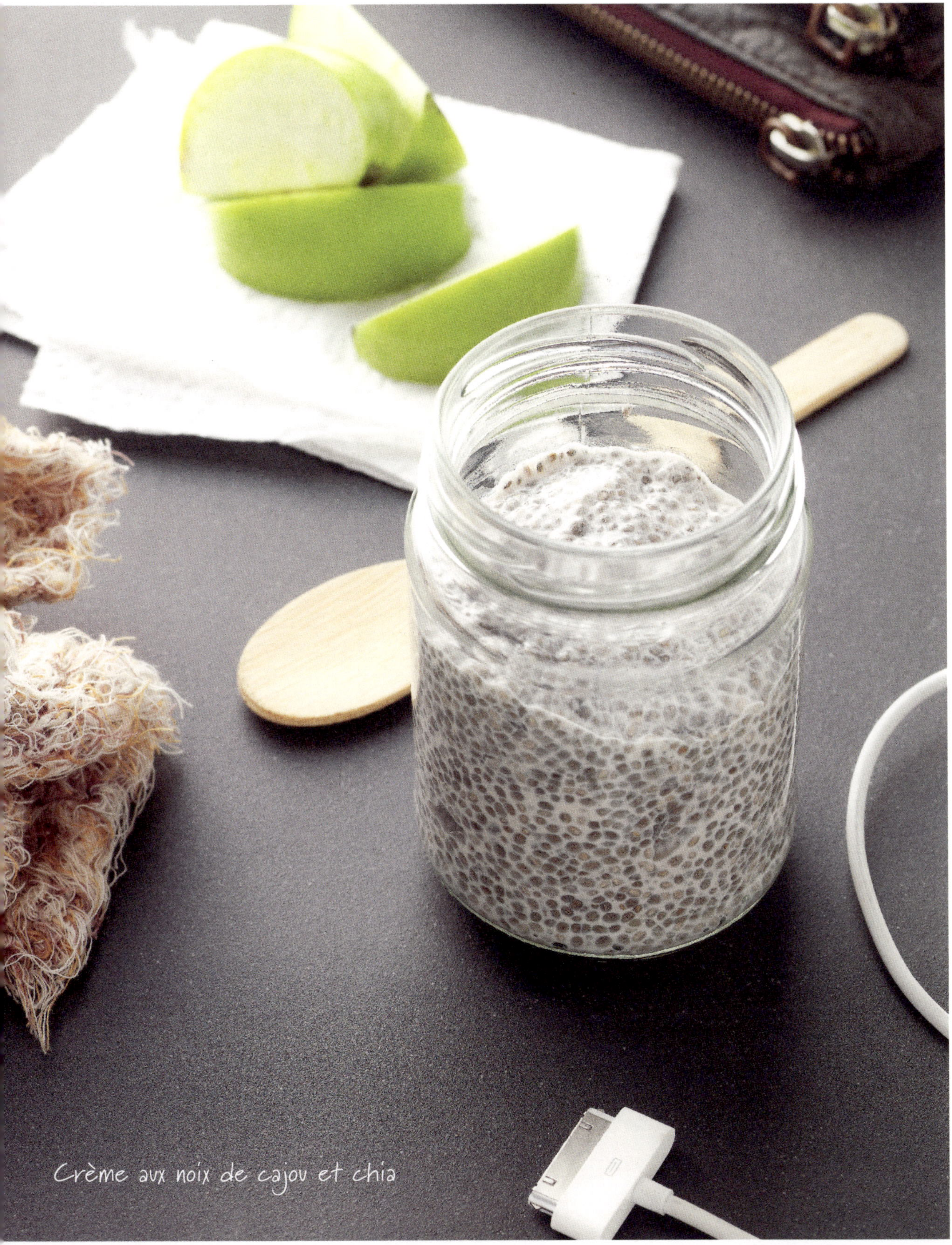

Crème aux noix de cajou et chia

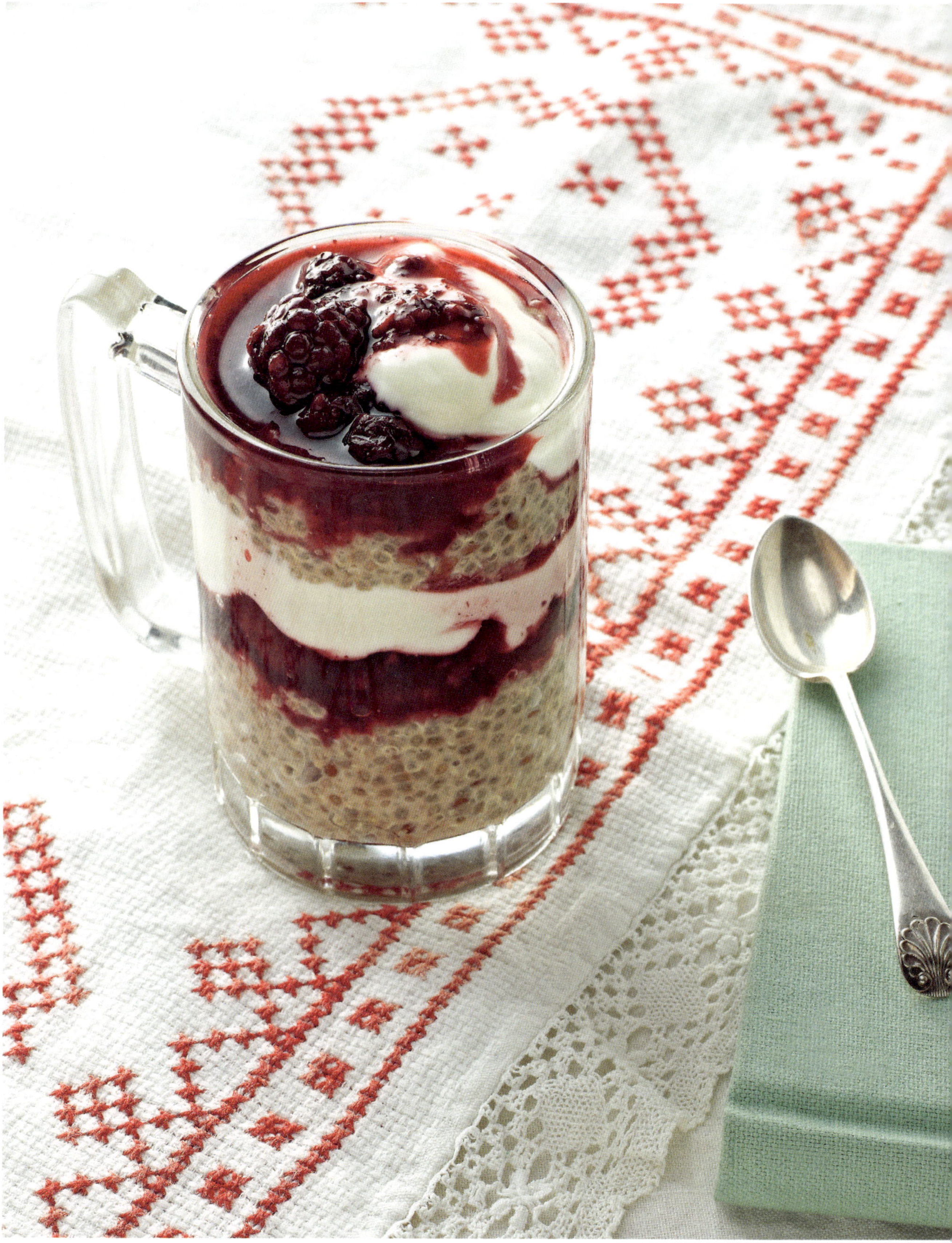

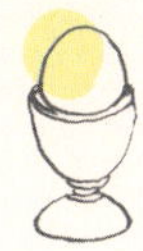

VERRINES DE QUINOA ET CHIA AUX FRUITS ROUGES

J'ai transposé une recette goûtée en Espagne en une version plus nutritive et sans sucre. Préparez ces verrines quelques heures à l'avance.

INGRÉDIENTS

200 g de quinoa cuit (voir p. 71)
3 cuill. à soupe de graines de chia
1 cuill. à soupe de graines de lin
40 cl de lait ou de lait d'amande maison (voir p. 75), ou de lait de coco
2 cuill. à soupe rases de cacao, cru de préférence
125 g de yaourt grec au lait entier
100 g de sauce épicée aux fruits rouges (voir p. 78) ou 1 poignée de fruits rouges hachés

POUR 2 PERSONNES

PRÉPARATION : 5 MIN
RÉFRIGÉRATION : 1 OU 2 H

Mélangez le quinoa avec les graines de chia et de lin, le lait et le cacao, puis mettez au réfrigérateur 1 ou 2 heures. Versez la préparation dans des verres en alternant avec le yaourt et la sauce aux fruits rouges.

ŒUFS POCHÉS

C'est simple d'apprendre à pocher un œuf. Ces petits mets réveilleront un plat un peu tristounet ou faible en protéines. Vous pouvez même les préparer à l'avance et les garder quelques jours au réfrigérateur dans un bol d'eau.

INGRÉDIENTS

1 ou 2 œufs
vinaigre blanc

POUR 1 PERSONNE

PRÉPARATION : 5 MIN
CUISSON : 3 OU 4 MIN

Mettez 5 cm d'eau dans une casserole avec couvercle. Portez à ébullition. Ajoutez un peu de vinaigre (cela empêchera le blanc d'œuf de s'étaler dans l'eau). Cassez chaque œuf dans une tasse avant de le faire glisser délicatement dans l'eau. Coupez le feu aussitôt et couvrez. Laissez les œufs cuire 3 ou 4 minutes, puis retirez-les à l'aide d'une écumoire.

IDÉES POUR UN PETIT DÉJEUNER AVEC DES ŒUFS POCHÉS

- Après avoir retiré les œufs de la casserole, déposez un panier à vapeur au-dessus de l'eau et faites cuire des petits pois surgelés et une courgette coupée en dés. Mélangez le tout avec le contenu d'une boîte de thon, quelques échalotes ou de l'oignon rouge émincés et des câpres. Déposez les œufs pochés dessus.
- Pendant que les œufs cuisent, faites sauter quelques feuilles de bettes avec de l'ail. Mélangez avec un peu de parmesan râpé et déposez les œufs pochés dessus.
- Pochez les œufs dans une sauce ou même dans un reste de soupe. Parsemez d'un peu de parmesan râpé et servez.

⇨ À la page suivante, vous trouverez mes petits déjeuners préférés, dans le sens des aiguilles d'une montre : œuf dans une soupe à la tomate ; petits pois, épinards et œuf ; œuf sur toast.

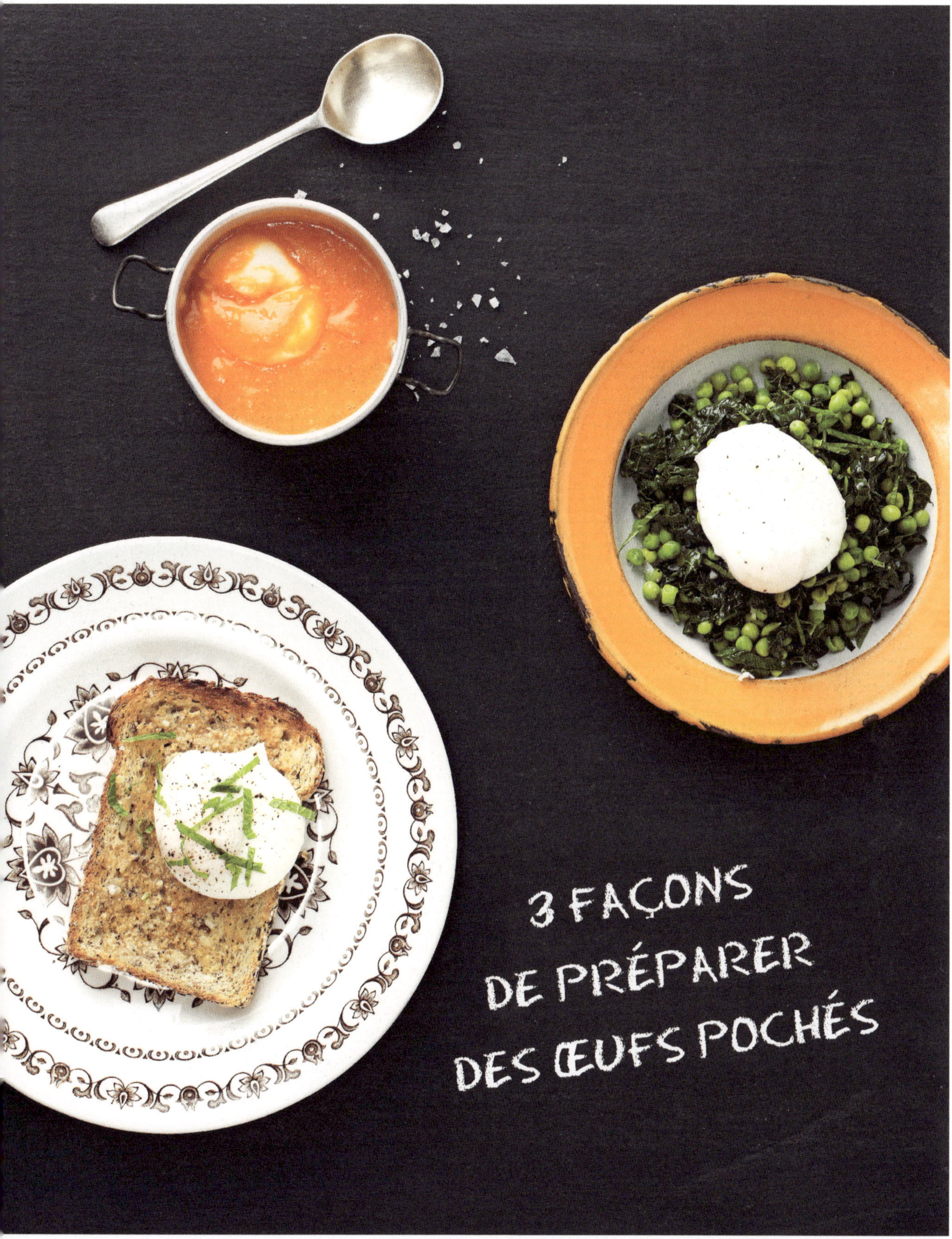
3 FAÇONS
DE PRÉPARER
DES ŒUFS POCHÉS

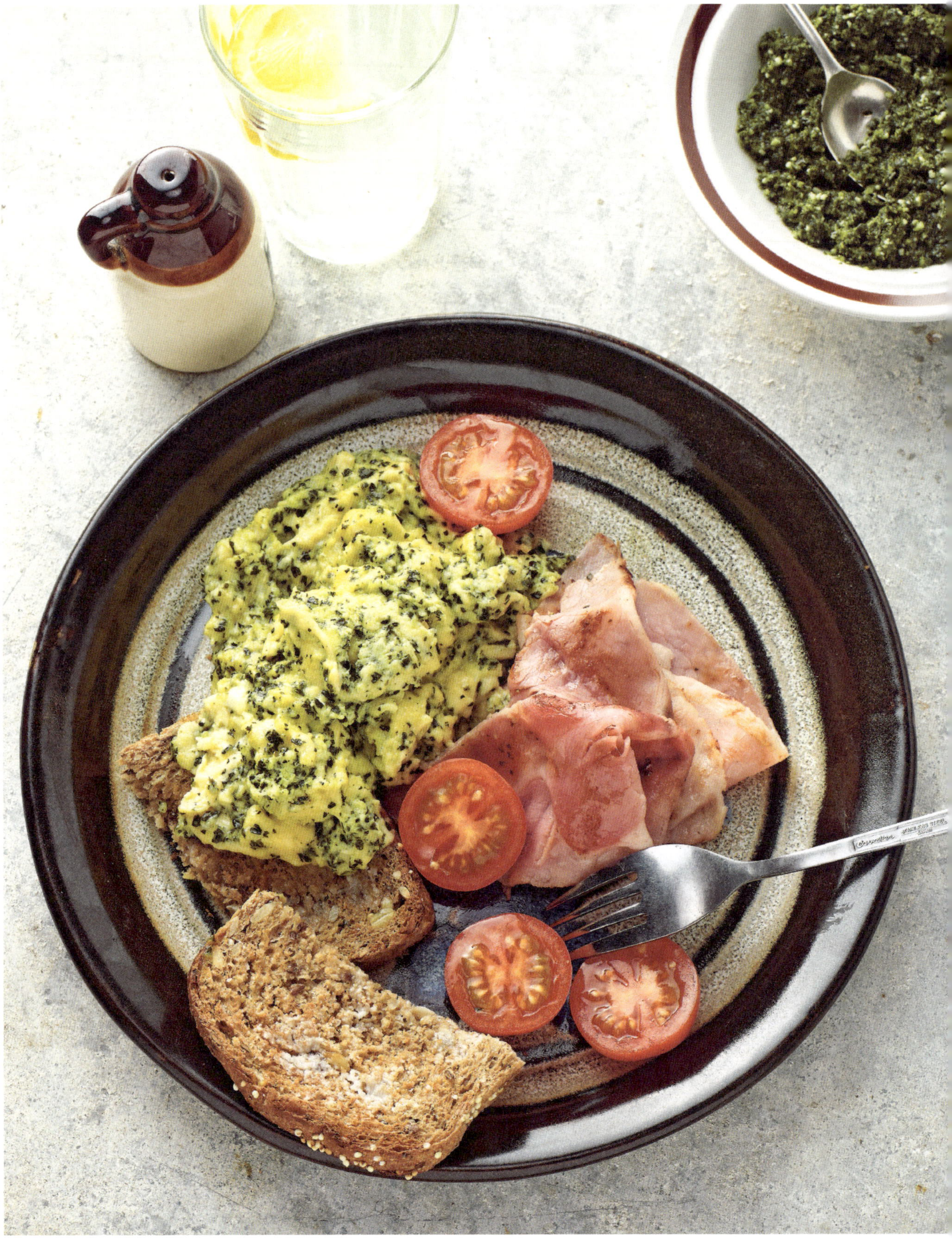

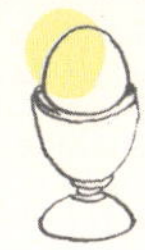

ŒUFS VERTS AU JAMBON

INGRÉDIENTS

4 œufs
1 pincée de sel
2 cuill. à soupe de crème fraîche épaisse ou de lait
20 g de beurre
3 cuill. à soupe de pesto de chou kale (voir p. 136)

POUR SERVIR

pain grillé, tomates cerises coupées en deux, jambon grillé

POUR 2 PERSONNES

PRÉPARATION : 10 MIN ◦ CUISSON : 5 MIN

Dans un bol, fouettez légèrement les œufs à la fourchette avec le sel et la crème ou le lait. Faites fondre le beurre dans la poêle et versez-y les œufs battus. Lorsque les œufs commencent à prendre, ramenez doucement les bords vers le centre à l'aide d'une spatule à deux ou trois reprises, en ajoutant le pesto à mi-cuisson. Retirez du feu alors que les œufs sont encore un peu baveux, remuez doucement et servez avec le pain grillé, les tomates et le jambon grillé.

« CUPCAKES » AUX ŒUFS ET AU BACON

INGRÉDIENTS

6 œufs
6 tranches de bacon
50 g de feta émiettée
1 cuill. à soupe de ciboulette ou d'autres d'herbes hachées (selon votre choix)
huile de coco ou beurre pour les moules

POUR 6 CUPCAKES

PRÉPARATION : 10 MIN
CUISSON : 15 À 20 MIN

Préchauffez le four à 210 °C (th. 7) et graissez les moules à muffins. Tapissez les parois des moules avec le bacon (s'il y a des chutes, couvrez-en le fond). Si vous aimez le bacon croustillant, faites-le cuire 5 minutes au four avant d'ajouter les œufs. Cassez 1 œuf au centre de chaque moule, puis parsemez de fromage et d'herbes. Faites cuire 15 minutes. Laissez reposer 1 minute avant de démouler les cupcakes à l'aide d'une cuillère. Dégustez chaud ou tiède.

VARIANTE

Encore plus vert : déposez une fleurette de brocoli cuit *al dente* au centre de chaque moule. Dans ce cas, utilisez seulement 5 œufs, mais battus à la fourchette pour les répartir entre les moules.

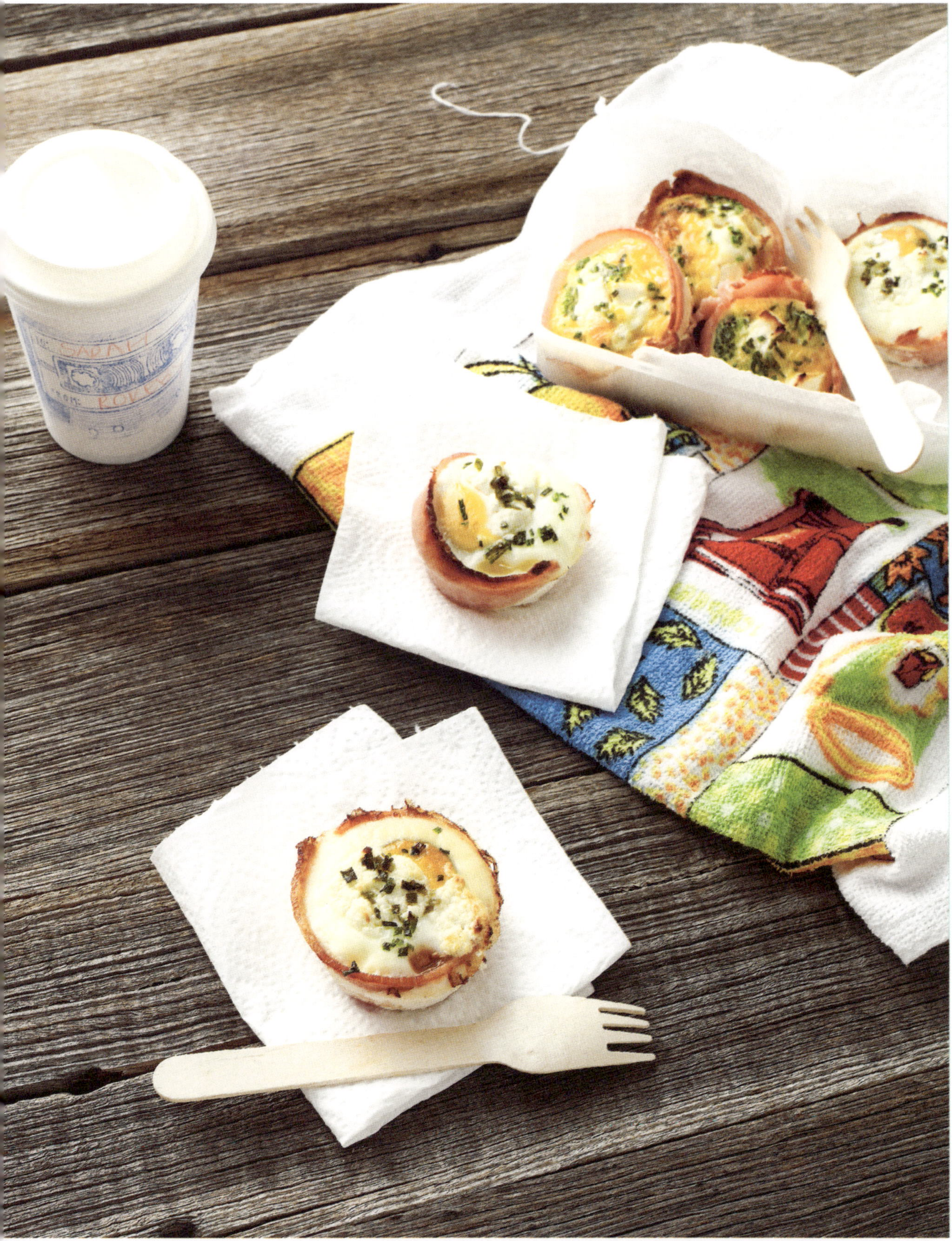

FRITTATINIS

Frittatinis ? Ce sont des mini-frittatas !

INGRÉDIENTS

8 œufs
300 g de légumes crus (asperges, champignons, oignon, courge, courgettes, ce que vous avez), nettoyés et coupés grossièrement
6 tranches de jambon ou 4 tranches de bacon coupées en dés
le vert émincé de 3 jeunes oignons ou 1 poignée de feuilles de basilic hachées
poivre du moulin et/ou paprika (selon votre goût)
huile de coco ou beurre pour les moules

POUR 12 À 16 FRITTATINIS

PRÉPARATION : 10 MIN
CUISSON : 12 À 15 MIN

Préchauffez le four à 160 °C (th. 5-6) et graissez les moules à muffins. Hachez les légumes finement à l'aide d'un robot. Battez les œufs dans un saladier et ajoutez-y le jambon ou le bacon, le hachis de légumes, les herbes et le poivre ou le paprika. Répartissez le mélange dans les moules et faites cuire pendant 12 à 15 minutes. Dégustez chaud.

VARIANTE

Remplacez les légumes crus par un reste de légumes cuits ou des légumes blanchis et congelés (voir p. 69), par exemple de la courge, de la patate douce ou du brocoli, et une poignée de petits pois surgelés (ne pas hacher ces derniers).

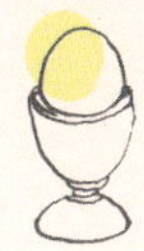

BLINIS SUPER FACILES AUX COURGETTES

INGRÉDIENTS

2 ou 3 grosses courgettes
1 cuill. à soupe de farine de coco
3 œufs
huile de coco ou beurre
sel et poivre du moulin

POUR SERVIR
fromage à la crème maison (voir p. 74)
ciboulette ciselée

POUR 8 À 10 BLINIS

PRÉPARATION : 15 MIN • CUISSON : 8 MIN

Râpez les courgettes en utilisant la grosse grille. Dans un saladier, délayez la farine de coco avec les œufs, puis ajoutez les courgettes râpées, salez et poivrez. Faites chauffer l'huile ou le beurre dans une grande poêle et déposez des cuillerées à soupe de préparation. Faites cuire jusqu'à ce que les blinis soient bien dorés de chaque côté, environ 2 minutes par face. Servez chaud avec le fromage et la ciboulette sur le dessus.

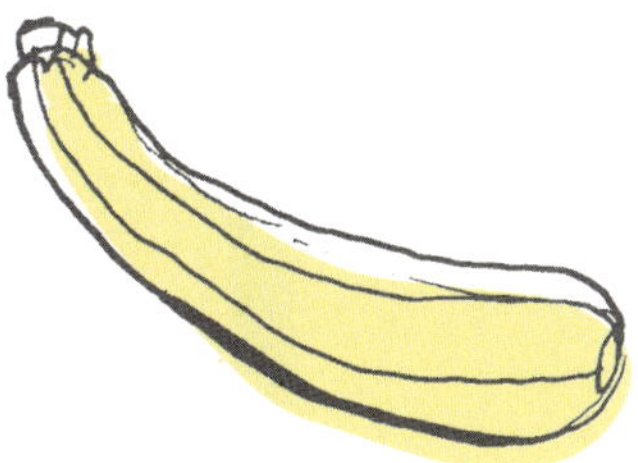

MUG CAKE AUX LÉGUMES VERTS

Le mug cake cuit dans un mug (tasse). Il est parfait pour emporter au travail ou pour une pause repas sur la route. Bien sûr, le micro-ondes n'est pas idéal, mais au moins, on prend un petit déjeuner substantiel.

INGRÉDIENTS

1 œuf
75 g de légumes blanchis et congelés (voir p. 69), idéalement du brocoli et des bettes, sinon 1 poignée de pousses d'épinards
1 poignée de petits pois surgelés
feta, parmesan ou cheddar râpé

POUR 1 MUG

PRÉPARATION : 5 MIN
CUISSON : 1 OU 2 MIN

Mettez les légumes dans la tasse avec 1 cuillerée à soupe d'eau. Faites cuire au micro-ondes de 30 secondes à 1 minute. Cassez l'œuf sur les légumes et remuez légèrement. Faites cuire de nouveau de 30 secondes à 1 minute. Dégustez chaud.

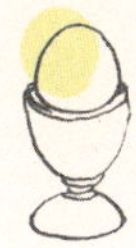

MUFFINS À LA VIANDE

Pour un petit déjeuner protéiné.

INGRÉDIENTS

450 g de porc ou de bœuf haché
200 g de restes de légumes ou de légumes blanchis et congelés (voir p. 69), par exemple des carottes, de la courge, des petits pois ou des courgettes
12 œufs
250 g de fromage blanc
3 cuill. à soupe d'herbes hachées de votre choix (sauge, thym...) ou 2 cuill. à café d'herbes séchées et d'épices (noix de muscade...)
fromage râpé type cheddar
huile de coco ou beurre pour les moules et la cuisson

POUR 12 MUFFINS

PRÉPARATION : 10 MIN
CUISSON : 20 À 25 MIN

Préchauffez le four à 180 °C (th. 6) et graissez les moules à muffins. Faites dorer la viande dans une poêle avec un peu d'huile. Retirez la viande et faites sauter les légumes dans la même poêle. Dans un saladier, battez les œufs, puis ajoutez la viande, le fromage blanc, les légumes et les herbes. Répartissez la préparation dans les moules et parsemez de fromage râpé. Faites cuire pendant 20 à 25 minutes. Servez chaud de préférence.

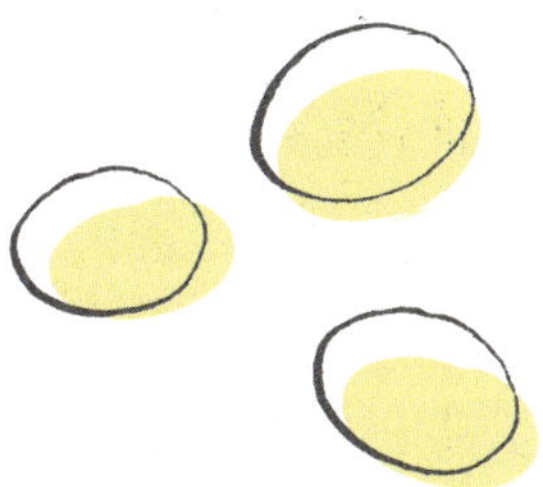

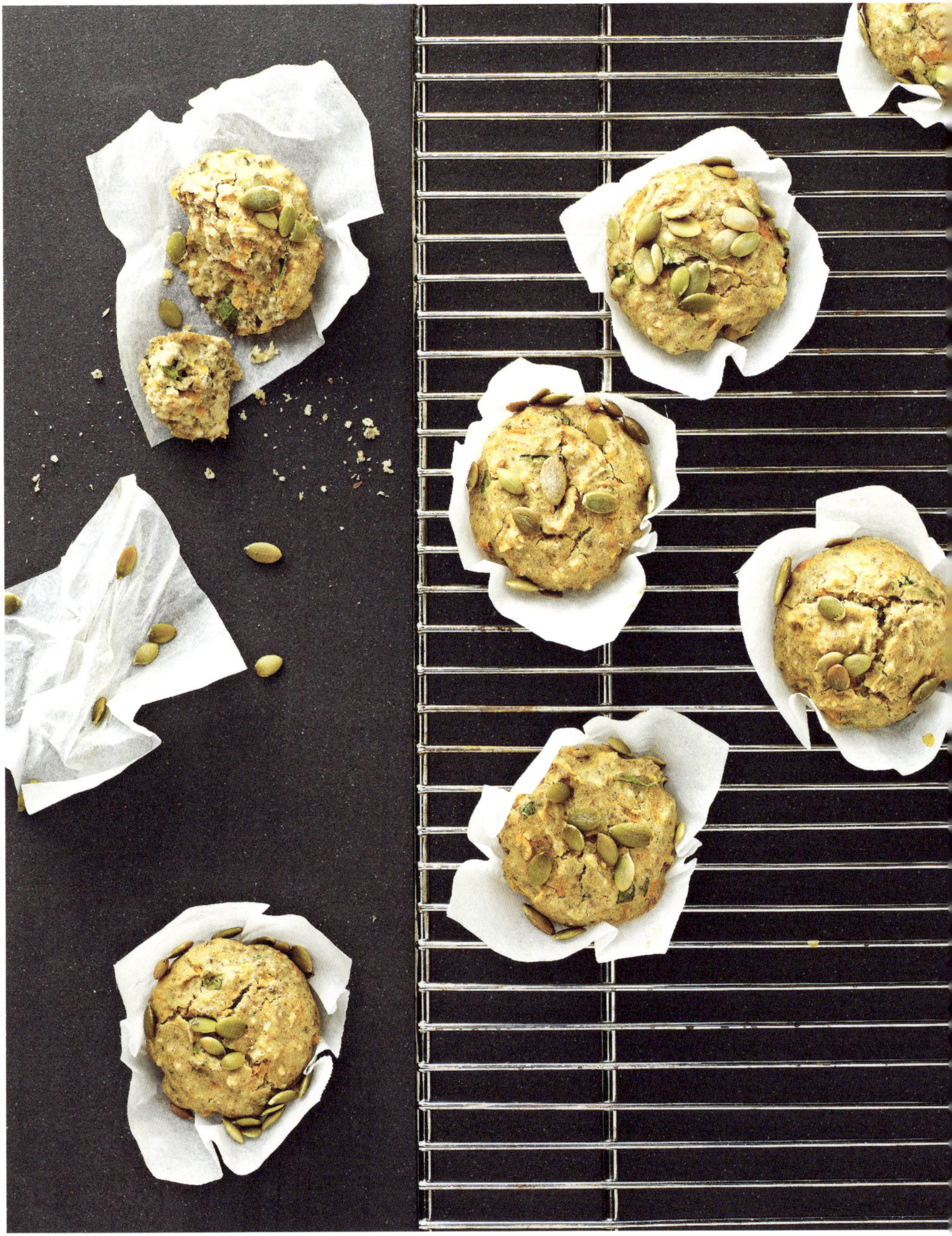

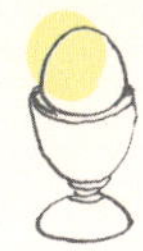

MUFFINS LÉGERS À LA COURGE ET AU CHIA

Croyez-moi, cette recette marche. Ne vous souciez pas trop des quantités, tant que la pâte a la consistance d'une pâte à cake. Si elle est trop liquide, ajoutez quelques graines de chia pour absorber l'excédent.

INGRÉDIENTS

125 g de courge butternut ou kabocha
220 g de farine sans gluten (par exemple, un mélange de farines de sarrasin et de pois chiches)
110 g d'amandes en poudre
1 cuill. à café de levure chimique
1 pincée de cannelle en poudre
1 poignée de feuilles de basilic hachées
1 poignée de graines de chia
2 œufs
2 ou 3 cuill. à soupe de stévia en poudre
2 cuill. à soupe d'huile d'olive
1 poignée de graines de courge

POUR 12 À 16 MUFFINS

PRÉPARATION : 15 MIN
CUISSON : 15 MIN

Préchauffez le four à 180 °C (th. 6) et tapissez les moules à muffins avec des carrés de papier sulfurisé de 10 cm de côté (ou utilisez des caissettes en papier). Râpez la courge avec la grosse grille. Dans un saladier, mélangez la courge râpée, la farine, les amandes, la levure, la cannelle, le basilic et les graines de chia. Cassez les œufs et séparez les jaunes des blancs. Dans un autre saladier, fouettez les jaunes d'œufs avec la stévia et l'huile à l'aide d'un mixeur plongeant, puis ajoutez au mélange précédent.
Versez juste assez d'eau pour obtenir une consistance épaisse, toujours en mixant. Battez les blancs en neige et incorporez-les à la pâte. Répartissez la pâte dans les moules et enfournez pour 15 minutes, en parsemant les muffins de graines de courge au bout de 5 minutes de cuisson. Servez chaud ou froid.

CHEESECAKE AUX COURGETTES

Cette recette est idéale pour un brunch.

INGRÉDIENTS

2 ou 3 grosses courgettes
1 cuill. à café de sel
450 g de ricotta
100 g de parmesan râpé
le vert émincé de 2 jeunes oignons
2 gousses d'ail hachées
½ bouquet d'aneth haché
le zeste de 1 citron bio râpé
2 œufs battus
40 g de feta émiettée
huile de coco ou beurre
pour le moule ou le plat

POUR 8 PERSONNES

PRÉPARATION : 10 MIN • ÉGOUTTAGE : 15 MIN • CUISSON : 1 H 25

Préchauffez le four à 160 °C (th. 5-6) et graissez un moule ou un plat à gratin. Râpez les courgettes avec la grosse grille. Mélangez avec le sel et mettez à égoutter 15 minutes dans une passoire. Pressez les courgettes dans vos mains pour retirer le maximum d'eau, puis mettez-les dans un saladier avec tous les autres ingrédients sauf la feta. Mélangez bien à la fourchette et versez dans le moule ou le plat. Enfournez pour 1 heure, puis parsemez de feta et remettez à cuire 25 minutes de plus. Laissez refroidir complètement, puis servez à température ambiante.

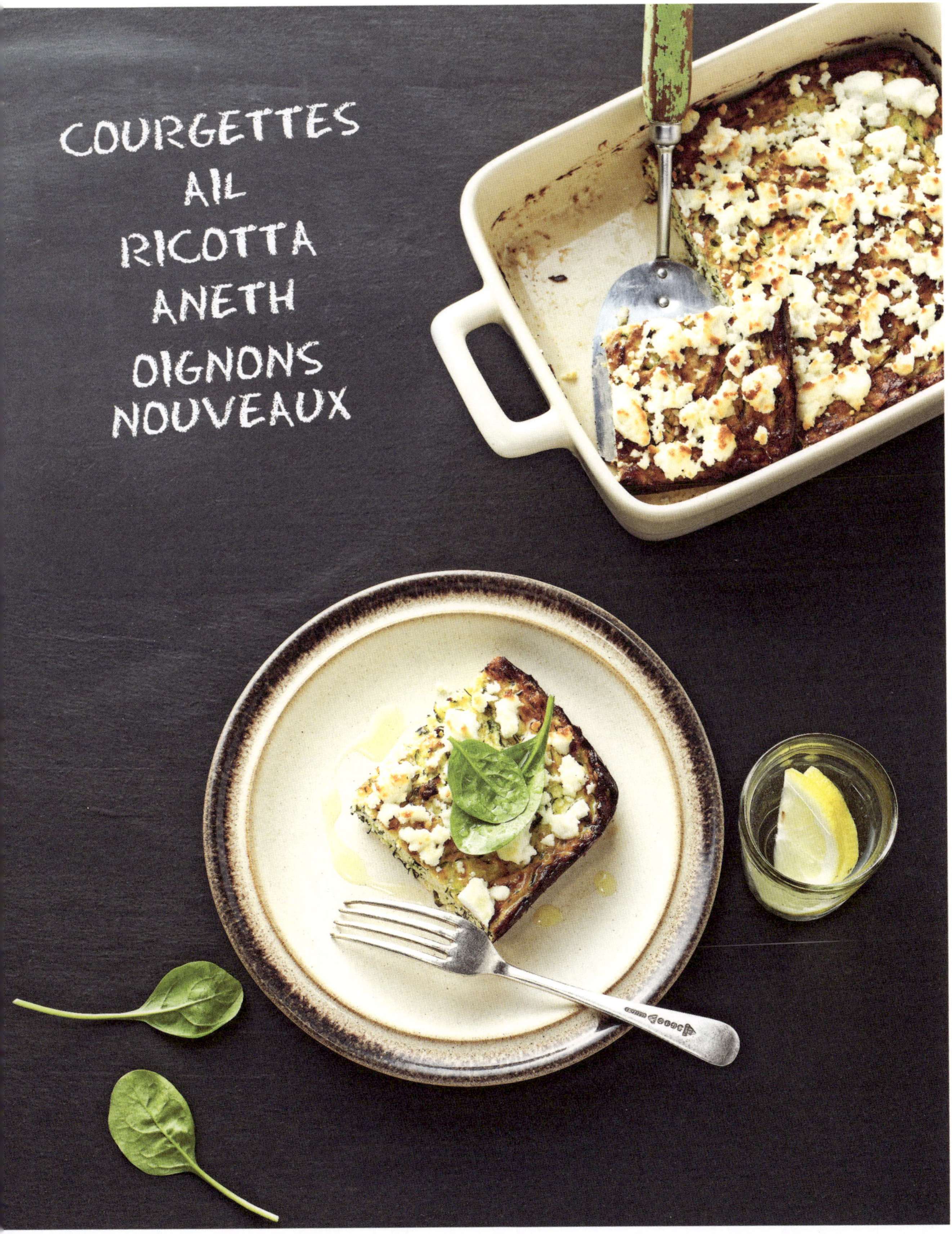
COURGETTES
AIL
RICOTTA
ANETH
OIGNONS
NOUVEAUX

SUPER TRIO DE CRÊPES

OUI, DES CRÊPES SANS SUCRE ! JOUEZ AVEC 3 RECETTES DE BASE ET 5 SORTES DE GARNITURE.

La recette des galettes au sarrasin peut se préparer sans gluten.

CHOISISSEZ VOTRE PÂTE À CRÊPES.

CRÊPES LÉGÈRES À LA NOIX DE COCO

INGRÉDIENTS

2 œufs battus
1 boîte de lait de coco (40 cl)
2 cuill. à soupe d'huile de coco ou de beurre + pour la cuisson
30 g de farine de coco
90 g de farine de sarrasin
1 sachet de levure chimique
1/2 cuill. à café de sel
60 g de copeaux de noix de coco

POUR 4 À 6 CRÊPES

PRÉPARATION : 15 MIN
CUISSON : 16 À 24 MIN

Dans un saladier, mélangez les œufs, le lait de coco et l'huile ou le beurre, puis ajoutez les autres ingrédients. Faites chauffer l'huile dans une poêle, puis versez une louche de pâte. Laissez cuire à feu moyen jusqu'à ce que des bulles apparaissent à la surface, puis retournez et faites cuire l'autre côté, environ 2 minutes par face. Procédez ainsi jusqu'à épuisement de la pâte.

Rendez-vous p. 110 pour des idées de garniture.

CRÊPES AUX POMMES

INGRÉDIENTS

120 g de farine avec levure incorporée
1 œuf
25 cl de lait
5 cuill. à soupe de stévia en poudre
1 pomme pelée et râpée
beurre pour la cuisson

POUR **12 CRÊPES**

PRÉPARATION : 10 MIN
CUISSON : 16 MIN

Dans un saladier, mélangez tous les ingrédients sauf le beurre. Faites fondre celui-ci dans une grande poêle, puis versez 3 petites louches de pâte. Laissez cuire à feu moyen jusqu'à ce que des bulles apparaissent à la surface, puis retournez et faites cuire l'autre côté, environ 2 minutes par face. Procédez ainsi jusqu'à épuisement de la pâte.

GALETTES AU SARRASIN

INGRÉDIENTS

60 g de farine de blé
60 g de farine de sarrasin
¼ de cuill. à café de sel
1 œuf
25 cl de lait
2 cuill. à soupe de beurre demi-sel fondu

POUR **4 À 6 GALETTES**

PRÉPARATION : 10 MIN • RÉFRIGÉRATION : 2 H OU 12 H • CUISSON : 15 MIN

Au-dessus d'un saladier, tamisez les deux farines et le sel. Formez un puits. Fouettez l'œuf et le lait, versez dans le puits tout en incorporant la farine petit à petit jusqu'à obtenir une pâte lisse. Recouvrez le saladier de film alimentaire et mettez au moins 2 heures au réfrigérateur, idéalement une nuit. Sortez la pâte du réfrigérateur 20 minutes avant de commencer la cuisson. Mélangez, en ajoutant 1 ou 2 cuillerées d'eau si nécessaire. Graissez une poêle à feu moyen avec un peu de beurre. Versez une louche de pâte et, d'un mouvement du poignet, faites tourner la poêle pour obtenir une crêpe fine, en vous aidant d'une spatule si nécessaire. Faites cuire 1 minute avant de la retourner et de cuire l'autre côté pendant 1 ou 2 minutes. Procédez ainsi jusqu'à épuisement de la pâte.

NOTE

LA FARINE DE BLÉ MÉLANGÉE AU SARRASIN DONNE UNE MEILLEURE CONSISTANCE, MAIS VOUS POUVEZ TRÈS BIEN UTILISER 120 G DE FARINE DE SARRASIN POUR UNE VERSION SANS GLUTEN.

MAINTENANT, CHOISISSEZ UNE GARNITURE.

1

AU BEURRE DE COCO MAISON

Servez vos crêpes avec du beurre de coco fondu (voir p. 192).

2

FAÇON SALADE WALDORF

PRÉPARATION : 5 MIN

1 pomme verte râpée
1 cuill. à soupe de jus de citron
250 g de fromage à la crème maison (voir p. 74)
1 poignée de noix, de préférence germées (voir p. 69)
12 cl de sirop de riz chauffé
fleur de sel

Arrosez la pomme râpée de jus de citron. Mettez la pomme, le fromage et les noix dans 3 bols différents sur la table. Chacun garnit sa crêpe à sa convenance, l'arrose de sirop chaud et finit par 1 pincée de fleur de sel.

3

TOURBILLON AUX FRUITS ROUGES ÉPICÉS

Ajoutez à votre crêpe la sauce épicée aux fruits rouges (voir p. 78) et 1 cuillerée de yaourt que vous mélangez un peu pour créer un tourbillon rouge et blanc.

4

TARTINADE À LA COURGE ET AUX NOIX DE PÉCAN

PRÉPARATION : 10 MIN
CUISSON : 30 MIN

200 g de purée de courge maison (voir p. 68) ou en conserve (rayon produits du monde)
60 g de noix de pécan, de préférence germées (voir p. 69) ou glacées (voir p. 184)
½ cuill. à café de cannelle en poudre
½ cuill. à café de gingembre en poudre
1 pincée de clou de girofle en poudre (facultatif)
1 pincée de noix de muscade râpée (facultatif)
1 cuill. à soupe de sirop de riz
1 cuill. à soupe de vinaigre de cidre ou de jus de citron
20 g de beurre

Mélangez la purée de courge avec les épices, le sirop et 8 cl d'eau dans une casserole. Portez à ébullition, puis réduisez le feu et faites mijoter 30 minutes en remuant régulièrement. Incorporez le vinaigre et le beurre. Versez sur les crêpes et parsemez de noix de pécan. Ce mélange se garde 2 semaines au réfrigérateur, n'hésitez donc pas à en faire plus !

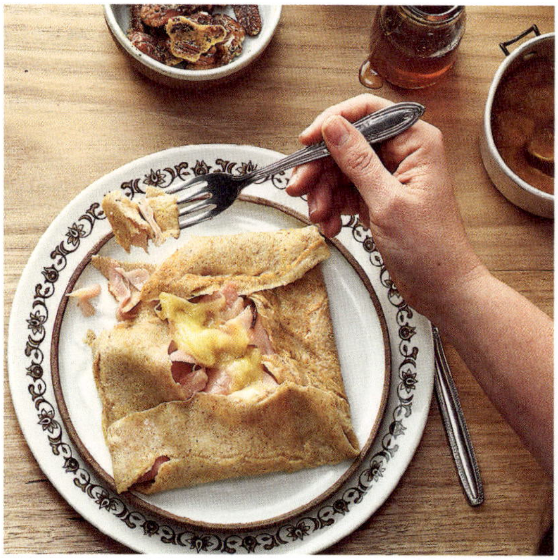

5

JAMBON-FROMAGE

PRÉPARATION : 5 MIN

4 à 6 tranches de jambon
200 g de fromage râpé type gruyère

À faire seulement avec les galettes au sarrasin (voir p. 109). Mettez 1 tranche de jambon au centre de chaque crêpe. Recouvrez de fromage râpé, repliez la crêpe comme sur la photo ou simplement en deux. Faites réchauffer doucement à la poêle jusqu'à ce que le fromage fonde.

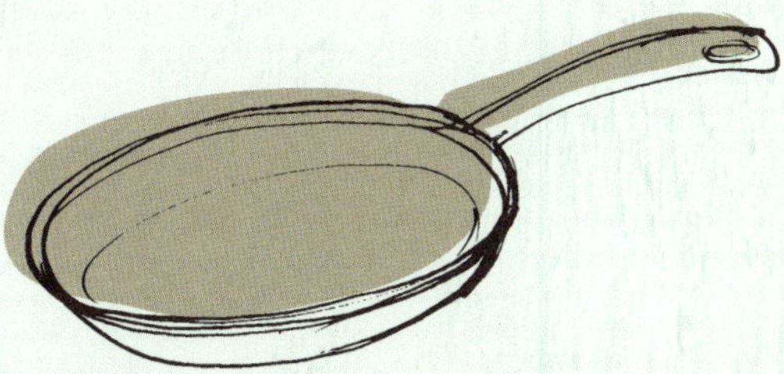

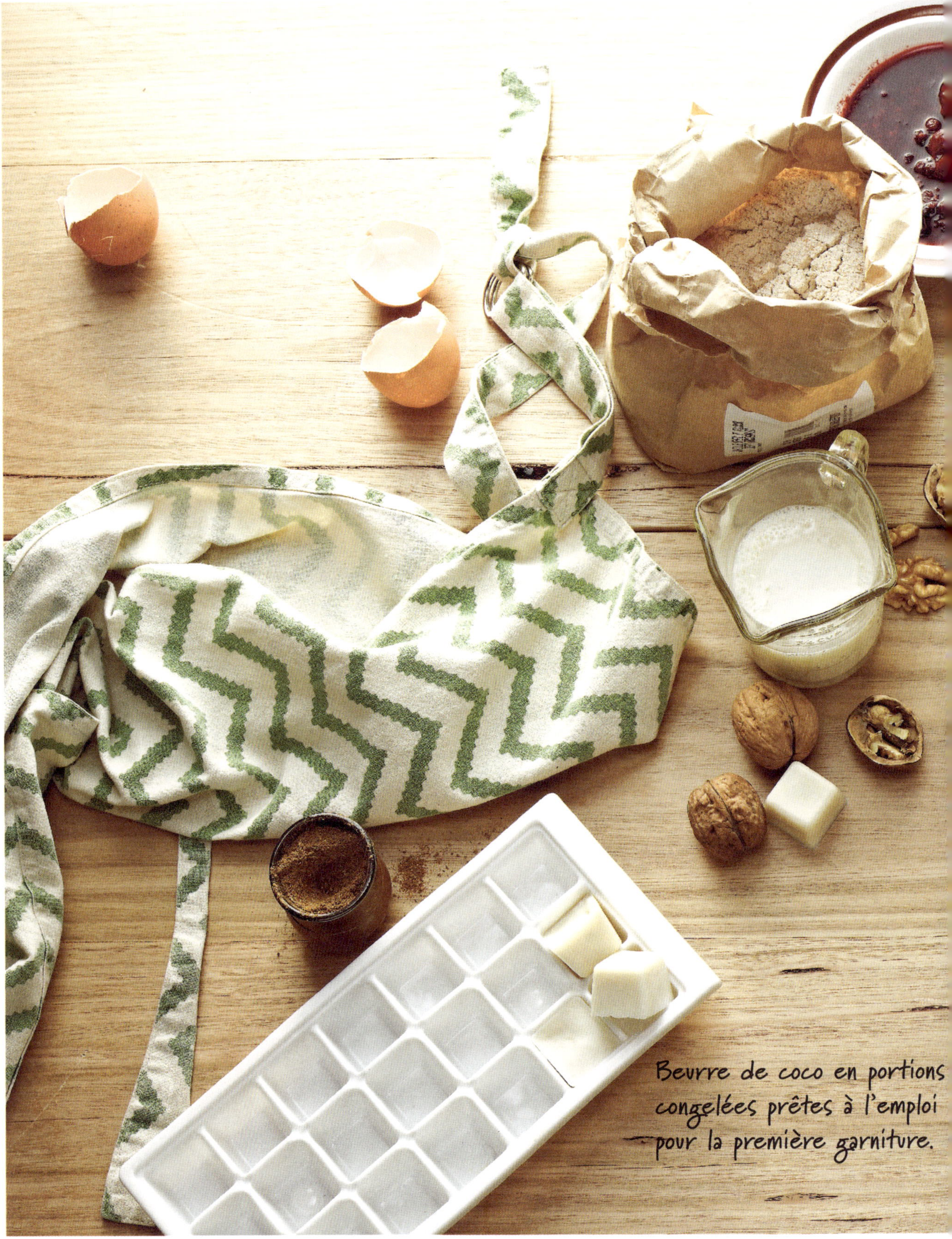

Beurre de coco en portions congelées prêtes à l'emploi pour la première garniture.

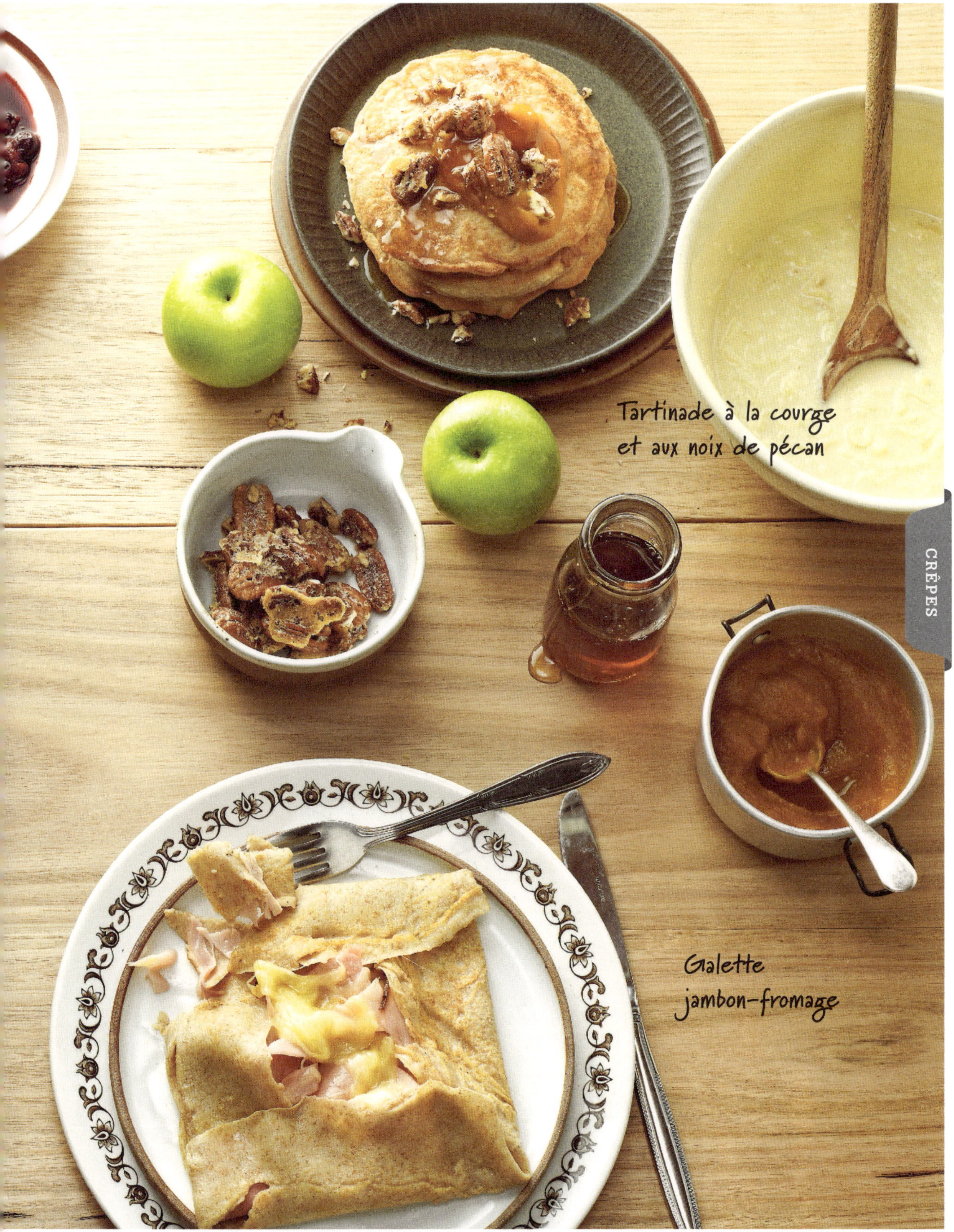
Tartinade à la courge
et aux noix de pécan
Galette
jambon-fromage

PETIT DÉJEUNER « CUISINÉ »

L'idée d'un plat cuisiné le matin est totalement inhabituelle (des navets au petit déjeuner !). On reste simple avec des légumes racines. C'est aussi une bonne manière de recycler de la saucisse grillée de la veille. Vous pouvez doubler les quantités et préparer deux plats ; vous congèlerez l'un des deux pour la semaine d'après.

INGRÉDIENTS

3 navets ou 2 rutabagas, ou 1 grosse patate douce
2 saucisses ou 200 g de porc ou de bœuf haché
le vert émincé de 3 jeunes oignons
4 œufs battus
huile de coco ou beurre
pour le plat et la cuisson

POUR 4 PERSONNES

PRÉPARATION : 10 MIN
CUISSON : 45 MIN

Préchauffez le four à 190 °C (th. 6-7) et graissez un petit plat à gratin. Pelez et râpez les légumes. Si vous utilisez de la saucisse, retirez la peau. Faites dorer la saucisse ou la viande hachée dans un peu d'huile en la défaisant à la spatule. Ajoutez les autres ingrédients, mélangez et versez dans le plat. Enfournez pour 45 minutes. Servez chaud.

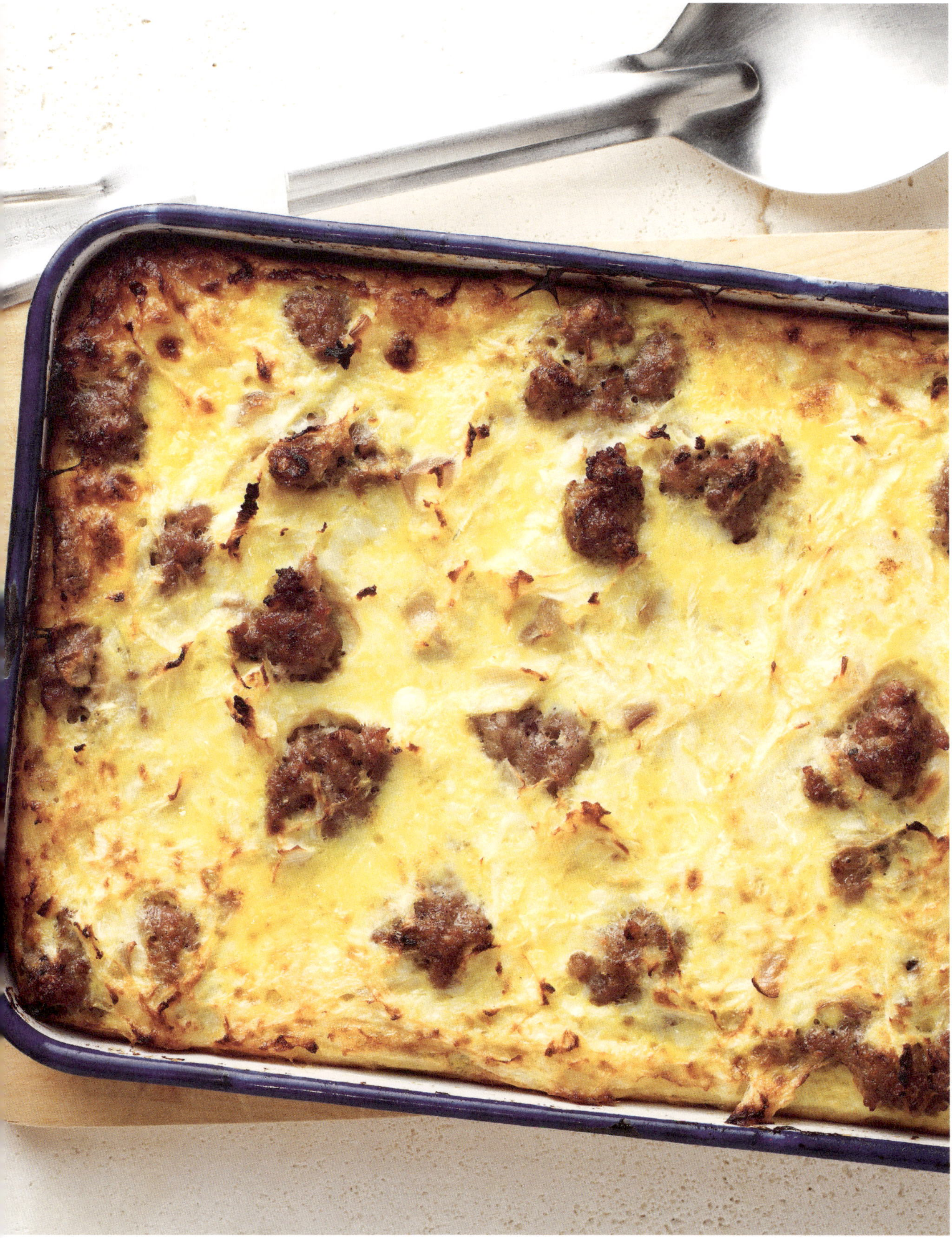

GALETTES DE POLENTA AVEC VERDURE, ŒUFS POCHÉS ET SALSA TOMATE-BASILIC

Je suis ravie de partager avec vous cette recette inventée par Cindy Gershen pour le livre *The Fat Chance Cookbook* de Rob Lustig, véritable précurseur du mouvement « sans sucre ».

INGRÉDIENTS

170 g de polenta
2 cuill. à soupe d'huile d'olive + pour le plat
6 œufs
vinaigre blanc
200 g d'épinards, de bettes ou de chou kale rincés
sel et poivre du moulin

POUR LA SALSA

2 ou 3 tomates (roma de préférence), coupées en tout petits dés
2 gousses d'ail hachées
10 feuilles de basilic hachées
4 cuill. à soupe d'huile d'olive vierge extra
1 cuill. à soupe de vinaigre de cidre

POUR 6 PERSONNES

PRÉPARATION : 25 MIN
CUISSON : 40 MIN
(20 MIN AVEC DE LA POLENTA RAPIDE)

Portez à ébullition 1 l d'eau salée dans une casserole. Versez la polenta en pluie fine, en remuant sans cesse à l'aide d'une spatule. Réduisez le feu au minimum et laissez cuire 30 minutes en remuant régulièrement (pour la polenta dite « rapide », suivez le temps de cuisson spécifié sur l'emballage, environ 10 minutes).

Huilez un plat rectangulaire et versez-y la polenta. Laissez refroidir, puis découpez en 6 portions. Faites pocher les œufs (voir p. 94).

Dans une grande poêle, faites dorer la polenta dans l'huile, 3 minutes de chaque côté. Déposez chaque portion de polenta sur une assiette, ajoutez les épinards puis les œufs.

Préparez la salsa. Mélangez tous les ingrédients dans un bol. Salez et poivrez. Déposez la salsa sur les œufs et servez aussitôt.

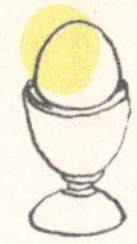

BOULETTES DE POULET AU CURRY ET À LA NOIX DE COCO

Cette recette du site Mark's Daily Apple est l'une de mes préférées. Il vaut mieux hacher soi-même le poulet à la maison, idéalement un mélange de blanc et de cuisse, pour une meilleure tenue des boulettes.

INGRÉDIENTS

700 g de poulet bio désossé, sans peau et coupé en dés
1 carotte râpée
2 gousses d'ail
1 œuf
50 g de noix de coco râpée
2 cuill. à café de curry
½ cuill. à café de sel
1 poignée de feuilles de persil ou de coriandre rincées
huile de coco ou d'olive

POUR 24 BOULETTES

PRÉPARATION : 10 MIN ◦ CUISSON : 15 MIN

Mettez tous les ingrédients sauf l'huile dans un robot et hachez le tout. Façonnez des petites boulettes à la main. Mettez l'huile à chauffer dans une grande poêle, puis ajoutez les boulettes. Faites-les dorer 7 minutes en les retournant à mi-cuisson, puis couvrez et faites cuire de 6 à 8 minutes de plus. Servez aussitôt.

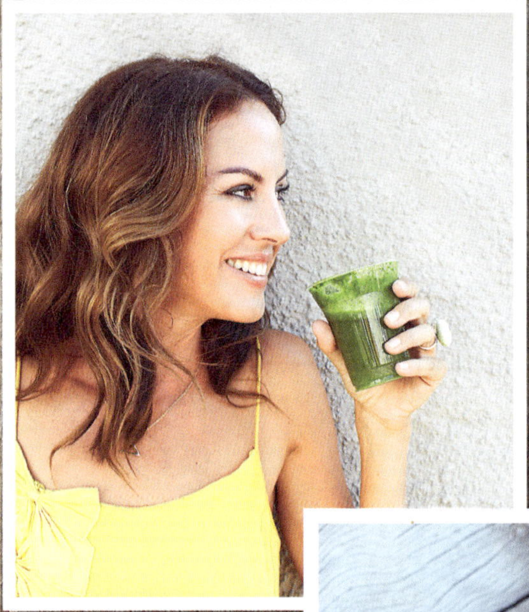

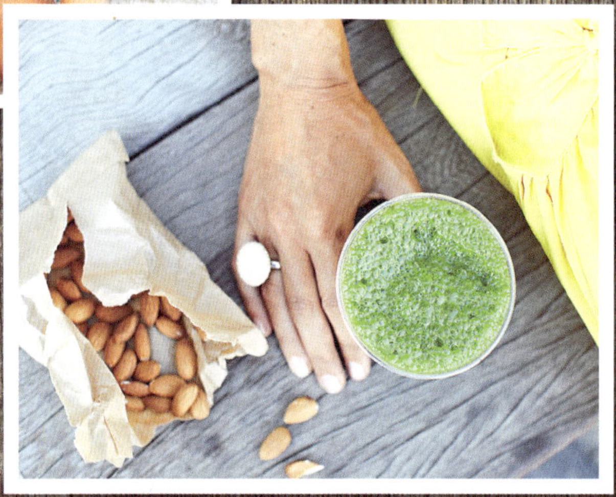

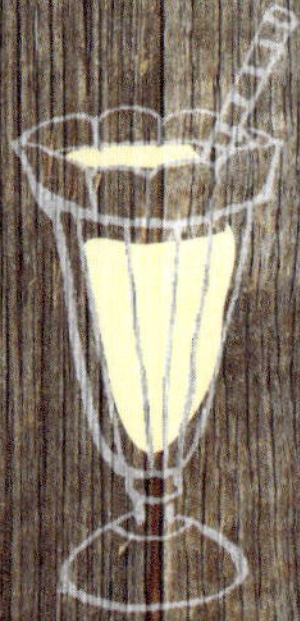

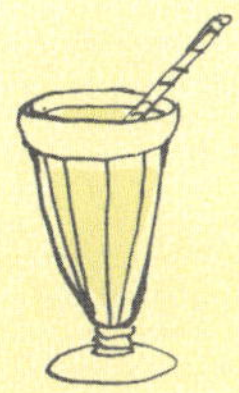

SMOOTHIES ET BOISSONS

UN VRAI REPAS SANTÉ DANS UN VERRE OU UNE TASSE, POUR LE PETIT DÉJEUNER, ET PLUS ENCORE

Ces smoothies vont droit au but : très nutritifs et rapides à réaliser, ils rééquilibrent votre estomac et la paroi de votre système digestif grâce aux suppléments antioxydants tels que la poudre d'orme rouge, la poudre d'aliments verts ou les graines de chia...

Quant aux boissons chaudes, elles apportent plaisir et réconfort sans sucre.

DES SMOOTHIES CRÉMEUX

- Si une recette requiert de l'huile de coco, ajoutez-la juste avant de mixer pour qu'elle ne fige pas au contact du liquide froid. L'hiver, vous pourrez avoir besoin de la réchauffer un peu au préalable.
- Mettez tous les ingrédients dans un grand verre et mixez directement à l'aide d'un mixeur plongeant.
- Utilisez toujours des produits laitiers entiers dans vos smoothies. Reportez-vous p. 32 pour en connaître les raisons.
- Si vous devez emporter votre boisson, ajoutez quelques graines de chia et de la glace dans le contenant, et mettez-le quelques minutes à prendre au congélateur.

UN REPAS VERT DANS UN POT

Je voulais une boisson verte nutritive à emporter et qui ne se renverse pas. Le pamplemousse et les graines de chia la rendent vraiment épaisse, tandis que la poudre d'aliments verts lui donne un coup de fouet nutritif ainsi que de la douceur.

INGRÉDIENTS

½ pamplemousse
½ citron
½ pomme verte
1 concombre
1 poignée de salade, de roquette ou de cresson
1 poignée de feuilles de coriandre
1 cuill. à café de graines de chia
2 cuill. à café de poudre d'aliments verts
10 à 20 cl d'eau de coco
quelques glaçons

POUR 2 OU 3 SMOOTHIES

PRÉPARATION : 15 MIN

Pelez ou lavez les fruits et légumes. Coupez-les en morceaux. Rincez la salade et les herbes. Si vous utilisez une centrifugeuse, passez tous les fruits et légumes à la machine, puis ajoutez le reste des ingrédients. Sinon, à l'aide d'un blender puissant, mettez tous les ingrédients dans le bol et mixez.

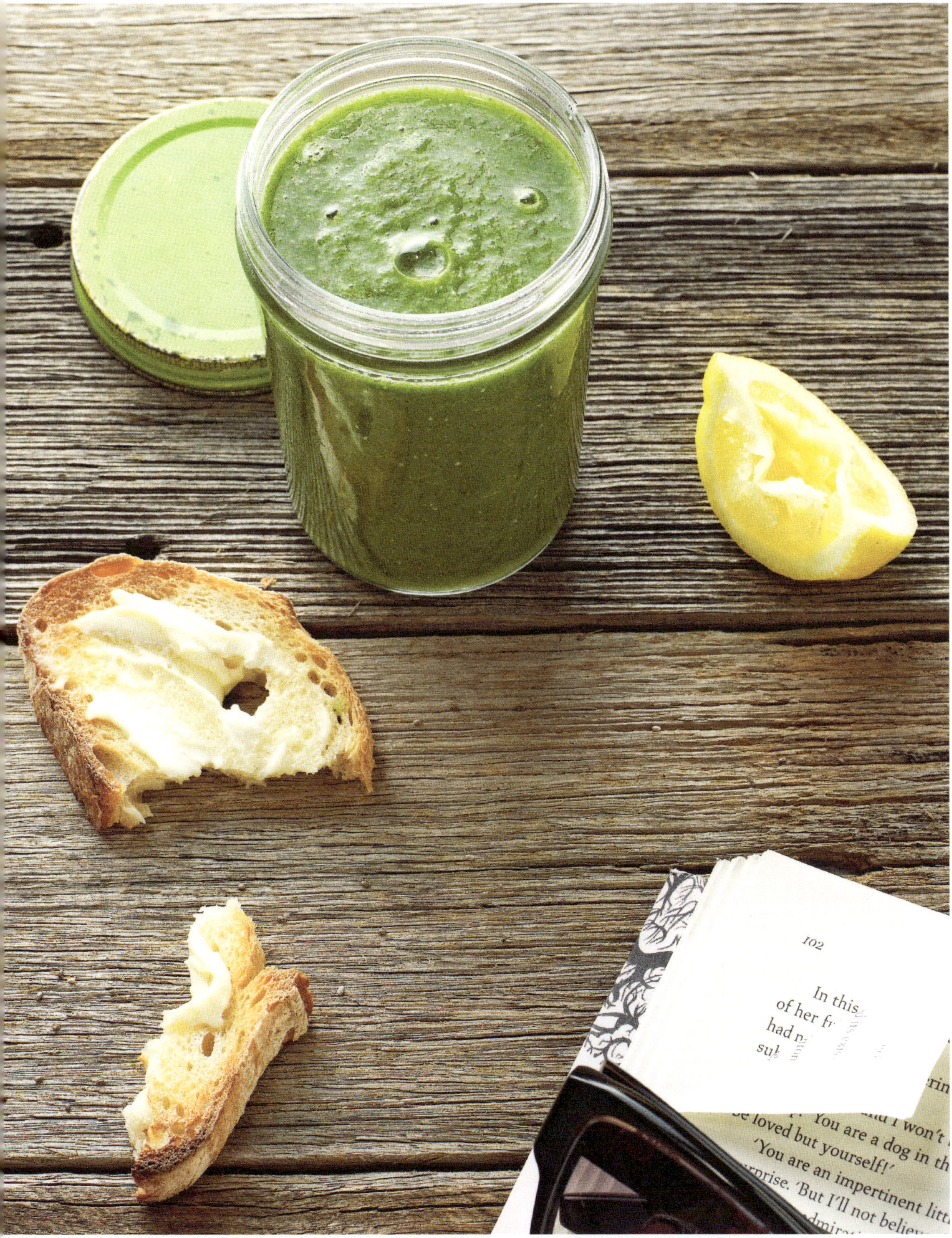
102
You are a dog in
loved but yourself!'
'You are an impertinent
But I'll not

SMOOTHIE ÉPINARD-FENOUIL

Une recette de mon ami Joe Cross, auteur de *Fat, Sick and Nearly Dead.*

INGRÉDIENTS

1 bulbe de fenouil
1 concombre
3 branches de céleri
100 g de pousses d'épinards
quelques glaçons (facultatif)
un peu d'eau de coco pour allonger (facultatif)

POUR 2 OU 3 SMOOTHIES

PRÉPARATION : 5 MIN

Rincez les légumes et mettez-les éventuellement avec les glaçons dans un blender puissant. Mixez jusqu'à obtenir un smoothie bien onctueux. Allongez avec de l'eau de coco si vous le souhaitez.

SMOOTHIE MOJITO

INGRÉDIENTS

25 cl d'eau de coco
le jus de 2 citrons verts
1 petit avocat mûr coupé en dés
1 poignée de feuilles de menthe
1 poignée de pousses d'épinards (facultatif)
1 pincée de vanille en poudre
1 pincée de stévia en poudre
1 ou 2 cuill. à café de spiruline ou 2 cuill. à café de poudre d'aliments verts
quelques glaçons

POUR 2 SMOOTHIES

PRÉPARATION : 10 MIN

Rincez les herbes et mettez-les avec les autres ingrédients et les glaçons dans un blender puissant. Mixez jusqu'à obtenir un smoothie bien onctueux.

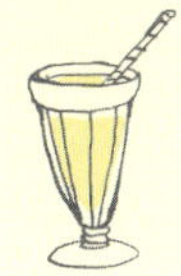

SMOOTHIE AU YAOURT ET AUX FRUITS ROUGES

INGRÉDIENTS

250 g de yaourt entier nature bio
1 œuf
1 poignée de fruits rouges congelés
1 pincée de cannelle en poudre (facultatif)
1 pincée de stévia en poudre
1 cuill. à café de graines de chia
1 cuill. à soupe d'huile de coco

POUR 2 OU 3 SMOOTHIES

PRÉPARATION : 5 MIN

Mettez tous les ingrédients dans un blender puissant en finissant par l'huile et mixez.

INFUSION GLACÉE CITRONNELLE-GINGEMBRE

Une infusion ou un thé est l'un des meilleurs remèdes aux fringales de sucre. Comme l'écrit Muriel Barbery dans *L'Élégance du hérisson* : « Oui, l'univers conspire à la vacuité… l'insignifiance nous encercle. Alors, buvons une tasse de thé. Le silence se fait… »

INGRÉDIENTS

1 cuill. à soupe de citronnelle en poudre
1 cuill. à soupe de gingembre en poudre

POUR 1 THÉIÈRE

PRÉPARATION : 5 MIN

RÉFRIGÉRATION : 2 H

Versez l'eau frémissante sur la citronnelle et le gingembre. Laissez refroidir, puis infuser au moins 2 heures au réfrigérateur. Filtrez au moment de servir.

SMOOTHIE VERT CHOCOLAT-MENTHE

INGRÉDIENTS

40 cl de lait d'amande maison (voir p. 75)
1 petit avocat mûr
1 poignée de feuilles de menthe
3 cuill. à soupe de poudre de protéines à base de petit-lait (facultatif)
2 cuill. à soupe de poudre d'aliments verts
1 ou 2 pincées de stévia en poudre (selon votre goût)
quelques glaçons
2 cuill. à soupe de grué de cacao

POUR 2 SMOOTHIES

PRÉPARATION : 5 MIN

Mettez tous les ingrédients sauf le grué dans un blender puissant et mixez jusqu'à obtenir un mélange bien onctueux. Ajoutez le grué et mixez légèrement.

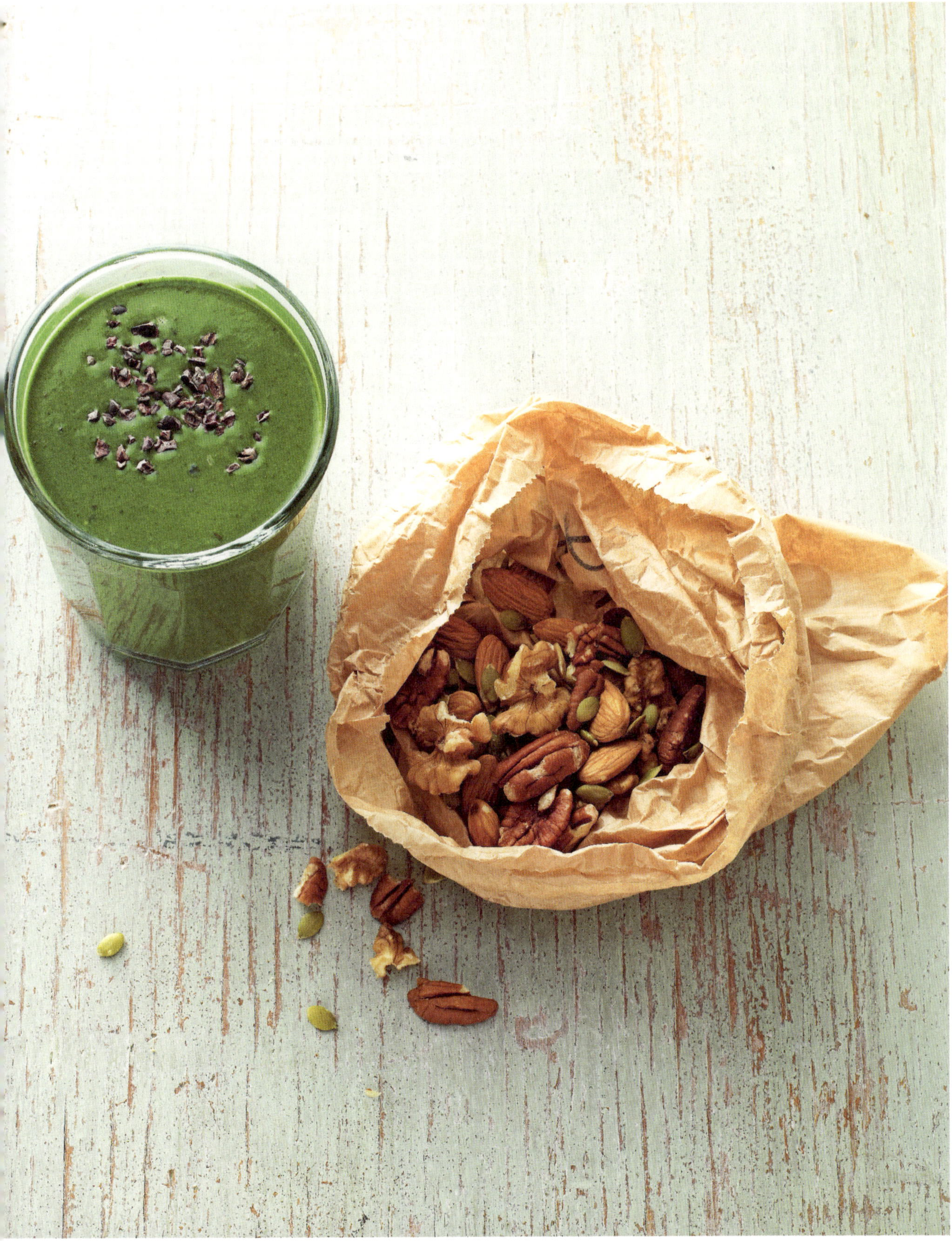

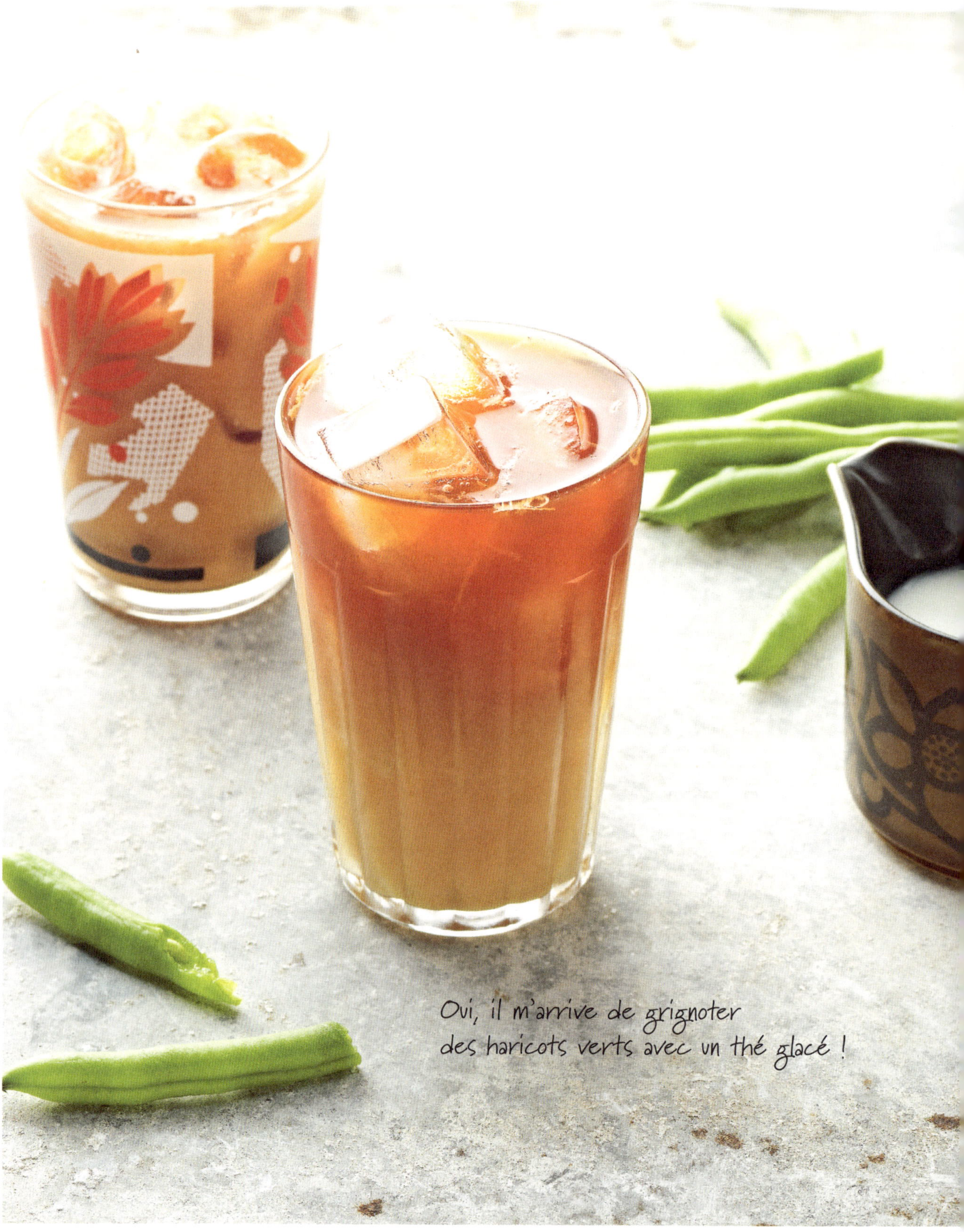

Oui, il m'arrive de grignoter
des haricots verts avec un thé glacé !

CHAÏ AU ROOIBOS

Voici une riche variante du chaï classique au thé noir. Le rooibos se trouve facilement dans les magasins diététiques et même dans les supermarchés. Les épices et la réglisse calmeront en douceur l'envie de sucre de l'après-midi. Vous pouvez aussi utiliser du thé noir ou de la racine de pissenlit.

INGRÉDIENTS

3 gousses de cardamome
3 clous de girofle
3 grains de poivre
3 étoiles de badiane ou 1 cuill. à café de graines de fenouil
1 morceau de gingembre de 3 cm, non pelé et haché, ou 1 cuill. à soupe de gingembre en poudre
1 cuill. à café de réglisse en poudre (facultatif)
25 cl de lait ou de lait d'amande maison (voir p. 75)
4 cuill. à soupe de rooibos bio en feuilles

POUR 4 VERRES

PRÉPARATION : 10 MIN
CUISSON : 4 MIN

Écrasez les épices dans un mortier, puis mettez-les dans une casserole. Ajoutez le gingembre, éventuellement la réglisse et 75 cl d'eau. Portez à ébullition, puis baissez le feu et laissez frémir 4 minutes. Retirez du feu et laissez infuser 5 minutes. Ajoutez le lait et le rooibos, portez à ébullition, puis retirez du feu et laissez infuser 5 minutes de plus. Filtrez et servez.

ESSAYEZ CES 3 DÉLICIEUSES VARIANTES

- Pour une version glacée, omettez le lait et faites infuser le thé toute la nuit au réfrigérateur. Le lendemain, filtrez et servez avec de la glace et du lait froid.
- Ajoutez 2 cuillerées à soupe de cacao cru à la fin.
- Encore plus délicieux : ajoutez 4 cuillerées à soupe de beurre d'amande au chaï au lait chaud filtré.

CHOCOLAT CHAUD AU BEURRE DE CACAHUÈTE

Angela, auteur du blog végétalien *Oh She Glows*, partage cette recette avec nous, une véritable tasse de bienfait pour l'hiver.

INGRÉDIENTS

40 cl de lait de coco
10 cl de lait d'amande maison (voir p. 75)
15 cl de sirop de riz
(plus ou moins selon votre goût)
2 cuill. à soupe de beurre de cacahuète
60 g de cacao en poudre tamisé
1 pincée de sel
grué de cacao (facultatif)

POUR 2 OU 3 TASSES

PRÉPARATION : 5 MIN
CUISSON : 4 OU 5 MIN

Mettez tous les ingrédients sauf le grué dans une casserole. Portez à ébullition en fouettant vigoureusement. Laissez frémir ensuite 4 ou 5 minutes en remuant régulièrement. Versez dans des tasses et parsemez de grué si vous le désirez.

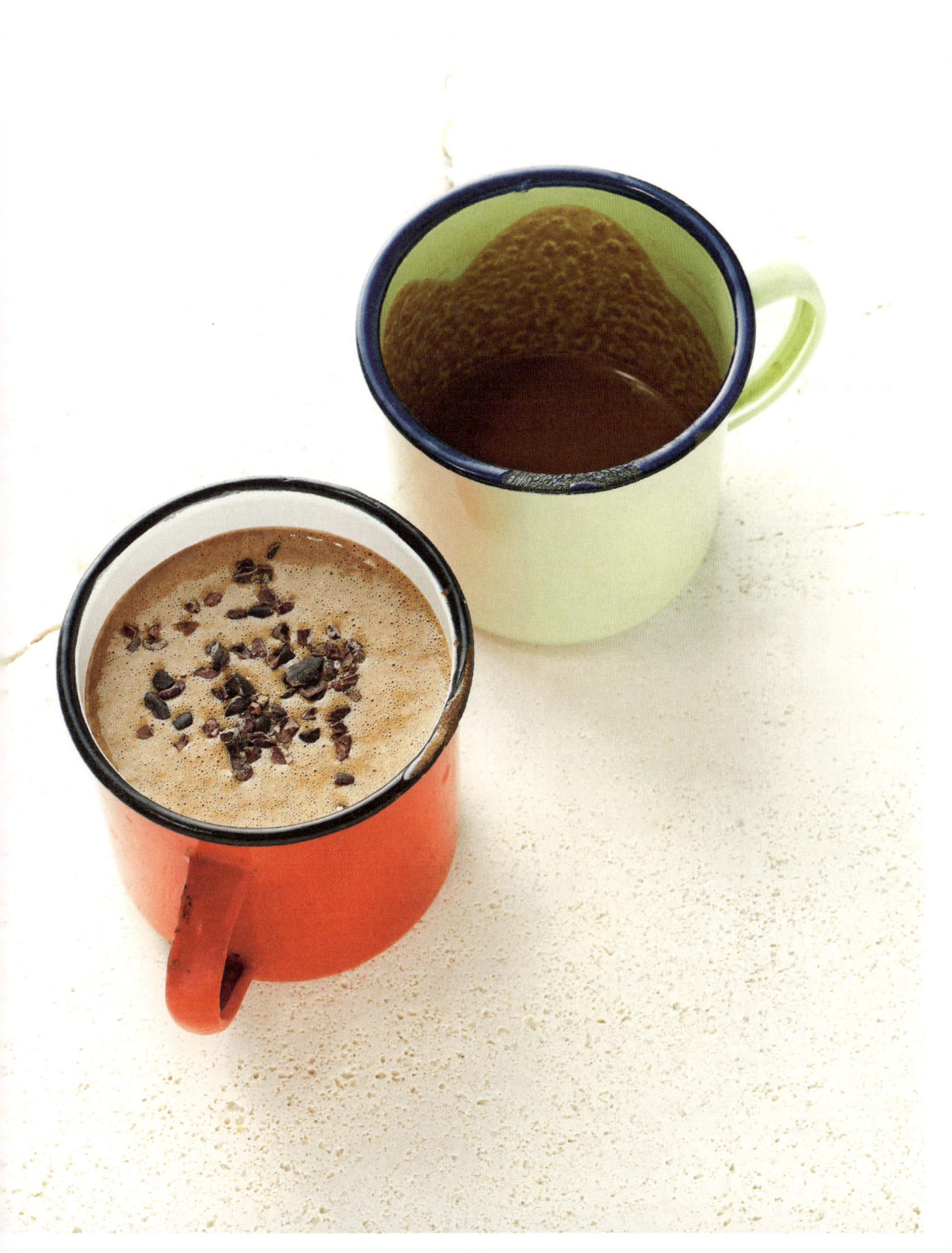

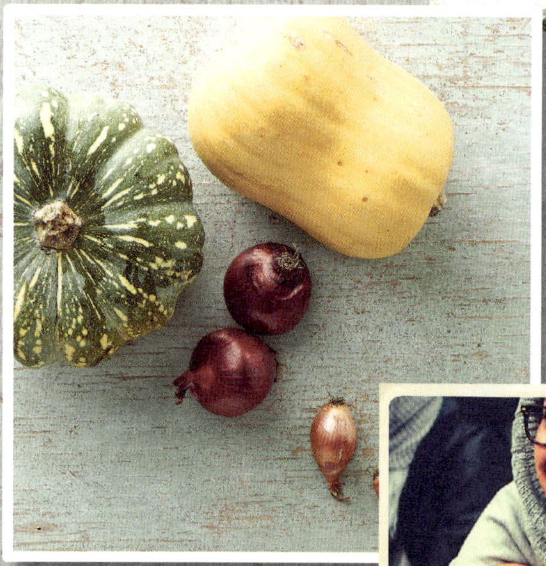
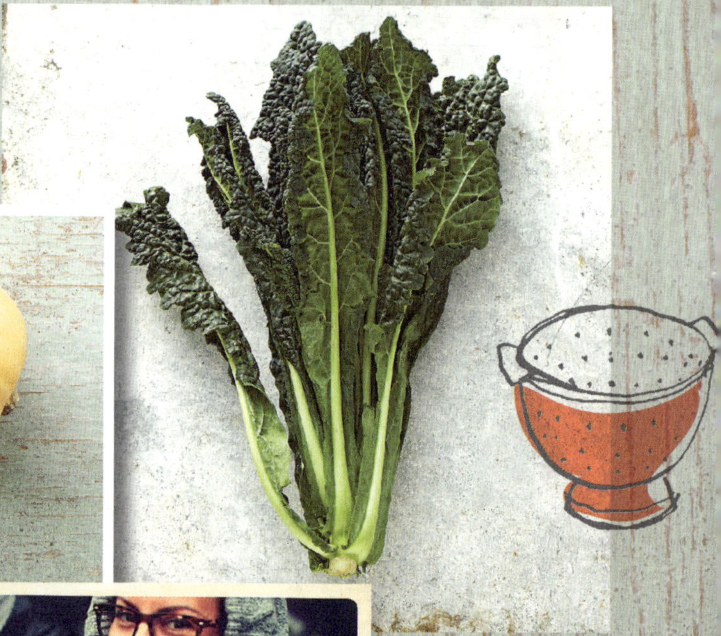
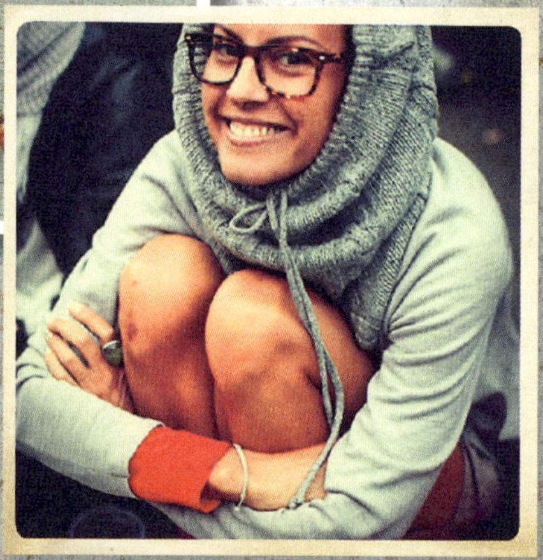

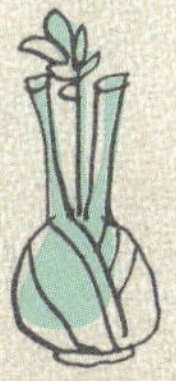

REPAS DÉTOX

POUR LA PHASE DE SEVRAGE ET AU-DELÀ

Comme vous le savez, une de mes astuces pour faire passer l'envie de sucre ou de sucreries consiste à manger le maximum d'aliments riches et nutritifs. De cette façon, je suis déjà rassasiée. Libre à moi ensuite de choisir de craquer ou non, en toute conscience. Je donne ainsi à mon corps la possibilité de se rééquilibrer, c'est essentiel au début du sevrage.

Les repas de cette phase comportent des ingrédients alcalins, rafraîchissants et détoxifiants. Prenez un à trois de ces repas chaque jour et vous vous sentirez équilibré et plein d'énergie, sans avoir besoin de sucre.

❄ **Ce pictogramme signifie que le plat peut être préparé en quantité et congelé en portions.**

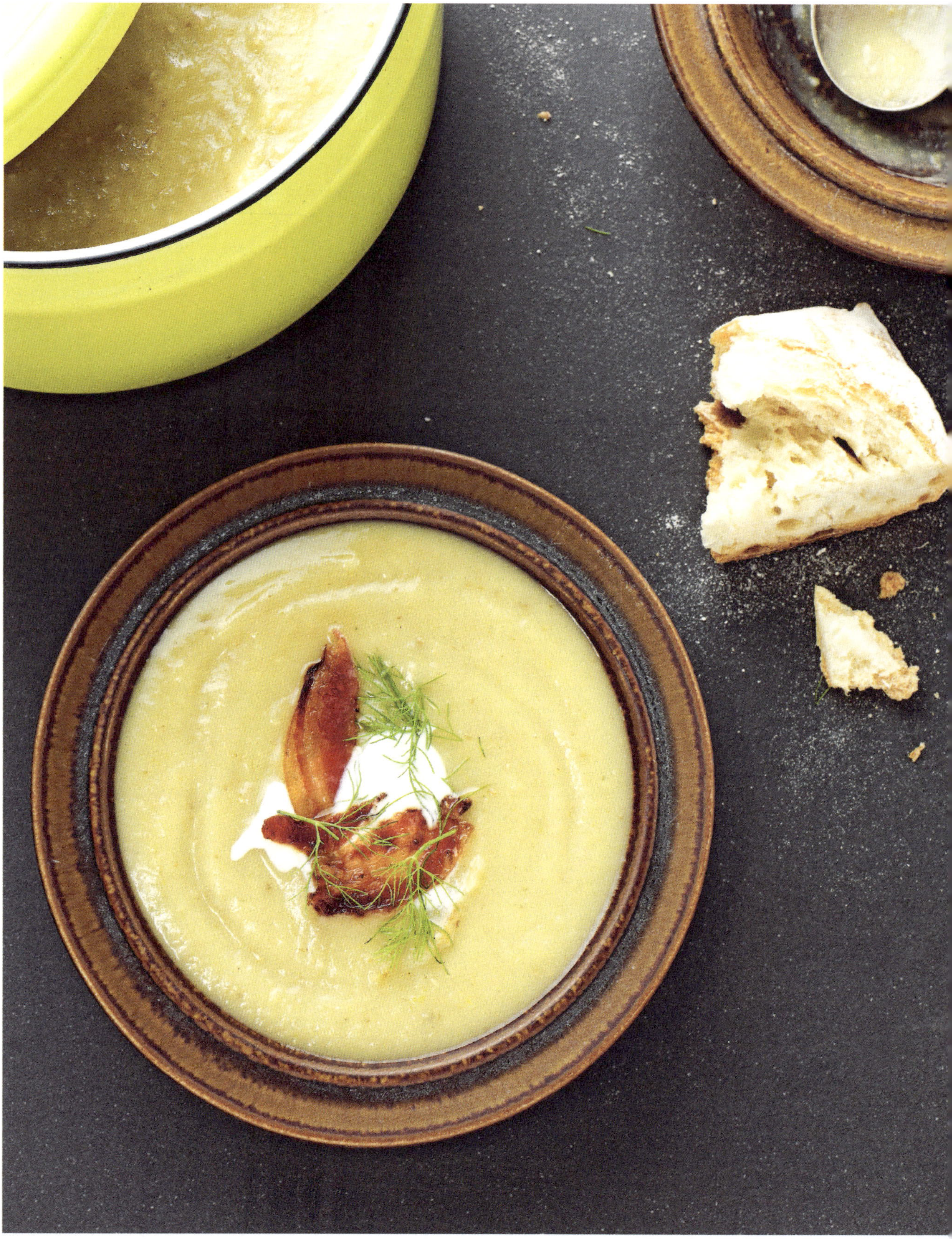

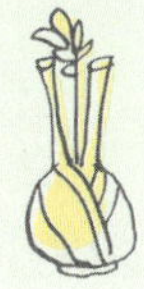

SOUPE AU FENOUIL

Ma mère est une fan de soupe, et je tiens ça d'elle.
Cette soupe verte et douce est à base de fenouil et de pommes de terre rouges, légumes qu'elle aime cuisiner.

INGRÉDIENTS

2 bulbes de fenouil
2 poireaux
2 pommes de terre à peau rouge
2 gousses d'ail
50 g de beurre
2 cuill. à café de graines de fenouil ou moitié fenouil, moitié anis, ou de réglisse en poudre
vin blanc ou vinaigre de cidre
1,5 l de bouillon de poulet maison (voir p. 70)
sel

POUR SERVIR

4 tranches de pancetta
yaourt, crème fraîche épaisse ou parmesan râpé

POUR 4 PERSONNES

PRÉPARATION : 10 MIN
CUISSON : 30 MIN

Émincez le fenouil (gardez les pluches pour décorer) et les poireaux. Pelez et coupez les pommes de terre en dés et hachez l'ail. Dans une grande casserole, faites sauter le fenouil dans le beurre avec les poireaux 5 minutes sans dorer, puis ajoutez les graines ou la réglisse, un peu de vin ou de vinaigre et le bouillon. Portez à ébullition, puis ajoutez l'ail et les pommes de terre. Couvrez et laissez mijoter environ 30 minutes, puis mixez à l'aide d'un mixeur plongeant.

Faites griller la pancetta, laissez-la refroidir, puis coupez-la en petits morceaux. Servez avec 1 cuillerée à soupe de yaourt, de crème ou du parmesan. Parsemez de pancetta, de pluches de fenouil et de 1 pincée de sel.

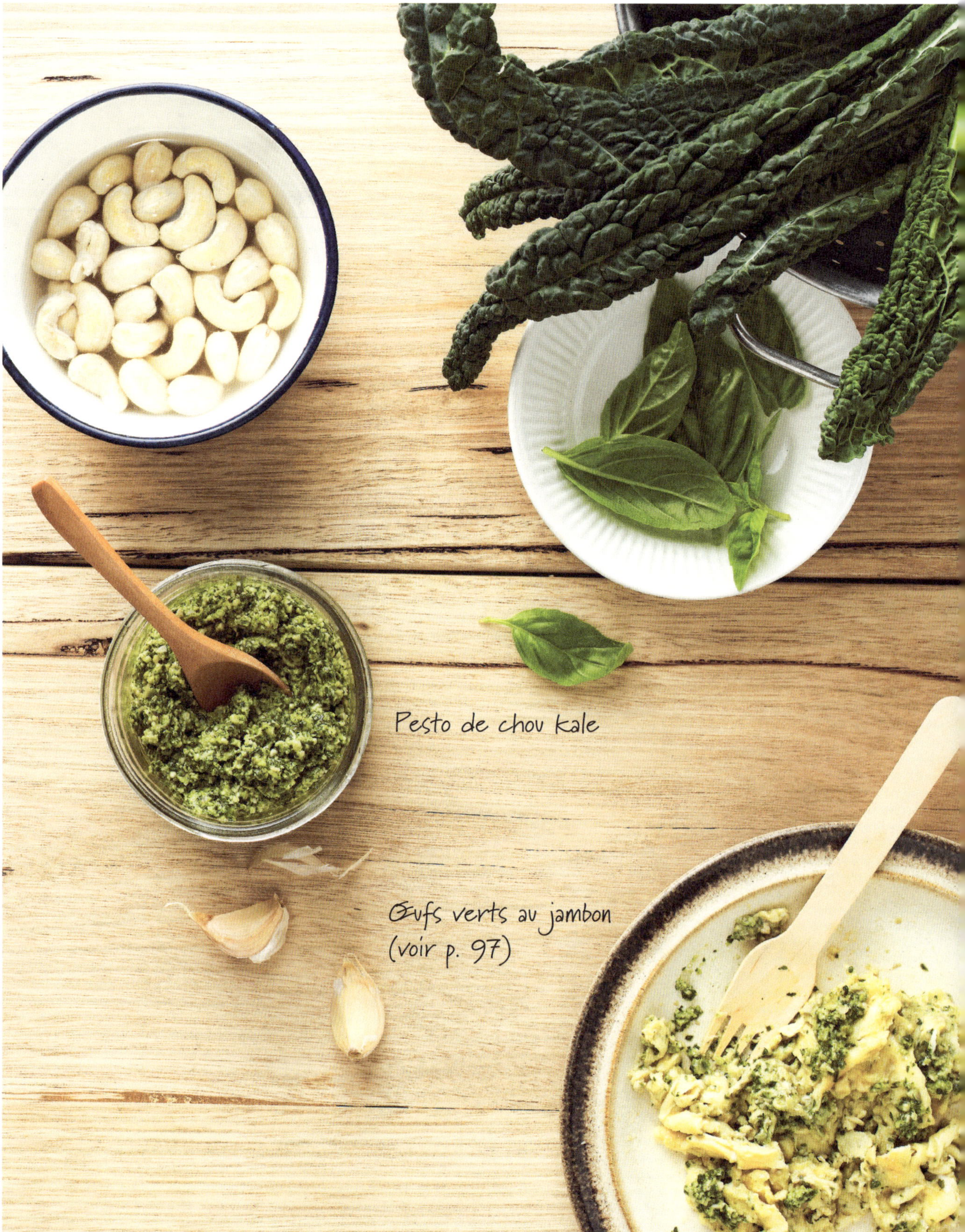
Pesto de chou kale
Œufs verts au jambon
(voir p. 97)

4 PESTOS PARFUMÉS

LE PESTO EST UN EXCELLENT MOYEN D'APPORTER DU VERT DANS VOS MENUS. FACILE À FAIRE, IL PEUT ÊTRE PRÉPARÉ EN QUANTITÉ. VOICI 4 SUPERBES BOUQUETS DE VERDURE ET PLEIN D'IDÉES POUR LES UTILISER !

Les recettes classiques de pesto demandent des pignons, mais je préfère les noix de cajou, car les pignons rancissent vite. Ces recettes utilisent du parmesan ou des noix. Si vous omettez le parmesan, salez le pesto. N'hésitez pas à ajouter des épinards ou de la roquette à ces pestos.

PESTO DE CORIANDRE

POUR 1 BOL
PRÉPARATION : 10 MIN • TREMPAGE : 4 H (AVEC LES NOIX DE CAJOU)

1 gros bouquet de coriandre
50 g de parmesan ou 50 g de noix de cajou
le vert émincé de 2 jeunes oignons
2 gousses d'ail
3 cuill. à soupe d'huile d'olive
le jus de 1 citron vert
¼ de cuill. à café de piment de Cayenne
sel et poivre du moulin

Rincez et effeuillez la coriandre. Si vous utilisez des noix de cajou, faites-les tremper 4 heures dans de l'eau, puis égouttez-les. Mettez tous les ingrédients dans un blender et mixez jusqu'à obtenir un mélange onctueux. Gardez dans une boîte hermétique jusqu'à 1 semaine au réfrigérateur ou recouvrez d'un filet d'huile et congelez.

PESTO DE BROCOLI

POUR 1 BOL
PRÉPARATION : 10 MIN • TREMPAGE : 4 H (AVEC LES NOIX DE CAJOU) • CUISSON : 5 MIN

250 g de fleurettes de brocoli
50 g de parmesan ou 50 g de noix de cajou
le vert émincé de 2 jeunes oignons
2 gousses d'ail
3 cuill. à soupe d'huile d'olive
le jus de 1 citron
sel et poivre du moulin

Si vous utilisez des noix de cajou, trempez-les 4 heures dans de l'eau, puis égouttez-les. Faites cuire les brocolis 5 minutes à la vapeur. Mettez-les dans un blender avec les autres ingrédients et mixez jusqu'à obtenir un mélange onctueux. Gardez dans une boîte hermétique jusqu'à 1 semaine au réfrigérateur ou recouvrez d'un filet d'huile et congelez.

PESTO DE CHOU KALE

POUR 1 BOL
PRÉPARATION : 10 MIN
CUISSON : 3 MIN

1 bouquet de chou kale
50 g de parmesan
le vert émincé de 2 jeunes oignons
2 gousses d'ail
3 cuill. à soupe d'huile d'olive
le jus de 1 citron
sel et poivre du moulin

Ôtez les tiges du chou kale et rincez-le. Faites-le cuire 3 minutes à la vapeur. Mettez-le dans un blender avec les autres ingrédients et mixez jusqu'à obtenir un mélange onctueux. Gardez dans une boîte hermétique jusqu'à 1 semaine au réfrigérateur ou recouvrez d'un filet d'huile et congelez

PESTO AU BASILIC

Je préfère utiliser des noix de cajou aux pignons, car elles apportent plus de saveur. Pour une préparation moins crémeuse, réduisez la quantité de noix.

POUR 1 BOL
PRÉPARATION : 10 MIN
TREMPAGE : 4 H

1 gros bouquet de basilic
50 g de noix de cajou
le vert émincé de 2 jeunes oignons
2 gousses d'ail
3 cuill. à soupe d'huile d'olive
le jus de 1 citron
sel et poivre du moulin

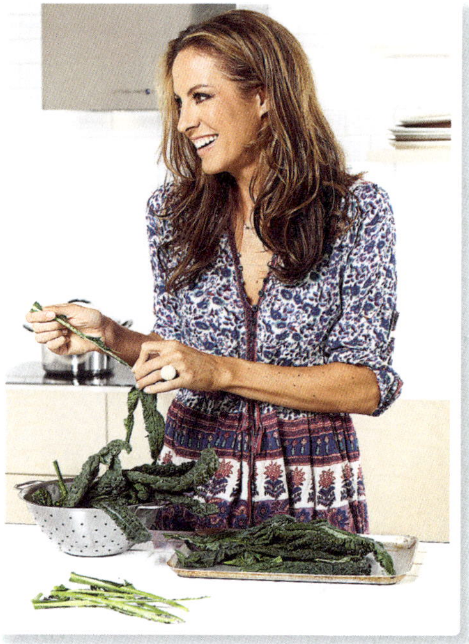

ASTUCES

Pour retirer les tiges de chou kale, tenez la tige d'une main et déchirez la feuille de part et d'autre de celle-ci de l'autre main. Congelez les tiges pour les recycler dans un bouillon de légumes.

Trempez les noix de cajou 4 heures dans de l'eau, puis égouttez-les. Rincez et effeuillez le basilic. Mettez tous les ingrédients dans un blender et mixez jusqu'à obtenir un mélange onctueux. Gardez dans une boîte hermétique jusqu'à 1 semaine au réfrigérateur ou recouvrez d'un filet d'huile et congelez.

1

QUINOA AU PESTO DE BROCOLI

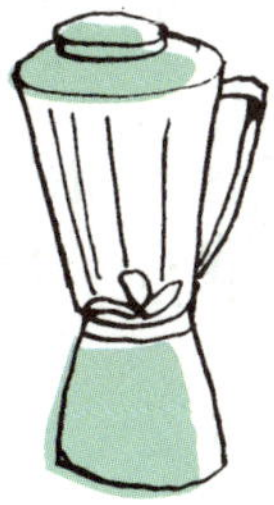

PRÉPARATION : 10 MIN (HORS PESTO) CUISSON : 5 MIN

100 g de fleurettes de brocoli
4 cuill. à soupe de pesto de brocoli
2 cuill. à soupe de crème fraîche épaisse
ou ½ avocat bien mûr
100 g de quinoa cuit (voir p. 71) ou de pâtes
huile d'olive, jus de citron et feta pour servir

Faites cuire le brocoli 5 minutes à la vapeur. Ajoutez au pesto la crème ou l'avocat écrasé. Mélangez le quinoa ou les pâtes avec les deux tiers du pesto et le brocoli. Servez avec un filet d'huile, un peu de jus de citron, le reste de pesto et la feta émiettée.

2

TARTINADE AU PESTO ET AU CHÈVRE FRAIS

PRÉPARATION : 5 MIN (HORS PESTO)

Mélangez le pesto à la même quantité de chèvre frais ou de fromage à la crème maison (voir p. 74).

3

POISSON AU PESTO

PRÉPARATION : 10 MIN (HORS PESTO)

Déposez 1 cuillerée de pesto sur un poisson blanc juste grillé.

4

LÉGUMES MALINS

PRÉPARATION : 5 MIN (HORS PESTO)

Faites sauter des légumes, comme des asperges ou des choux de Bruxelles, avec le pesto.

5

SANDWICHES AU PESTO

PRÉPARATION : 5 MIN (HORS PESTO)

Tartinez du pesto sur du pain grillé ou des crackers de riz. Ajoutez une rondelle de tomate, du jambon, du fromage et finissez par une rondelle de courgette.

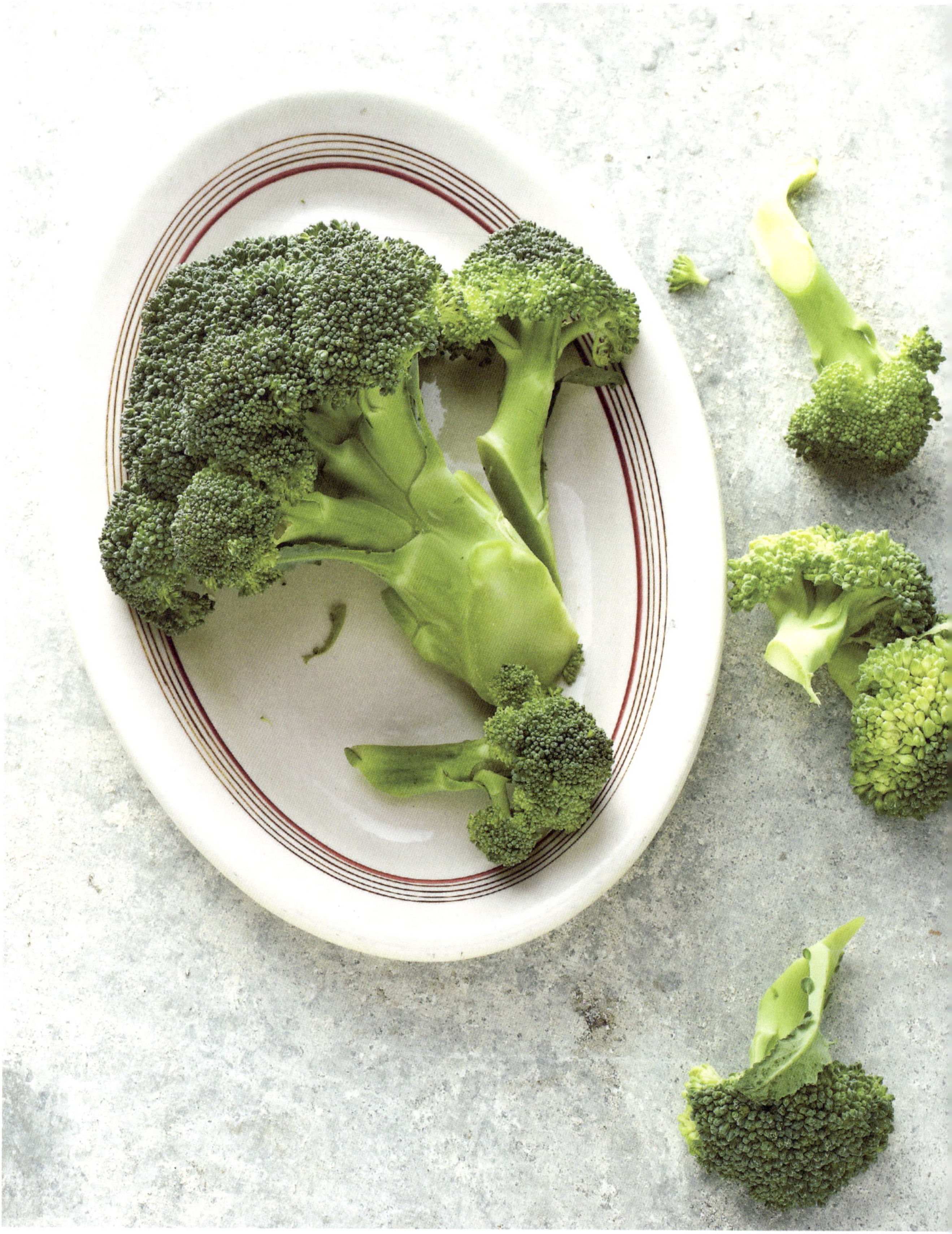

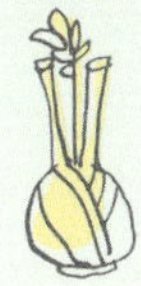

SOUPE VERTE « FOND DE FRIGO » AU FROMAGE

Pour cette soupe, pas besoin de vous casser la tête, utilisez ce qu'il vous reste. Toute verdure est bonne, même si courgette et brocoli vont très bien ensemble. N'oubliez pas aussi le céleri branche, avec les feuilles… De toute manière, les enfants adoreront !

INGRÉDIENTS

1 kg de légumes verts (ce que vous avez)
1 oignon
2 gousses d'ail
3 cuill. à soupe d'huile de coco ou de beurre
1 l de bouillon de poulet maison (voir p. 70)
1 poignée de roquette ou de cresson (facultatif)
1 poignée de feuilles de basilic, de persil ou de coriandre
le jus de 1 citron
60 g de cheddar émietté
sel

POUR 6 PERSONNES

PRÉPARATION : 15 MIN
CUISSON : 15 À 20 MIN

Rincez et coupez les légumes verts grossièrement. Pelez et hachez l'oignon et l'ail grossièrement. Dans une grande casserole, faites sauter l'oignon et l'ail 5 minutes à feu moyen sans dorer dans l'huile ou le beurre, puis ajoutez les légumes verts et le bouillon. Portez à ébullition. Salez, couvrez et laissez mijoter environ 10 à 15 minutes. Ajoutez la roquette ou le cresson si vous le souhaitez et les herbes, puis mixez aussitôt à l'aide d'un mixeur plongeant. Versez le jus de citron et parsemez de fromage.

VARIANTE

Remplacez le fromage par 1 cuillerée à soupe de yaourt ou de crème fraîche et un filet d'huile d'olive.

5 SAUTÉS TOUT VERTS

⇨ UN SAUTÉ POUR LE DÉJEUNER ? IL SUFFIT DE FAIRE SAUTER DE MANIÈRE GOURMANDE LES INGRÉDIENTS HAUTEMENT NUTRITIFS QUE VOUS AVEZ DANS VOTRE RÉFRIGÉRATEUR OU VOTRE CONGÉLATEUR. C'EST SIMPLE, RAPIDE ET EFFICACE. ⇦

Les sautés recyclent les restes de la veille au soir, viandes, légumes ou légumineuses. Ils sont simplement mêlés avec un œuf, un peu de fromage et des herbes aromatiques, puis sautés à la poêle. Au dernier moment, un jus de citron frais pressé donne le petit coup de peps nécessaire.

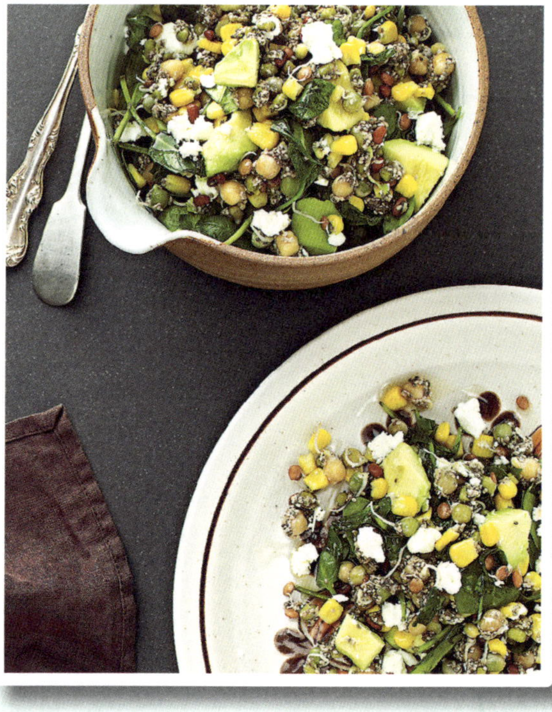

Une de mes « bombes vitaminées » préférées : le sauté aux pois germés.

NOTE

Je ne précise pas les quantités pour ces recettes : juste une poignée de ceci ou de cela, selon ce que j'ai dans mon réfrigérateur ou mon congélateur. Faites la même chose et amusez-vous !

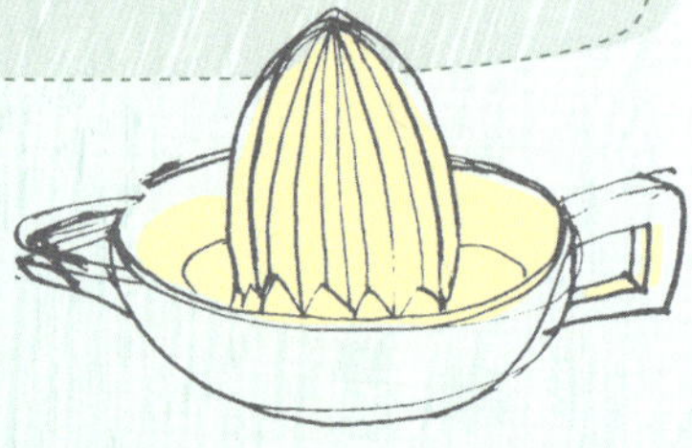

SAUTÉ À LA COURGE ET AUX GRAINES

INGRÉDIENTS

courge butternut ou kabocha
huile de coco
petits pois surgelés
brocoli blanchi et congelé (voir p. 69)
cannelle en poudre (facultatif)
graines de courge
noix de coco râpée non sucrée ou copeaux
yaourt
sel

POUR 1 PERSONNE

PRÉPARATION : 10 MIN • CUISSON : 10 MIN

Épluchez la courge et coupez-la en dés. Dans une poêle, faites-la sauter avec l'huile. Salez. Ajoutez les petits pois et le brocoli, puis faites cuire 5 minutes de plus. Ajoutez, si vous le souhaitez, la cannelle et transférez le tout dans un plat de service. Dans la même poêle, faites griller les graines de courge, puis la noix de coco juste à la fin (elle brûle facilement). Déposez un peu de yaourt sur les légumes et parsemez avec le contenu de la poêle.

SAUTÉ AUX POIS GERMÉS

INGRÉDIENTS

légumes secs germés (voir p. 75)
2 ou 3 cubes de bouillon de poulet maison (voir p. 70)
anchois hachés
feta
pousses d'épinards
morceaux d'avocat
graines de chia (facultatif)
maïs surgelé (facultatif)

POUR 1 PERSONNE

PRÉPARATION : 10 MIN • CUISSON : 10 MIN

Faites sauter les légumes secs germés dans une poêle avec le bouillon et un peu d'eau. Ajoutez les anchois, puis la feta émiettée et les épinards. Faites cuire juste le temps de flétrir les épinards, puis ajoutez les autres ingrédients. Retirez du feu et servez.

ASTUCE

Les graines de chia absorbent le liquide en excès et donnent du corps au plat ainsi qu'un apport de protéines et de fibres.

SAUTÉ AUX CHAMPIGNONS

INGRÉDIENTS

champignons
jambon en chiffonnade
1 ou 2 œufs battus
lait
graines de chia

POUR 1 PERSONNE

PRÉPARATION : 5 MIN • CUISSON : 10 MIN

Tranchez les champignons. Effilochez le jambon. Dans une poêle, faites sauter le jambon et les champignons jusqu'à ce qu'ils soient dorés, puis incorporez les œufs battus, un peu de lait et les graines de chia. Faites cuire doucement en remuant jusqu'à ce que les œufs soient juste brouillés. Servez aussitôt.

SAUTÉ AU BROCOLI ET AU CURCUMA

Vous vous sentez à plat ? Barbouillé ?
La verdure et le curcuma vont vous remettre sur pieds.

INGRÉDIENTS

brocoli blanchi et congelé (voir p. 69)
oignon rouge
1 avocat
légumes secs germés (voir p. 75)
1 ou 2 cubes de bouillon de poulet maison (voir p. 70) ou 1 ou 2 cuill. à café d'huile d'olive
curcuma frais râpé ou pâte de curcuma (conservée dans le vinaigre de cidre), ou curcuma en poudre
1 ou 2 œufs

POUR 1 PERSONNE

PRÉPARATION : 10 MIN • CUISSON : 10 MIN

Hachez l'oignon et coupez l'avocat en morceaux. Faites sauter l'oignon, le brocoli et les légumes secs germés dans une poêle avec le bouillon ou l'huile. Ajoutez le curcuma, puis incorporez les œufs en les mêlant aux légumes. Lorsque le blanc des œufs commence à prendre, incorporez l'avocat juste le temps de le réchauffer et servez aussitôt.

SAUTÉ DE SAUCISSE À LA BETTERAVE

INGRÉDIENTS

1 petite betterave blanchie et congelée (voir p. 69)
quelques feuilles de chou kale
oignon rouge ou échalote
1 saucisse
vinaigre de cidre
1 poignée de noix, germées de préférence (voir p. 69)

POUR SERVIR

yaourt, huile d'olive, citron confit au sel haché finement

POUR 1 PERSONNE

PRÉPARATION : 10 MIN • CUISSON : 10 MIN

Coupez la betterave en cubes. Rincez le chou kale, retirez les tiges et hachez-le. Pelez et émincez l'oignon ou l'échalote. Faites cuire la saucisse dans une poêle, retirez-la, puis coupez-la en morceaux. Dans la même poêle, mettez la betterave, le chou kale et l'oignon ou l'échalote, puis faites sauter. Ajoutez un peu de vinaigre et grattez bien le fond de la poêle à l'aide d'une spatule pour décoller les sucs. Remettez la saucisse et ajoutez les noix. Mélangez du yaourt, de l'huile et du citron confit haché, et versez cette sauce par-dessus.

SAUTÉS

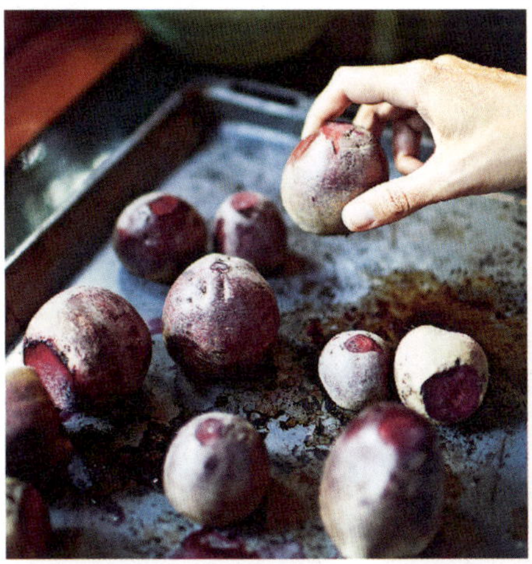

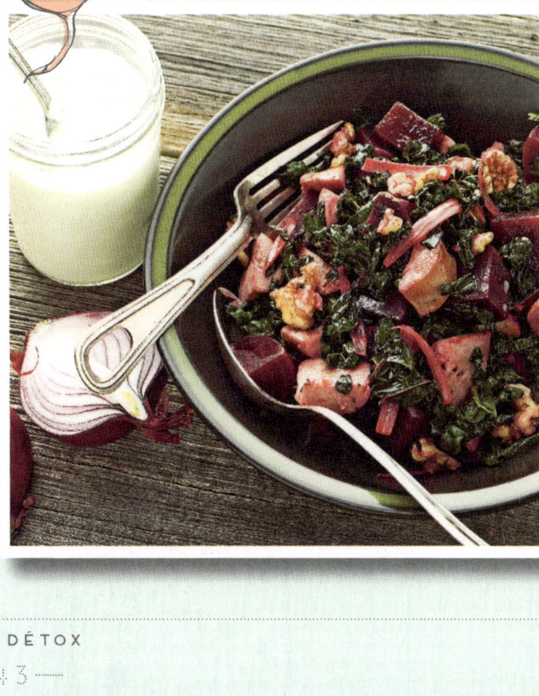

ASTUCE

Si vous n'avez pas de chou kale, utilisez les fanes de betterave à la place.

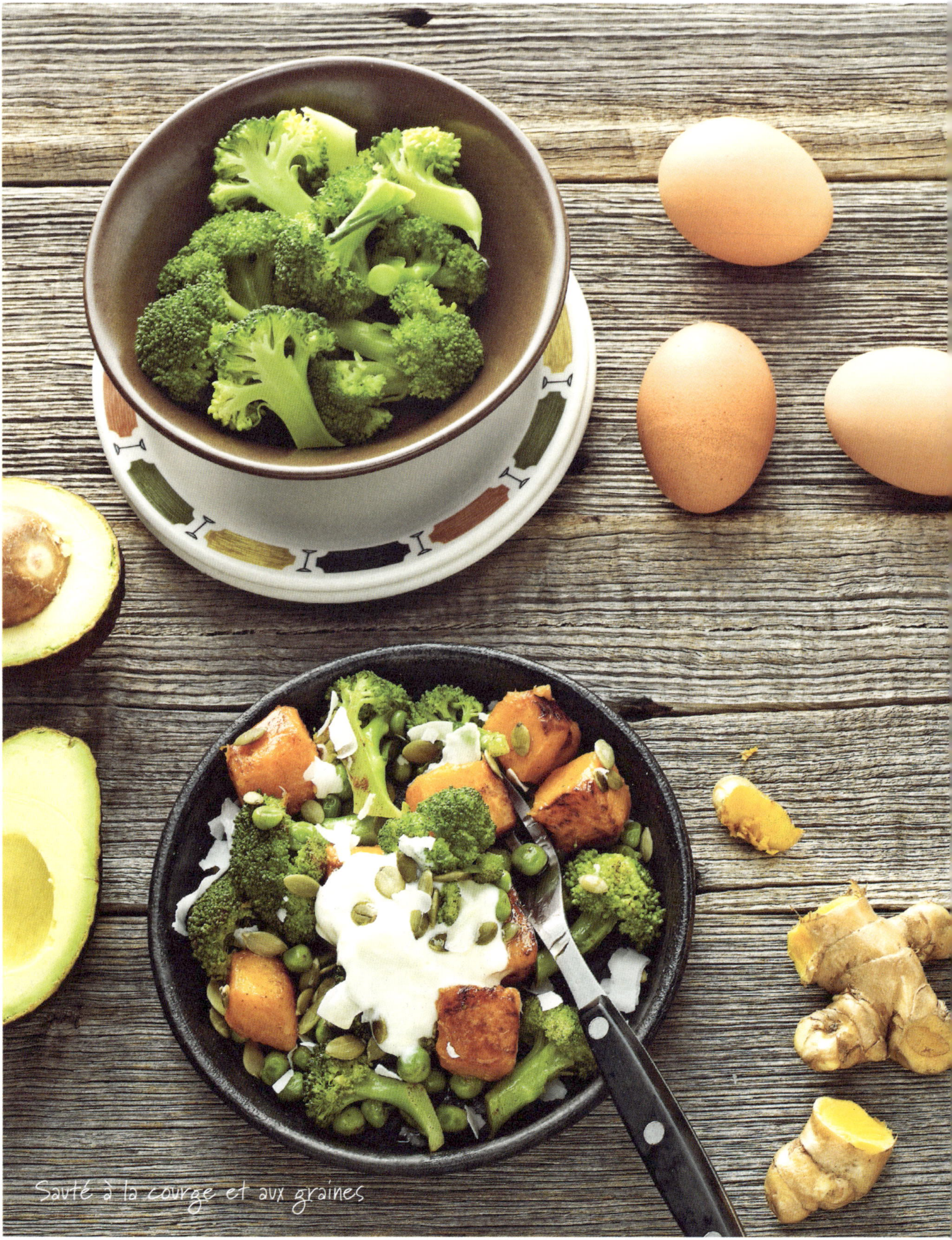

Sauté à la courge et aux graines

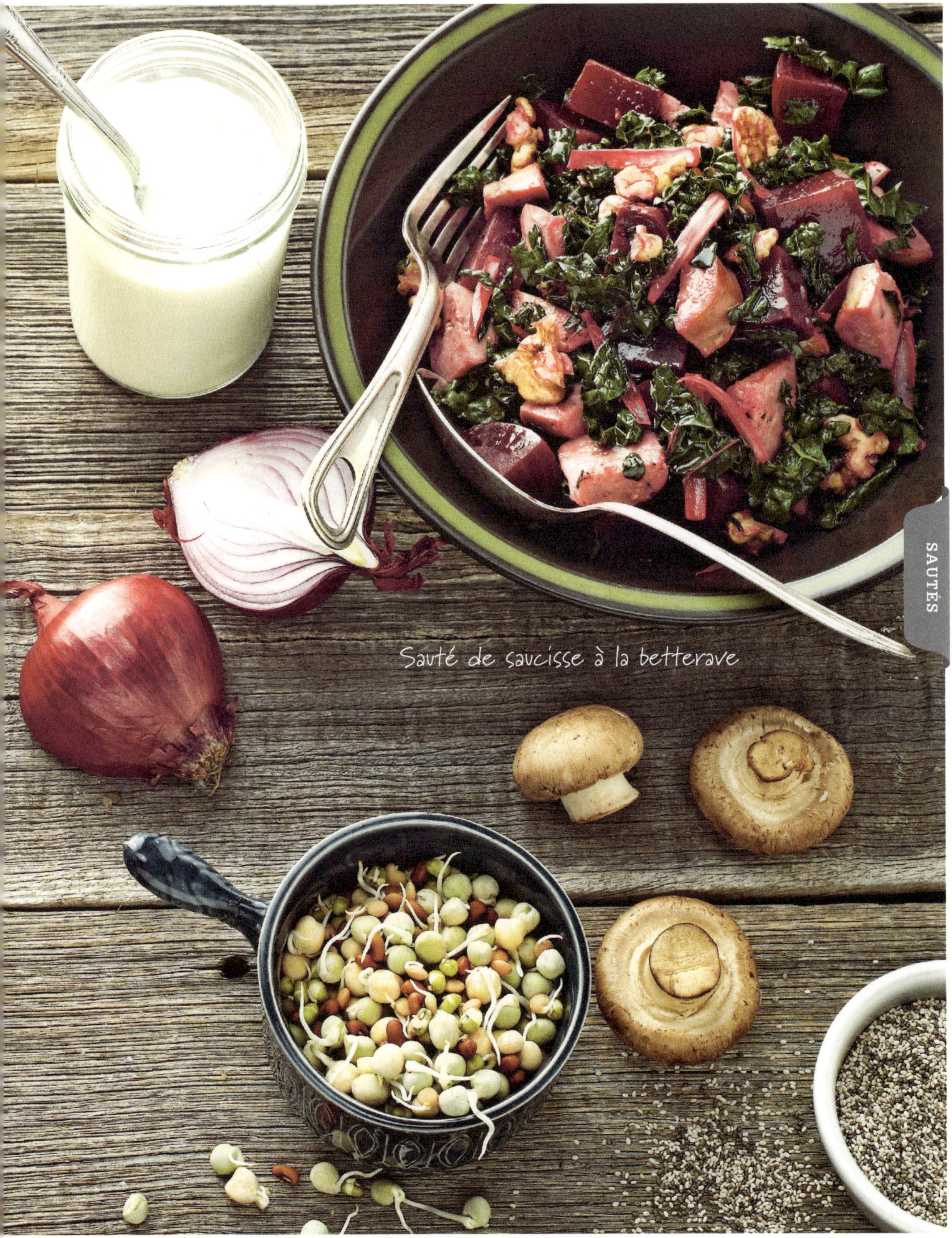
Sauté de saucisse à la betterave

SOUPE AU CHOU-FLEUR RÔTI ET POIREAU AVEC PESTO DE PISSENLIT ET NOISETTES

La recette de cette jolie soupe très nutritive est un cadeau de mon amie Aran Goyoaga. N'hésitez pas à en faire une grosse quantité. Parmi les herbes les plus nutritives, Aran a choisi le pissenlit pour son pesto ; vous pouvez le remplacer par de la roquette ou du chou kale.

PESTO DE PISSENLIT ET NOISETTES

100 g de noisettes
1 gousse d'ail hachée
100 g de pissenlit, trié et rincé
2 cuill. à soupe de parmesan râpé
½ cuill. à café de sel
5 cuill. à soupe d'huile d'olive

SOUPE AU CHOU-FLEUR RÔTI ET POIREAU

1 chou-fleur moyen, séparé en fleurettes
½ poireau moyen, lavé et émincé
1 oignon moyen, pelé et émincé
2 gousses d'ail hachées
2 cuill. à soupe d'huile d'olive
1 pomme de terre, pelé et coupée en dés
50 cl de bouillon de poulet maison (voir p. 70)
10 cl de lait de coco
1 cuill. à café de thym haché
sel et poivre du moulin

POUR 4 À 6 PERSONNES

PRÉPARATION : 20 MIN ◦ CUISSON : 40 MIN

Préparez le pesto. Mettez les noisettes dans une poêle à sec et faites-les dorer 5 minutes à feu moyen sans cesser de remuer. Mettez-les dans un torchon et frottez-les vigoureusement pour retirer le maximum de peau. Dans un robot, réduisez-les en poudre fine avec l'ail. Ajoutez le pissenlit, le parmesan et le sel, et mixez en faisant couler l'huile en un mince filet par l'ouverture jusqu'à obtenir une pâte lisse. Le pesto se garde 3 jours au réfrigérateur ou 1 mois au congélateur.

Préparez la soupe. Préchauffez le four à 190 °C (th. 6-7). Dans un saladier, mélangez le chou-fleur, le poireau, l'oignon, l'ail et l'huile, salez. Étalez ce mélange sur une plaque à four recouverte de papier sulfurisé et faites cuire 25 minutes. Transférez le tout dans un faitout et ajoutez la pomme de terre, le bouillon et le lait de coco, salez et poivrez. Portez à ébullition, puis baissez le feu, couvrez et laissez mijoter 10 minutes. Mixez le tout. Servez avec le pesto et des muffins à la courge, pomme et fromage bleu (voir page suivante).

MUFFINS À LA COURGE, POMME ET FROMAGE BLEU

INGRÉDIENTS

120 g de farine de riz brun extrafine
60 g de farine de millet
30 g de fécule de pomme de terre
1 cuill. à café de levure chimique
½ cuill. à café de bicarbonate de soude
¼ de cuill. à café de sel
1 cuill. à soupe de sauge hachée
1 cuill. à café de thym haché
120 g de purée de courge maison (voir p. 68) ou en conserve (rayon produits du monde)
1 œuf battu
80 g de sirop de riz
4 cuill. à soupe d'huile d'olive
1 pomme gala, pelée et râpée
60 g de fromage bleu émietté

POUR 12 MUFFINS

PRÉPARATION : 10 MIN
CUISSON : 18 À 20 MIN

Préchauffez le four à 180 °C (th. 6) et tapissez les moules à muffins avec des carrés de papier sulfurisé de 10 cm de côté (ou utilisez des caissettes en papier). Dans un saladier, mélangez les farines, la fécule, la levure, le bicarbonate, le sel, la sauge et le thym. Ajoutez la purée de courge, l'œuf, le sirop et l'huile. Mélangez bien, puis incorporez la pomme et le bleu. Répartissez la pâte dans les moules et enfournez pour 18 à 20 minutes. Laissez refroidir les muffins 5 minutes dans les moules avant de les mettre sur une grille. Ils se gardent 3 jours dans une boîte hermétique ou jusqu'à 1 mois au congélateur.

SOUPE RAFRAÎCHISSANTE À L'AVOCAT

INGRÉDIENTS

1 gros avocat bien mûr (ou 2 petits), pelé et coupé grossièrement
2 petits concombres, rincés et coupés grossièrement
le vert émincé de 1 jeune oignon
1 gousse d'ail hachée
1 poignée de feuilles de coriandre
40 cl d'eau de coco
le jus de 1 citron vert
piment de Cayenne ou cumin en poudre
yaourt et le vert émincé de jeune oignon pour décorer

POUR 2 PERSONNES

PRÉPARATION : 10 MIN
RÉFRIGÉRATION : 1 H

Mettez tous les ingrédients dans un blender et mixez jusqu'à obtenir un mélange onctueux. Allongez éventuellement avec un peu plus d'eau de coco. Versez dans des bols, couvrez de film alimentaire ou d'une assiette et mettez 1 heure au réfrigérateur. Servez la soupe surmontée de yaourt et parsemée d'oignon.

SOUPE À LA PATATE DOUCE

INGRÉDIENTS

1 patate douce moyenne
200 g de lentilles corail
1 cuill. à soupe d'huile de coco
1 oignon
1 cuill. à café de cumin en poudre
½ cuill. à café de curcuma en poudre
½ cuill. à café de graines de moutarde jaune
1 cuill. à soupe de tamari (sauce soja japonaise)
sel et poivre du moulin

POUR 4 PERSONNES

PRÉPARATION : 10 MIN • CUISSON : 35 MIN

Pelez et coupez la patate douce en dés. Rincez les lentilles. Faites chauffer l'huile dans une casserole à fond épais. Hachez l'oignon et ajoutez-le ainsi que les épices et faites cuire 5 minutes. Ajoutez les lentilles et la patate douce, salez, puis couvrez d'eau largement et laissez mijoter 30 minutes. Ajoutez le tamari, poivrez et mixez. Servez chaud.

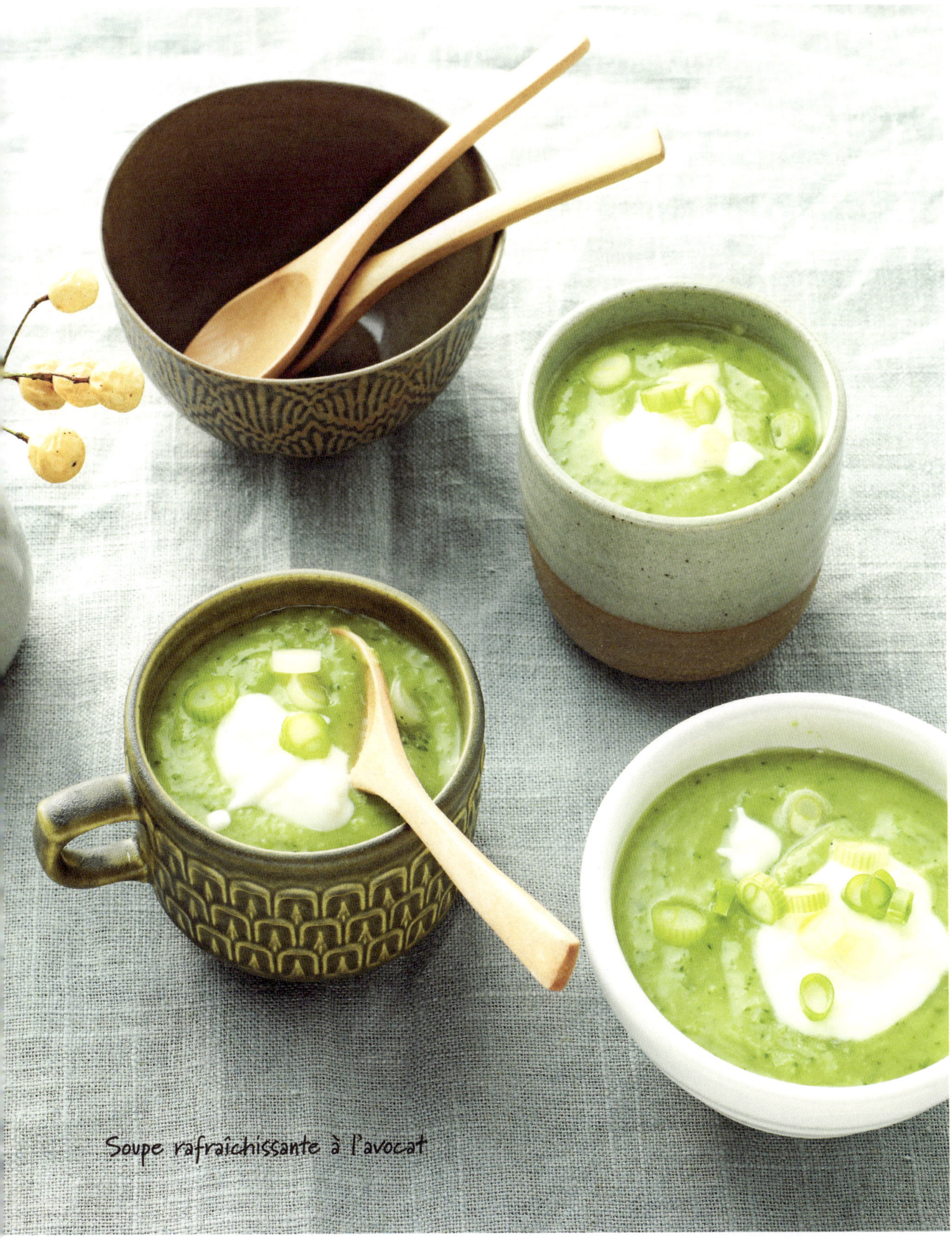

Soupe rafraîchissante à l'avocat

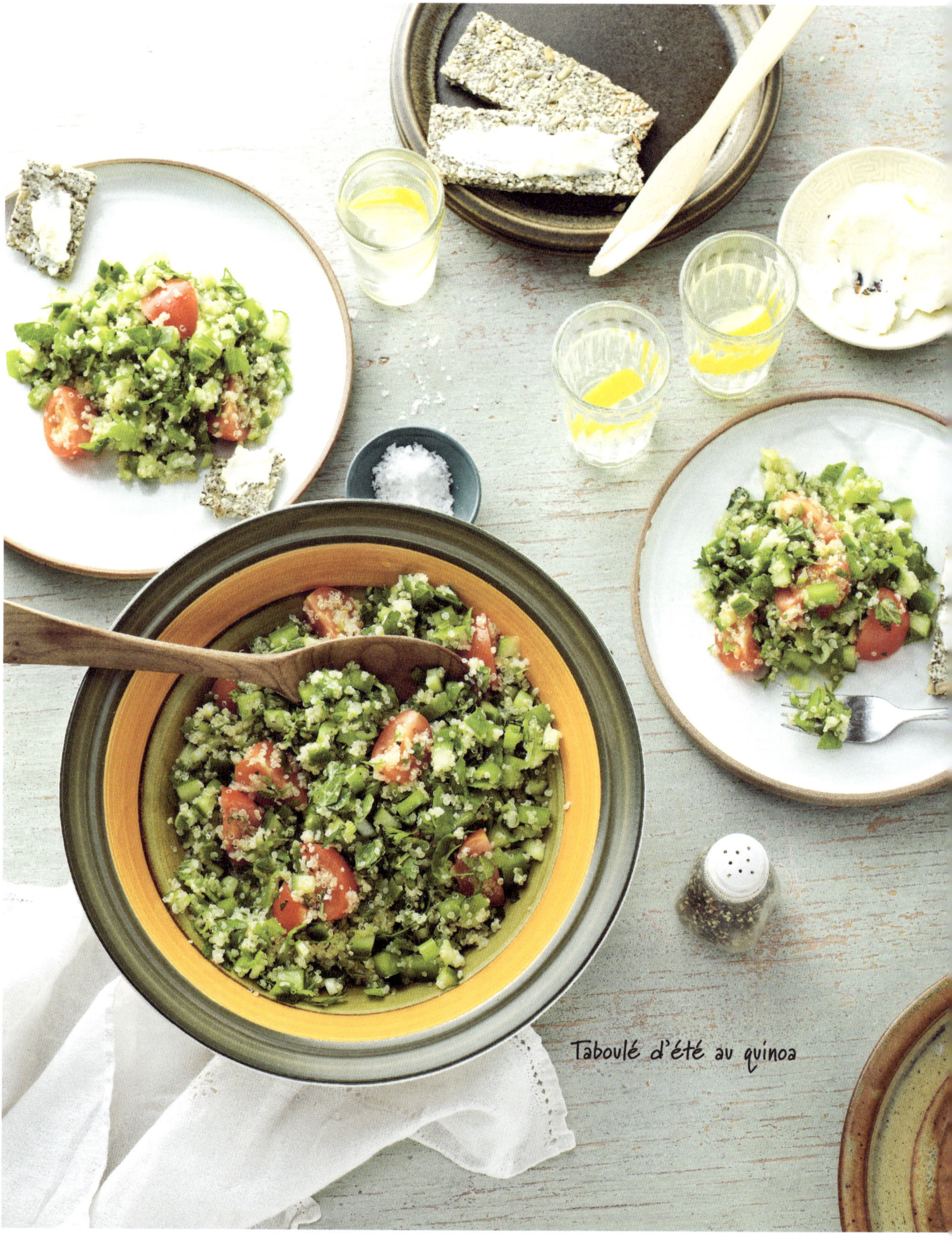

Taboulé d'été au quinoa

TABOULÉ D'ÉTÉ AU QUINOA

INGRÉDIENTS
250 g de quinoa cuit (voir p. 71)
1 poivron rouge
1 petit concombre
150 g de tomates cerise
le vert émincé de 1 botte de jeunes oignons
1 bouquet de persil
½ bouquet de menthe
½ cuill. à café de cumin en poudre (facultatif)
10 cl de jus de citron (2 ou 3 citrons)
5 cuill. à soupe d'huile d'olive
sel et poivre du moulin

POUR 4 À 6 PERSONNES

PRÉPARATION : 15 MIN
RÉFRIGÉRATION : 1 OU 2 H
Épépinez et coupez le poivron en petits dés. Rincez et coupez également le concombre en petits dés. Rincez et hachez les herbes. Mélangez tous les ingrédients dans un saladier. Mettez 1 ou 2 heures au réfrigérateur avant de servir.

TARTINADE AUX PETITS POIS, AMANDES ET HERBES

Cette délicieuse tartinade végétalienne me vient de Maria, du blog *Scandi Foodie*.

INGRÉDIENTS
400 g de petits pois frais ou surgelés
1 gousse d'ail écrasée
1 petit bouquet de ciboulette, rincée et hachée grossièrement
60 g d'amandes effilées
1 poignée d'herbes mélangées de votre choix
le jus et le zeste de 1 citron vert bio
1 cuill. à soupe d'huile d'olive
sel et poivre du moulin

POUR 1 GRAND BOL

PRÉPARATION : 10 MIN • CUISSON : 10 MIN
Mettez les petits pois, l'ail, la ciboulette et les amandes dans une casserole. Ajoutez 10 cl d'eau et portez à ébullition. Salez et poivrez, baissez le feu et laissez frémir 10 minutes à couvert. Dans un robot, mixez les herbes avec le jus et le zeste de citron vert, ainsi que l'huile, jusqu'à obtenir une pâte. Ajoutez les petits pois et mixez grossièrement. Servez sur du poisson ou des pâtes, ou tartinez du pain grillé. Gardez le reste jusqu'à 3 jours dans une boîte hermétique au réfrigérateur.

BARQUETTES D'ENDIVE AUX SARDINES

La sardine est un délicieux poisson, nutritif, bon marché et issu de la pêche durable. Pour cette recette aussi bonne au petit déjeuner que pour l'apéritif, oubliez la boîte au bénéfice du frais. Les endives peuvent être remplacées par du pain grillé.

INGRÉDIENTS

1 endive
6 sardines levées en filet
2 cuill. à soupe d'huile d'olive
1 poignée de feuilles de persil, rincées et hachées
1 petit piment doux haché finement (plus ou moins selon votre goût)
le jus et le zeste de 1 citron bio
4 cuill. à soupe de fromage à la crème maison (voir p. 74)

POUR 2 PERSONNES

PRÉPARATION : 10 MIN ◦ CUISSON : 2 MIN

Dans une poêle, faites dorer les sardines à feu moyen avec la moitié de l'huile, 1 minute de chaque côté. Écrasez-les à la fourchette dans un bol avec le persil, le piment, le jus et le zeste de citron, ainsi que le reste d'huile. Défaites les feuilles de l'endive et garnissez chacune d'elles avec du fromage à la crème et un peu de mélange aux sardines.

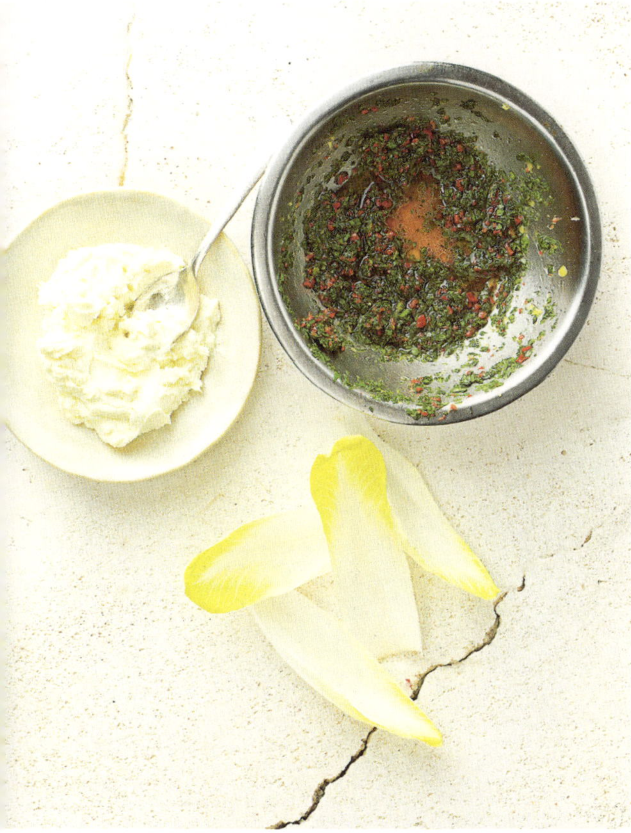
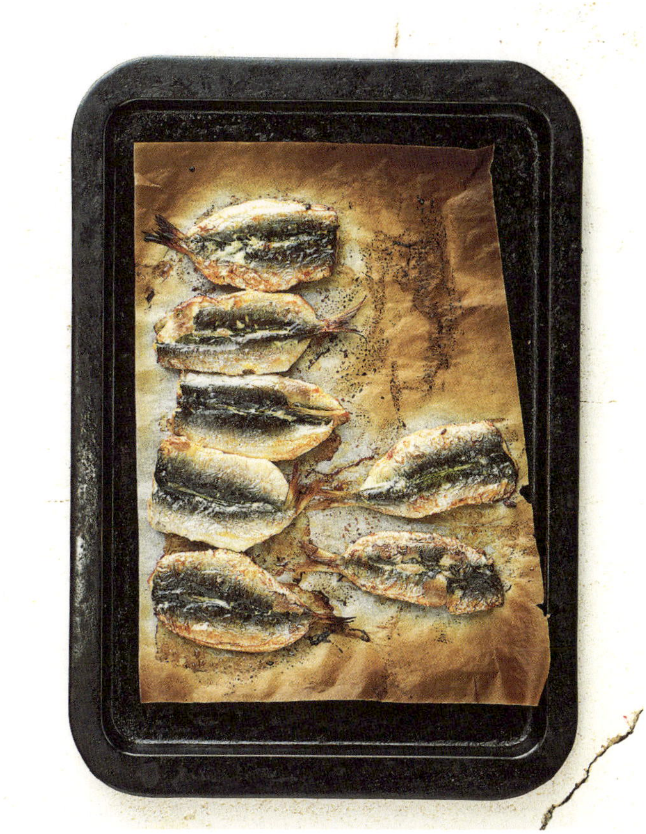
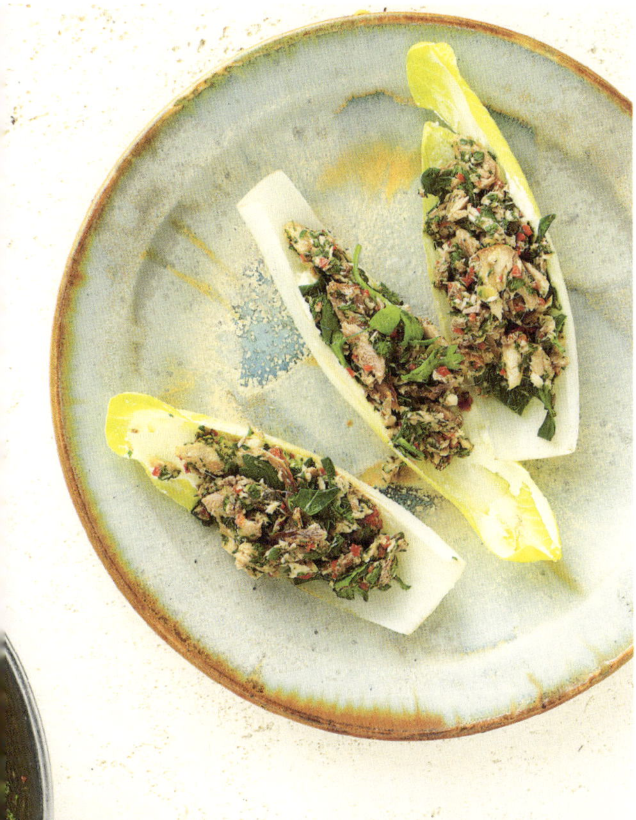
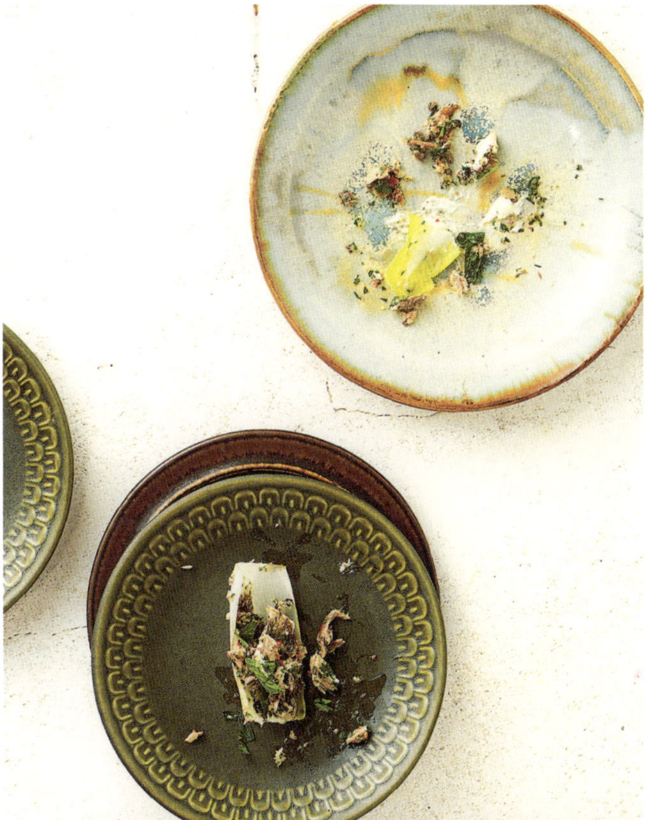

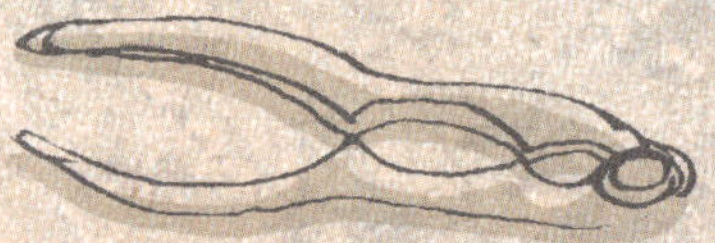

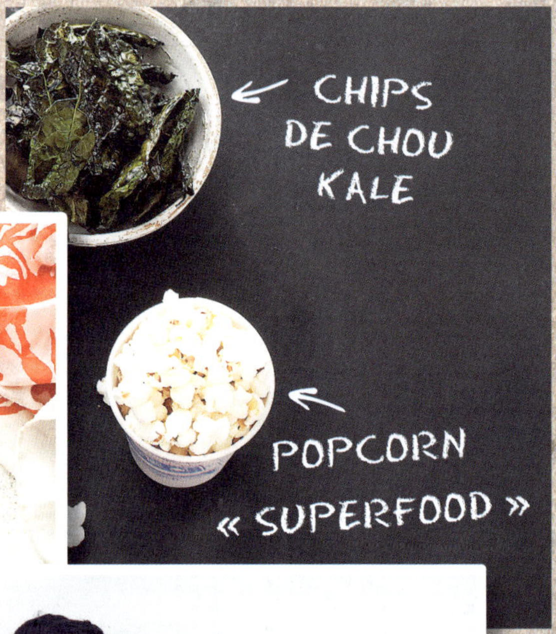
CHIPS DE CHOU KALE
POPCORN « SUPERFOOD »

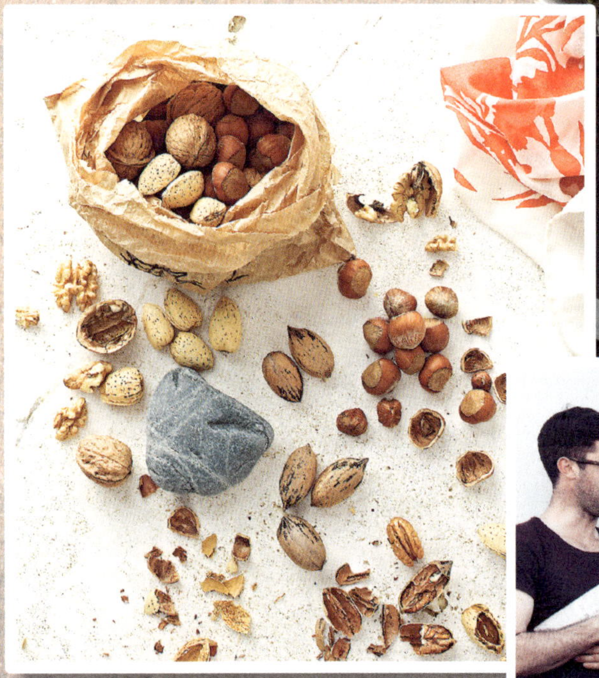

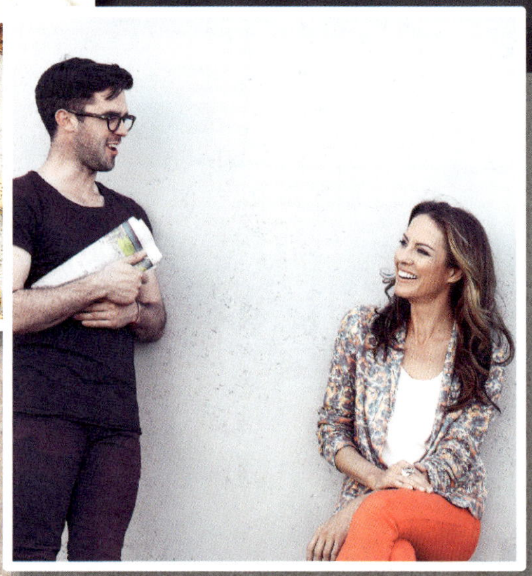

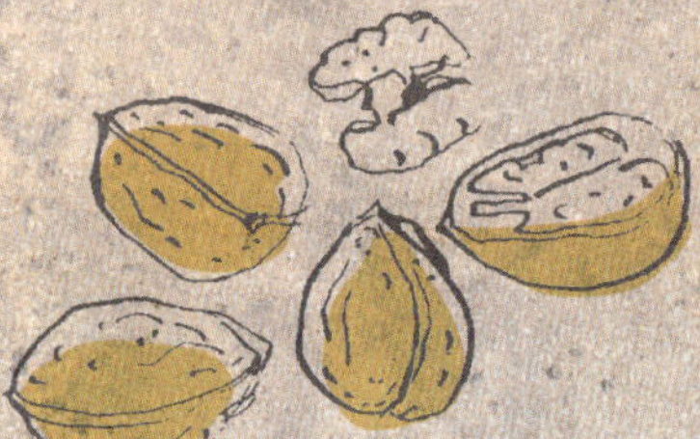

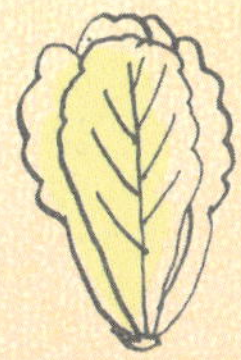

ENCAS SAVOUREUX

FACILE ET RAPIDE, À EMPORTER OU POUR FAIRE DES PROVISIONS EN CAS DE FRINGALE

À un moment donné, au cours de mon sevrage du sucre, mon obsession était de trouver l'encas le plus nutritif, croustillant, facile à faire et à emporter au bureau.

Ces recettes sont rapides à préparer, salées, remplies de bonnes graisses et de protéines dont vous avez besoin pour couper court aux fringales de sucre jusqu'au prochain repas.

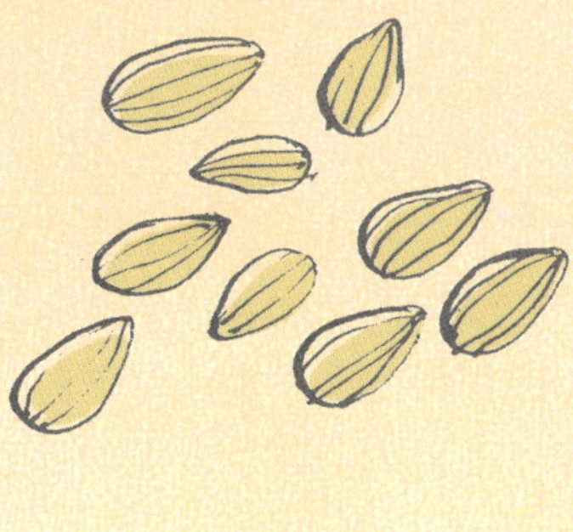

Ce pictogramme signifie que le plat peut être préparé en quantité et congelé en portions.

NOIX ET AMANDES GERMÉES ET ÉPICÉES

Reportez-vous p. 69 pour apprendre à faire tremper et germer les noix et les amandes avant de réaliser ces délicieuses gourmandises.

INGRÉDIENTS

250 g de noix germées
250 g d'amandes germées
½ à 1 cuill. à café de cannelle, coriandre et cumin en poudre
½ cuill. à café de curcuma en poudre

POUR **500 G**

PRÉPARATION : 5 MIN ◦ CUISSON : 15 MIN

Mélangez les noix et les amandes germées avec les épices avant de les faire sécher au four à 150 °C (th. 5).

VARIANTES

1. AMANDES AU SEL ET AU VINAIGRE

Mélangez 4 cuillerées à soupe de vinaigre de cidre et 1 cuillerée à soupe de sel à 200 g d'amandes germées avant de les faire sécher au four.

2. GRAINES DE COURGE MEXICAINES

Mélangez le jus de 2 ou 3 citrons verts, 3 cuillerées à café de piment en poudre et 1 cuillerée à soupe de sel à 150 g de graines de courge germées avant de les faire sécher au four.

3. GRAINES DE COURGE AU TAMARI

Après les avoir fait germer, faites dorer 150 g de graines de courge quelques minutes à la poêle à feu moyen avec un peu de tamari (sauce soja japonaise). Dès que les graines caramélisent, retirez-les du feu.

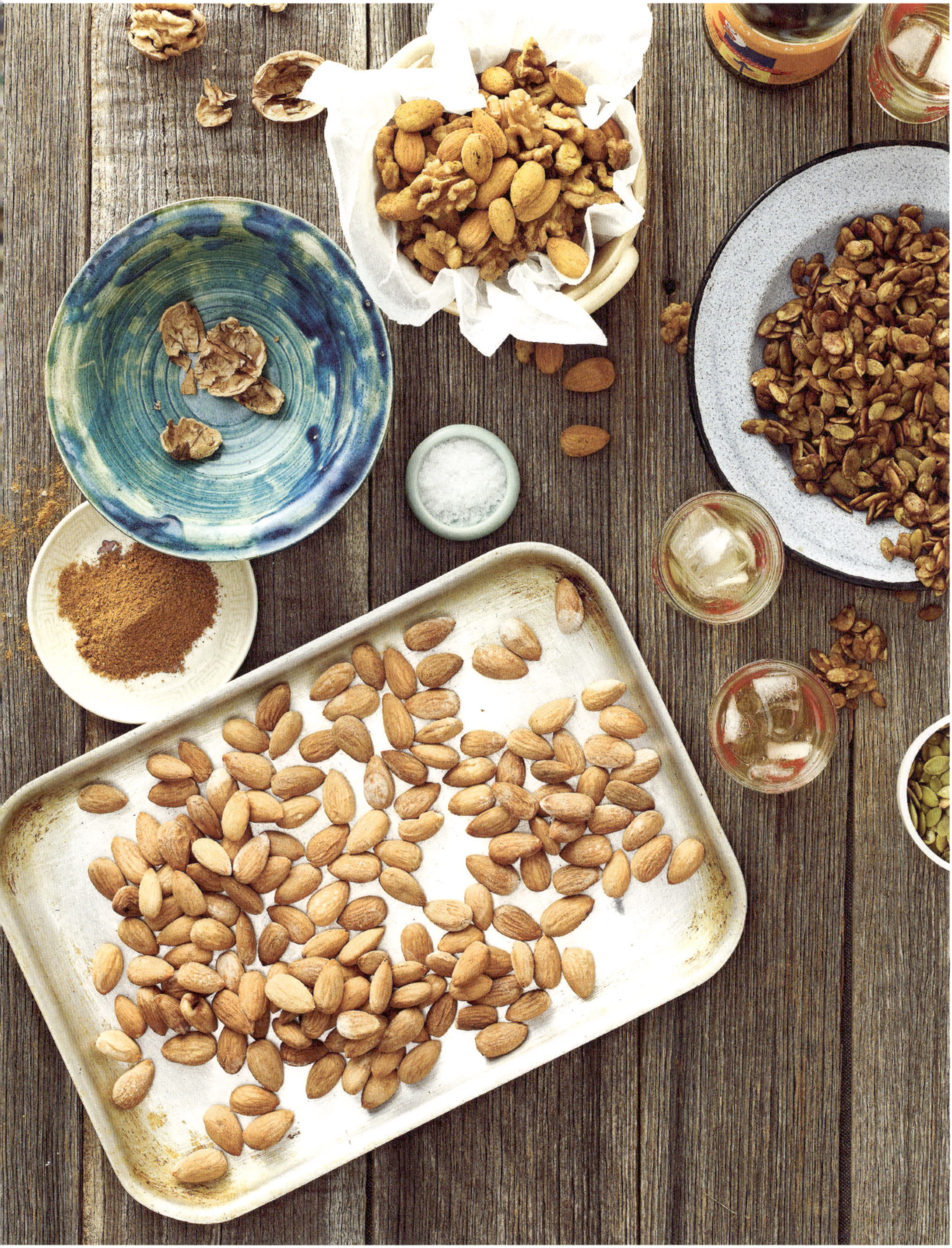

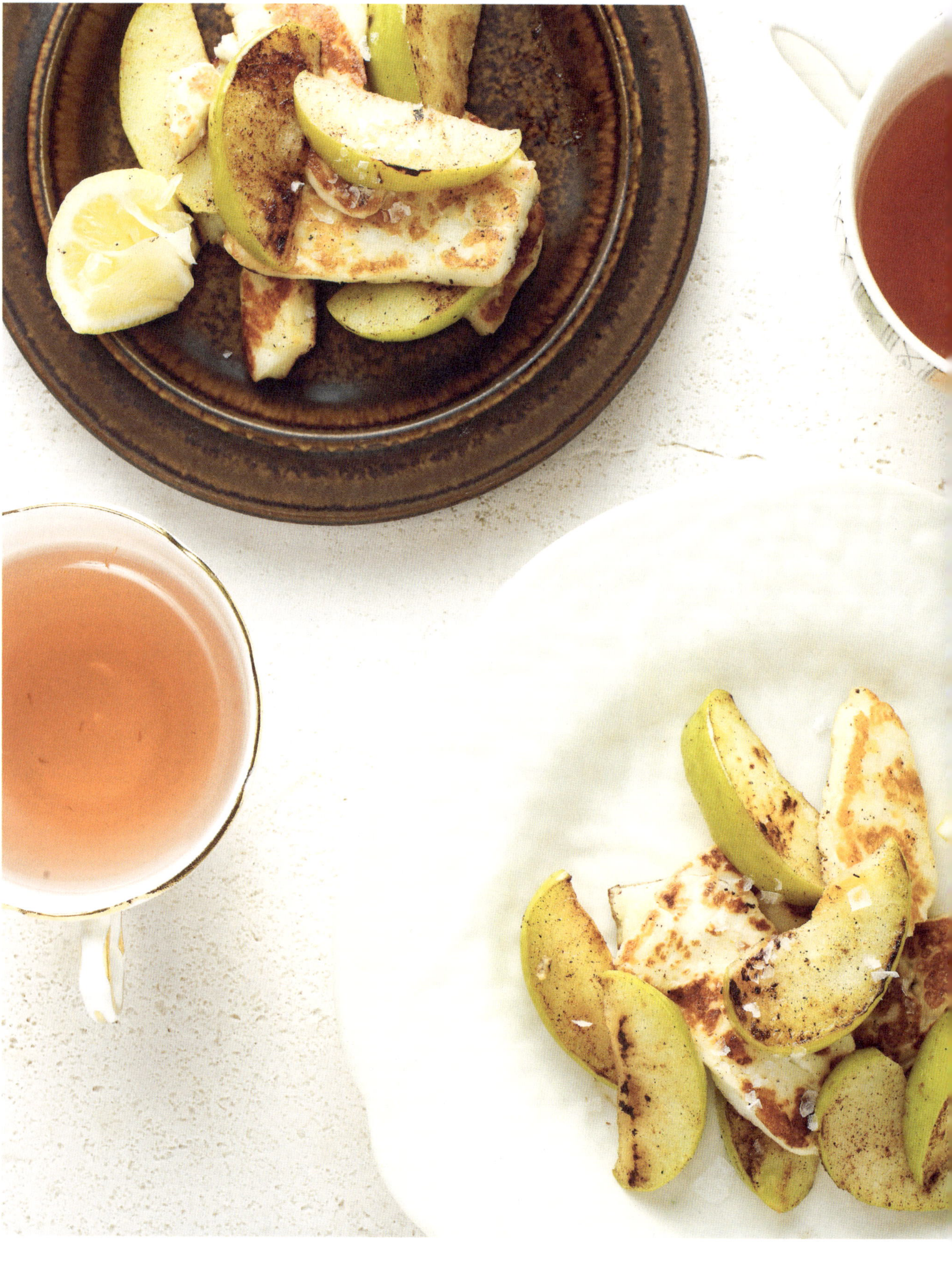

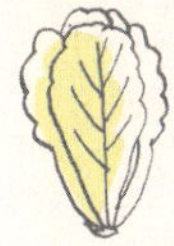

HALLOUMI ET POMME CARAMÉLISÉS

Ajoutez quelques noix grillées à ce snack d'après-midi et vous obtiendrez un dessert gourmand. Le halloumi est un fromage chypriote. On le trouve dans les épiceries turques. On peut aussi utiliser un fromage similaire libanais ou égyptien, le hellim.

INGRÉDIENTS

200 g de halloumi découpé en tranches épaisses
1 pomme verte coupée en tranches épaisses
1 pincée de cannelle en poudre (facultatif)
1 pincée de sel

POUR 2 PERSONNES

PRÉPARATION : 5 MIN
CUISSON : 1 OU 2 MIN

Mettez le fromage et les tranches de pomme dans une poêle antiadhésive chaude. Faites dorer 1 ou 2 minutes en retournant délicatement les tranches de pomme dans le gras rendu par le fromage jusqu'à obtenir un léger caramel. Relevez éventuellement de cannelle. Salez et servez.

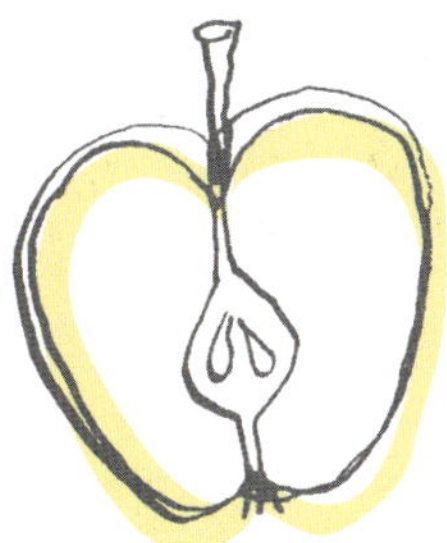

SNACKS EXPRESS

PARFOIS, VOUS AVEZ BESOIN D'UN ENCAS TOUT SIMPLE, AVEC PAS PLUS DE 3 INGRÉDIENTS, VOIRE MOINS.

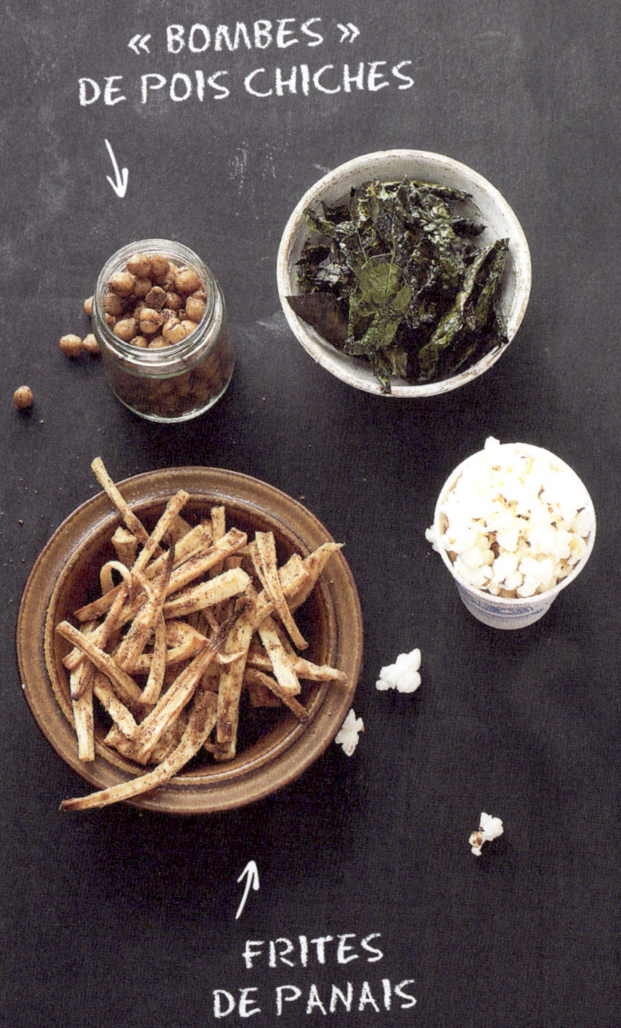

« BOMBES » DE POIS CHICHES

1 grosse boîte de pois chiches (ou 150 g de pois chiches secs trempés toute une nuit et cuits)
1 cuill. à soupe d'huile d'olive
1 cuill. à café de ras el-hanout ou de garam masala

Préchauffez le four à 180 °C (th. 6). Égouttez et rincez les pois chiches, puis mettez-les dans un bol. Ajoutez l'huile et l'épice, puis mélangez bien. Étalez sur une plaque à four recouverte de papier sulfurisé et enfournez pour 45 minutes. Laissez refroidir. Les pois chiches se gardent 1 semaine dans un bocal fermé.

CHIPS DE CHOUX DE BRUXELLES CROUSTILLANTS

10 choux de Bruxelles
1 cuill. à soupe d'huile d'olive
¼ de cuill. à café de sel

Préchauffez le four à 210 °C (th. 7). Coupez la base des choux, retirez les feuilles fanées et défaites les autres feuilles. Mélangez-les avec l'huile et le sel, puis étalez sur une plaque à four et enfournez pour 8 à 10 minutes. Dégustez les chips tout de suite, avant qu'elles ramollissent.

CHÂTAIGNES D'EAU RÔTIES

1 boîte de châtaignes d'eau
huile de coco ou de sésame
(ou autre huile de votre choix)

Égouttez les châtaignes et faites-les dorer à la poêle quelques minutes dans l'huile.

NOTE
Les châtaignes d'eau se trouvent dans les épiceries asiatiques.

CHIPS DE DAÏKON

2 daïkons
2 cuill. à soupe d'huile de coco ou de sésame
(ou autre huile de votre choix)
sel et romarin haché

Préchauffez le four à 210 °C (th. 7) et recouvrez la plaque à four de papier sulfurisé. Coupez le daïkon en très fines tranches à l'aide d'une mandoline. Étalez les tranches sur la plaque et faites cuire 20 minutes. Laissez sécher 10 minutes dans le four éteint et servez aussitôt.

NOTE
Le daïkon est un gros radis blanc qui se trouve dans les épiceries asiatiques, souvent utilisé râpé dans la cuisine japonaise. On peut le remplacer par des navets.

CHIPS DE CHOU KALE

1 bouquet de feuilles de chou kale
1 cuill. à soupe d'huile d'olive
1 pincée de sel

Préchauffez le four à 210 °C (th. 7). Déchirez les feuilles de chou kale en carrés d'environ 4 cm de côté. Mélangez avec l'huile et le sel, puis étalez sur une plaque à four et enfournez pour 5 à 10 minutes. Servez chaud ou froid.

NOTE
Ne consommez jamais les tiges du chou kale, elles sont trop difficiles à digérer. Tenez la tige d'une main et déchirez la feuille de part et d'autre de l'autre main.

POPCORN « SUPERFOOD »

1 poignée de maïs à popcorn
huile de coco ou beurre
1 cuill. à soupe de dulse en flocons

Au micro-ondes, mettez le maïs et l'huile ou le beurre dans un sac en papier kraft (vous pouvez recycler un sac de fruits et légumes). Faites cuire 2 minutes à la puissance maximale. Ajoutez les algues et secouez bien le sac.

Sinon, dans une sauteuse avec couvercle, faites fondre l'huile ou le beurre, puis mettez le maïs et couvrez. Faites cuire jusqu'à ce que le maïs ait fini de sauter, environ 5 minutes. Mettez le popcorn dans un bol, ajoutez les algues et mélangez bien.

FRITES DE PANAIS

INGRÉDIENTS

3 panais
3 cuill. à soupe de beurre de cacahuète ou d'amande non salé et non sucré (voir p. 74)
3 cuill. à soupe d'huile d'olive
sel

POUR 2 PERSONNES

PRÉPARATION : 10 MIN • CUISSON : 45 MIN

Épluchez et coupez les panais en fins bâtonnets. Préchauffez le four à 210 °C (th. 7) et recouvrez la plaque à four de papier sulfurisé. Dans un saladier, mettez le beurre de cacahuète ou d'amande, l'huile et les bâtonnets de panais. Salez et mélangez soigneusement. Étalez sur la plaque et enfournez pour 45 minutes environ, le temps que les frites soient dorées. Servez aussitôt.

« PELURES DE PATATES »

INGRÉDIENTS

4 grosses pommes de terre
3 cuill. à soupe de beurre fondu

POUR SERVIR

crème fraîche épaisse, yaourt, guacamole, bacon rôti émietté... (selon votre goût)
120 g de fromage râpé type cheddar ou cantal
le vert émincé finement de 1 botte de jeunes oignons

POUR 2 PERSONNES

PRÉPARATION : 15 MIN
CUISSON : 1 H 15

Préchauffez le four à 180 °C (th. 6). Lavez et essuyez les pommes de terre, puis badigeonnez-les de beurre au pinceau. Faites-les cuire jusqu'à ce qu'elles soient tendres, environ 45 minutes. N'éteignez pas le four. Fendez les pommes de terre en deux et retirez la chair (gardez-la pour la soupe au fenouil, voir p. 133), en laissant une coque avec 1 cm de chair sur le pourtour. Badigeonnez ces « pelures » de beurre et remettez-les au four jusqu'à ce qu'elles soient croustillantes, environ 30 minutes de plus. Servez les pelures garnies des ingrédients de votre choix et parsemées de fromage et d'oignon vert.

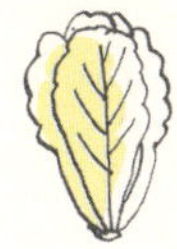

BISCUITS AU FROMAGE

Ces biscuits sont très compacts à cause de la farine de coco (voir p. 79). Mangez-en deux, et vous vous sentirez farci comme une dinde de Noël pour plusieurs heures !

INGRÉDIENTS

50 g d'amandes ou de noix en poudre, ou de farine de chanvre
3 œufs
4 cuill. à soupe de beurre fondu
120 g de fromage râpé type cheddar ou cantal
piment ou paprika (selon votre goût)
60 à 80 g de farine de coco tamisée
sel

POUR SERVIR
tomates cerise en petits dés et feuilles de basilic

POUR 16 BISCUITS

PRÉPARATION : 15 MIN • CUISSON : 15 MIN

Préchauffez le four à 210 °C (th. 7) et recouvrez la plaque à four de papier sulfurisé. Dans un saladier, mélangez les amandes ou les noix, ou la farine de chanvre, les œufs, le beurre et le fromage. Salez et relevez de piment ou de paprika. Ajoutez la farine de coco jusqu'à obtenir une pâte bien épaisse. Détaillez la pâte en boulettes de la taille d'une noix et disposez-les sur la plaque. Écrasez chaque boule à la main en galette plus ou moins fine selon votre goût. Enfournez pour 15 minutes, jusqu'à ce que les biscuits soient dorés et croustillants, en les retournant à mi-cuisson. Servez avec les tomates et le basilic.

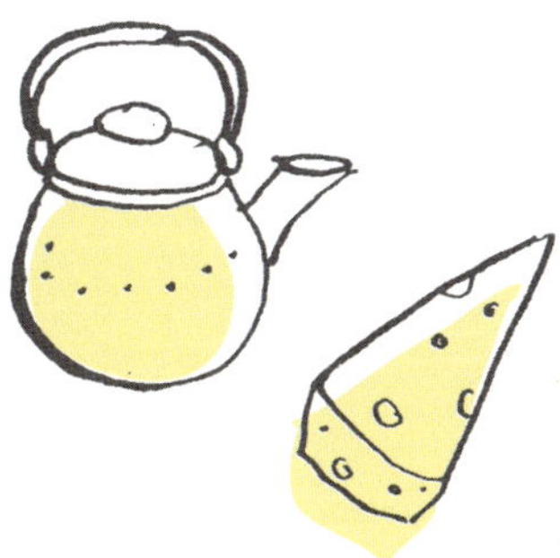

UN REPAS DANS UN CRACKER

Servez ces crackers avec de l'avocat ou du fromage à la crème maison (voir p. 74), ou amenez-les au bureau pour une pause gourmande.

INGRÉDIENTS

80 g de graines de chia
70 g de graines de tournesol
70 g de graines de sésame
50 g d'amandes ou de noix en poudre, ou de farine de chanvre
2 gousses d'ail écrasées
2 cuill. à café d'herbes hachées de votre choix, de la sauge idéalement
1 cuill. à café de dulse en flocons (facultatif)
¼ de cuill. à café de sel

POUR 20 CRACKERS

PRÉPARATION : 15 MIN
CUISSON : 55 MIN

Préchauffez le four à 160 °C (th. 5-6) et recouvrez une plaque à four de papier sulfurisé. Dans un bol, mélangez les graines et les amandes ou les noix, ou la farine de chanvre. Dans un autre bol, fouettez les autres ingrédients avec 25 cl d'eau, puis mélangez au contenu du bol précédent. Étalez le mélange en forme de rectangle sur la plaque, sur une épaisseur de 5 mm. Faites cuire 30 minutes, puis découpez la pâte en 20 rectangles et enfournez pour 25 minutes de plus. Laissez refroidir, puis gardez dans une boîte hermétique.

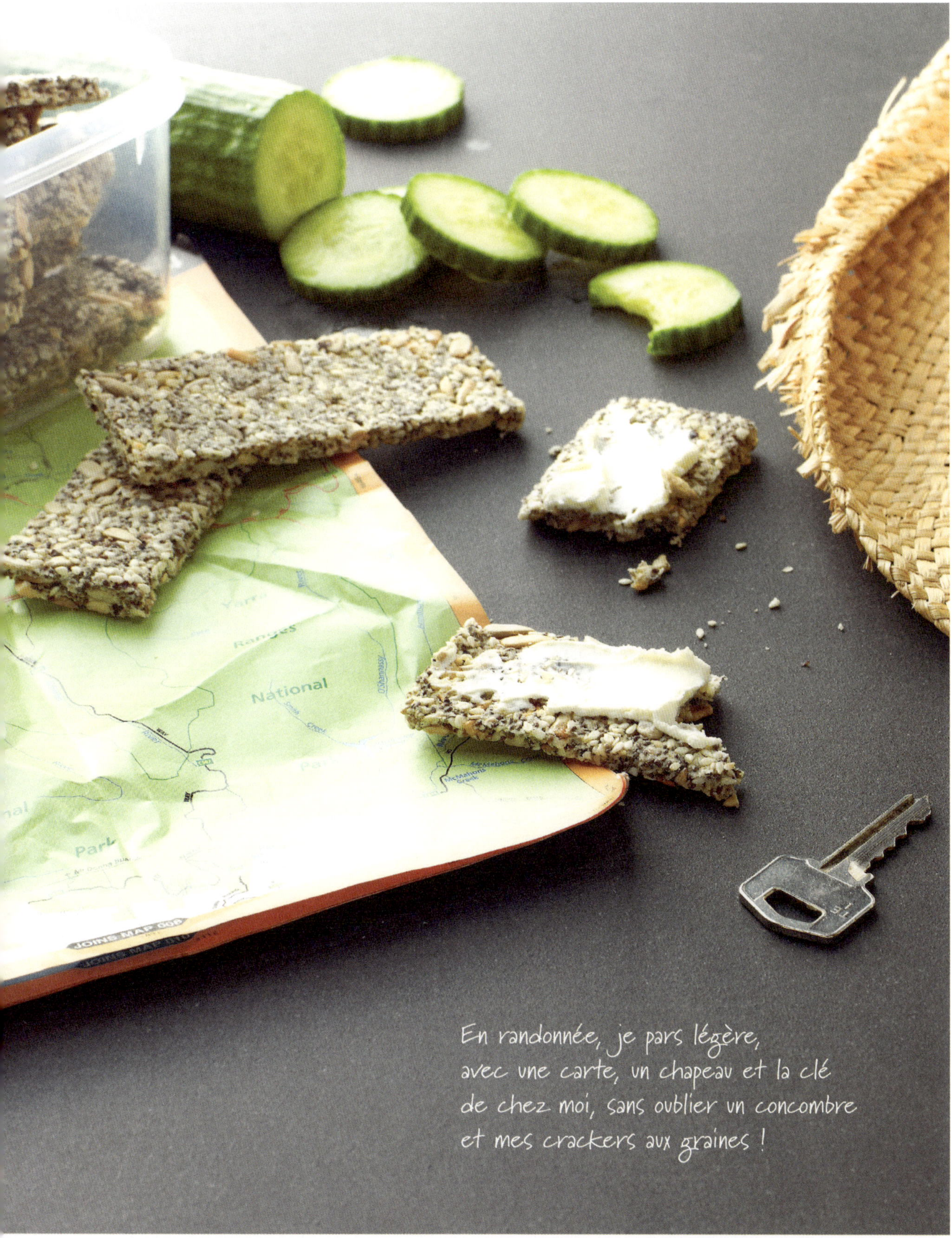

En randonnée, je pars légère,
avec une carte, un chapeau et la clé
de chez moi, sans oublier un concombre
et mes crackers aux graines !

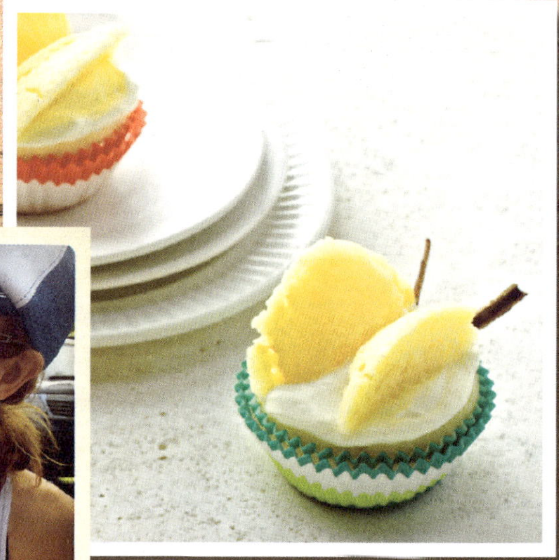
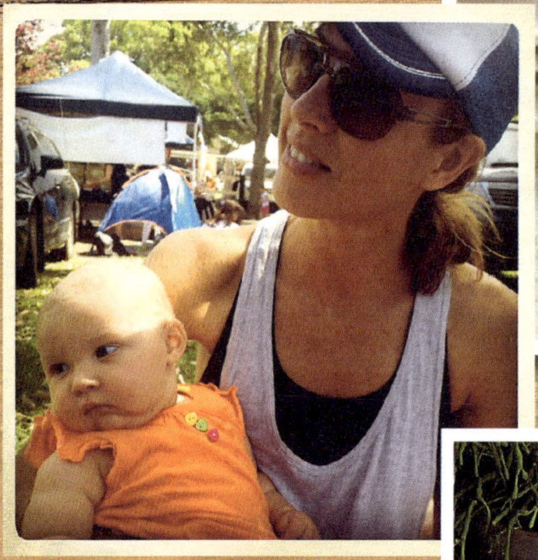
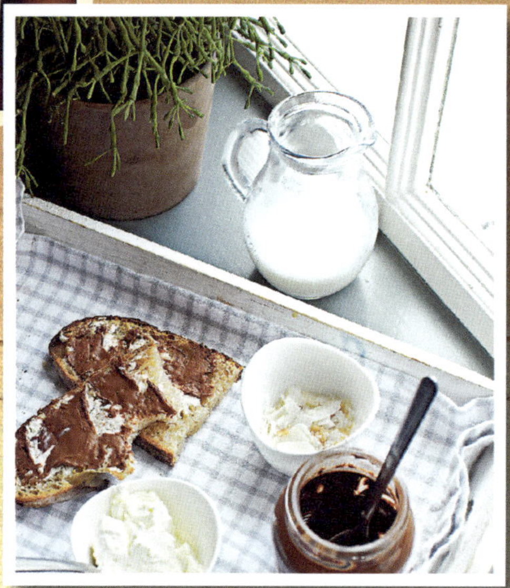

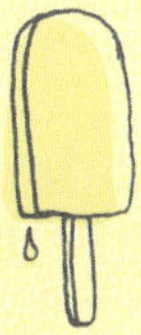

SPÉCIAL ENFANTS

DES DOUCEURS AUXQUELLES LES PETITS NE RÉSISTERONT PAS.

Une des questions qu'on me pose le plus fréquemment est : « Mais comment pouvez-vous convaincre les enfants de se passer de sucre ? » C'est vraiment une question pertinente, car les enfants aiment le sucre et les en priver peut paraître cruel. Que faire pour les goûters d'anniversaire ? Que leur donner comme goûters sans qu'ils deviennent la risée des bacs à sable ? Et comment manœuvrer parmi toutes les informations contradictoires qu'entendent les parents à propos du sucre et des enfants ? Voici quelques recettes pour bien commencer avec les vôtres.

ESKIMOS AVOCAT-COCO

INGRÉDIENTS

1 gros avocat mûr
20 cl de crème de coco (voir note p. 177)
le jus de 1 citron vert
3 cuill. à soupe d'eau de coco
1 cuill. à soupe de sirop de riz
1 cuill. à café de graines de chia (des blanches de préférence)
¼ de cuill. à café de sel

POUR 6 À 8 ESKIMOS

PRÉPARATION : 10 MIN
CONGÉLATION : 4 H

Épluchez et coupez l'avocat en cubes. Mettez tous les ingrédients dans un blender et mixez jusqu'à obtenir un mélange bien crémeux. Versez la préparation dans des moules à eskimos et mettez les bâtons. Placez au congélateur pour au moins 4 heures.

VARIANTE

Remplacez l'avocat par de la chair de noix de coco fraîche ; dans ce cas, ajoutez un peu plus d'eau de coco.

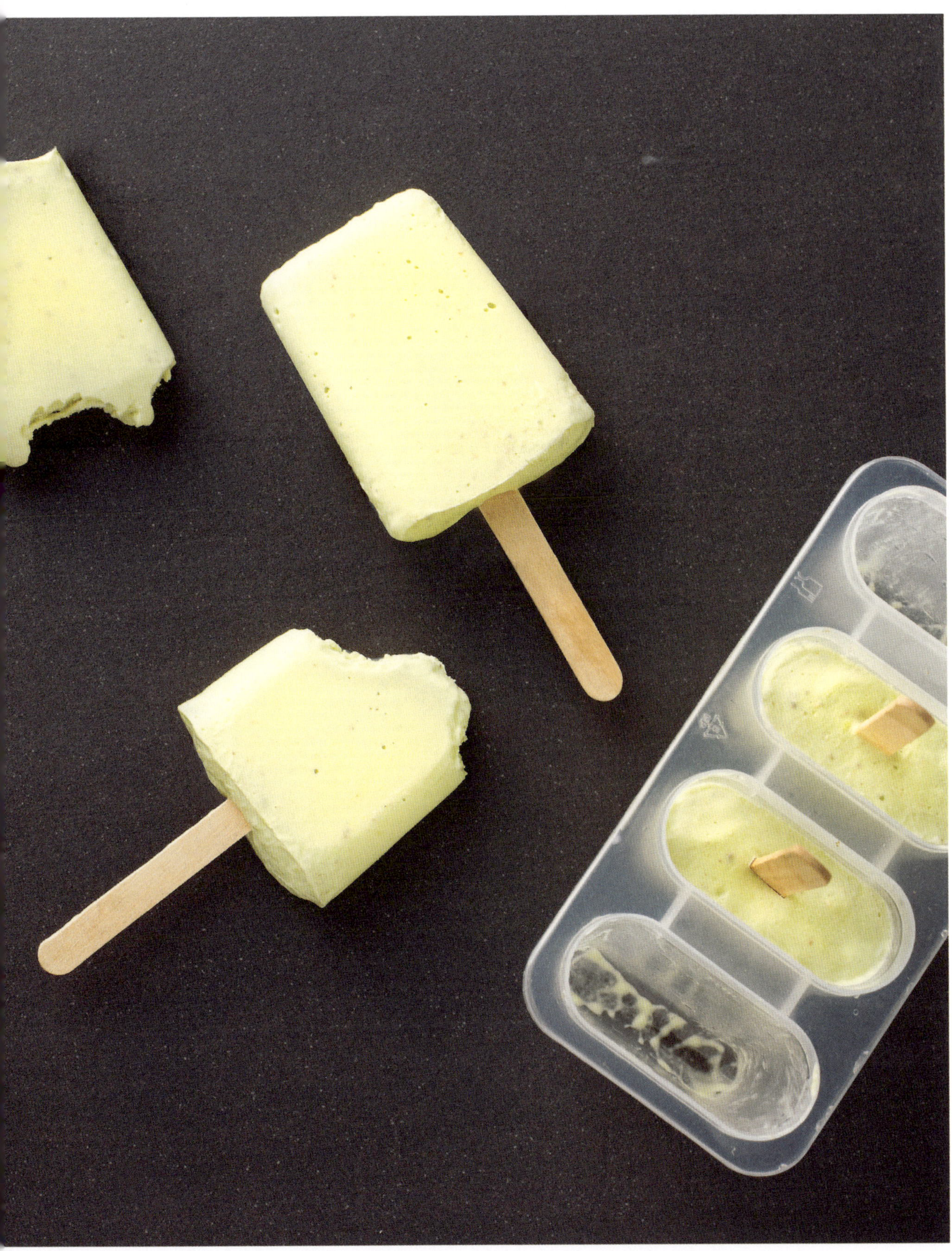

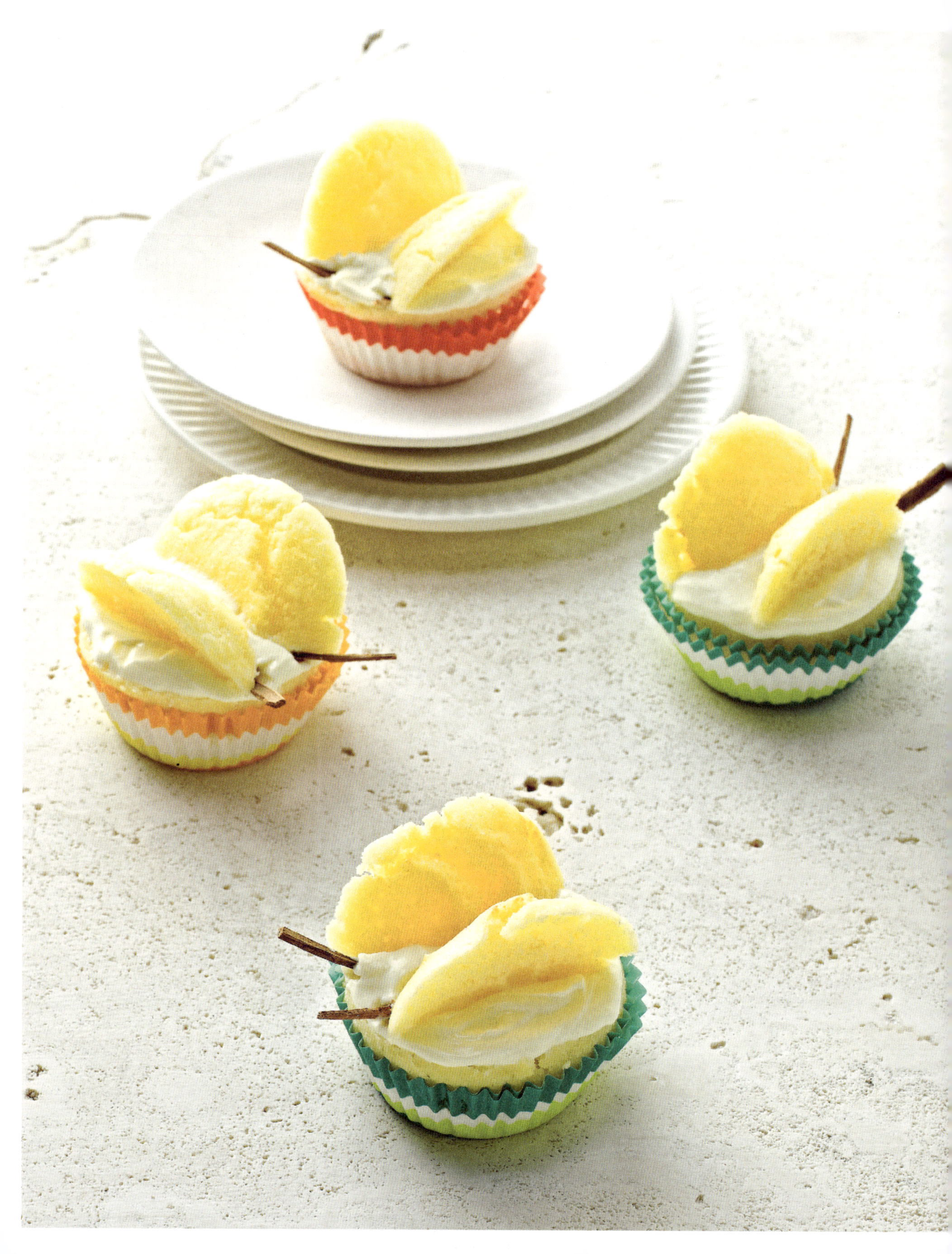

CUPCAKES PAPILLON

Ma mère nous préparait ces cupcakes quand nous étions enfants.
Bien sûr, vous pouvez les faire en cupcakes tout simples.

INGRÉDIENTS

25 cl de lait
1 cuill. à soupe de jus de citron ou de vinaigre de cidre
2 œufs
3 cuill. à soupe de stévia en poudre
150 g de farine avec levure incorporée
30 g d'amandes en poudre
2 cuill. à café de levure chimique
1 cuill. à café de vanille en poudre
100 g de beurre
2 cuill. à soupe de yaourt

POUR LE GLAÇAGE

300 g de fromage à la crème maison (voir p. 74)
3 cuill. à soupe de stévia en poudre
1 cuill. à café d'extrait de vanille
3 cuill. à soupe de crème fraîche épaisse

POUR 12 CUPCAKES

NOTE

Pour les antennes, utilisez des petits brins de cannelle ou des cure-dents.

PRÉPARATION : 15 MIN

CUISSON : 12 À 15 MIN

Préchauffez le four à 180 °C (th. 6) et déposez des caissettes en papier dans des moules à muffins. Dans un bol, mélangez le lait et le jus de citron ou le vinaigre, et laissez reposer 5 minutes. Dans un saladier, fouettez les œufs avec la stévia pendant 5 minutes, jusqu'à obtenir un mélange bien crémeux. Ajoutez la farine, les amandes, la levure, la vanille, le beurre et le yaourt. Ajoutez le lait caillé et fouettez bien le tout. Répartissez la pâte dans les moules et enfournez pour 12 à 15 minutes. Laissez refroidir sur une grille.

Préparez le glaçage. Dans un récipient haut et étroit, mixez le fromage, la stévia et la vanille à l'aide d'un mixeur plongeant, puis ajoutez la crème petit à petit tout en mixant. Découpez un chapeau à chaque cupcake, puis recoupez-le en deux. Tartinez les cupcakes de glaçage, puis déposez les deux moitiés de chapeau pour figurer les ailes du papillon.

BIEN NOURRIR SES ENFANTS

DEPUIS 3 ANS QUE JE PROPAGE LE MESSAGE DU « SANS SUCRE », J'AI COMPILÉ DES ASTUCES AUPRÈS DE MES AMIS ET À PARTIR DES COMMENTAIRES DÉPOSÉS SUR MON BLOG.

MONTREZ L'EXEMPLE

Ne gardez pas de sucre dans la maison, aucun. Évitez d'en parler : plus cela semblera évident, plus ce sera simple.

IMPLIQUEZ LES ENFANTS

Amenez vos enfants faire les courses avec vous : dénicher le yaourt sans sucre au supermarché peut être un jeu, comme de choisir les bons plats à la cantine ou au restaurant.

LES CÉRÉALES DU PETIT DÉJEUNER

C'est quasi impossible de trouver des céréales sans sucre, hormis quelques mueslis non sucrés et sans fruits. Lisez les étiquettes et choisissez les céréales avec moins de 2 g de sucre par portion. Rendez-les plus appétissantes avec un peu de granola coco-noix (voir p. 86).

SOYEZ SIMPLE

C'est le moment de revenir aux quelques saveurs que vos enfants préfèrent.

D'AUTRES RÉCOMPENSES

Récompensez vos enfants avec autre chose que des friandises. Tout simplement en passant des bons moments ensemble : faire une promenade, un jeu, cuisiner…

POUR LES ANNIVERSAIRES

C'est vraiment le plus difficile. Mais avec le recul, beaucoup de parents préfèrent laisser faire. Vos enfants vont probablement s'intéresser plus au jeu qu'aux sucreries. De toute façon, faute d'habitude, ils risquent d'être vite écœurés par les gâteaux et les sodas. Ils vont s'arrêter d'eux-mêmes et réclamer un verre d'eau.

DES GOÛTERS TOUT SIMPLES

⇨ LES LECTEURS DE MON BLOG ONT CONTRIBUÉ À CETTE LISTE. ⇦

- Du yaourt nature dans une petite boîte hermétique avec des fruits rouges surgelés (qui garderont le tout frais jusqu'au goûter en cas de sortie).
- Des crackers avec du fromage.
- Un muffin courge-noix de coco (voir p. 90) avec du fromage à la crème maison (voir p. 74).
- Un sac refermable de granola coco-noix (voir p. 86).
- Un fish and chips : une petite boîte de thon à manger avec un petit paquet de chips.
- Des bâtons de céleri garnis de beurre de noix (voir p. 74), éventuellement recouverts de graines de soja.
- Une brique d'eau de coco congelée (qui sera comme un granité fondu à midi).
- Une purée que les tout-petits adorent : patate douce cuite, avocat et noix de coco mixés ensemble avec un peu de cannelle ou de cacao en poudre.
- Des copeaux de noix de coco légèrement rôtis avec un peu de cannelle.
- Des sandwiches à la pomme. Entre deux tranches de pomme, du beurre d'amande (voir p. 74) ou un peu de fromage.
- Des œufs durs à écaler au dernier moment.
- Des bâtonnets de concombre ou des tranches d'avocat entourées de jambon.
- Du guacamole avec des bâtonnets de légumes à tremper. Les enfants peuvent le préparer eux-mêmes.
- Du popcorn « superfood » (voir p. 161). Ma mère m'en préparait quand j'étais petite, alors que le micro-ondes venait juste d'être inventé.
- Des petits pois frais en cosses.
- Une grande idée pour le goûter de l'après-midi : du fromage type cheddar ou cantal sur des chips de tortilla, le tout passé sous le gril du four, juste le temps de faire fondre le fromage.

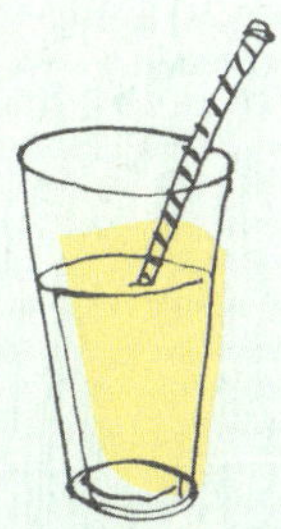

BISCUITS AU CITRON ET AU PAVOT

INGRÉDIENTS

2 cuill. à soupe d'huile de pépins de raisin
1 ½ cuill. à soupe de stévia en poudre
1 cuill. à soupe de vanille en poudre
1 cuill. à soupe de zeste de citron bio
200 g d'amandes en poudre
1 pincée de sel
1 cuill. à soupe de graines de pavot
1 blanc d'œuf battu légèrement

POUR 12 À 16 BISCUITS

PRÉPARATION : 10 MIN
CUISSON : 6 À 8 MIN

Préchauffez le four à 180 °C (th. 6).
Dans un saladier, mélangez l'huile, la stévia, la vanille et les zestes. Ajoutez les amandes, le sel et les graines de pavot, puis travaillez la pâte à la main au moins 5 minutes. Étalez la pâte sur quelques millimètres d'épaisseur et découpez-y des biscuits à l'aide d'un emporte-pièce. Disposez-les au fur et à mesure sur une plaque à four recouverte de papier sulfurisé. Badigeonnez avec le blanc d'œuf. Faites cuire de 6 à 8 minutes, jusqu'à ce que le pourtour des biscuits soit doré.

ASTUCES

Pour Pâques, utilisez un emporte-pièce lapin.
Si vous n'avez pas d'emporte-pièce, faites des petites boules de pâte que vous aplatissez.

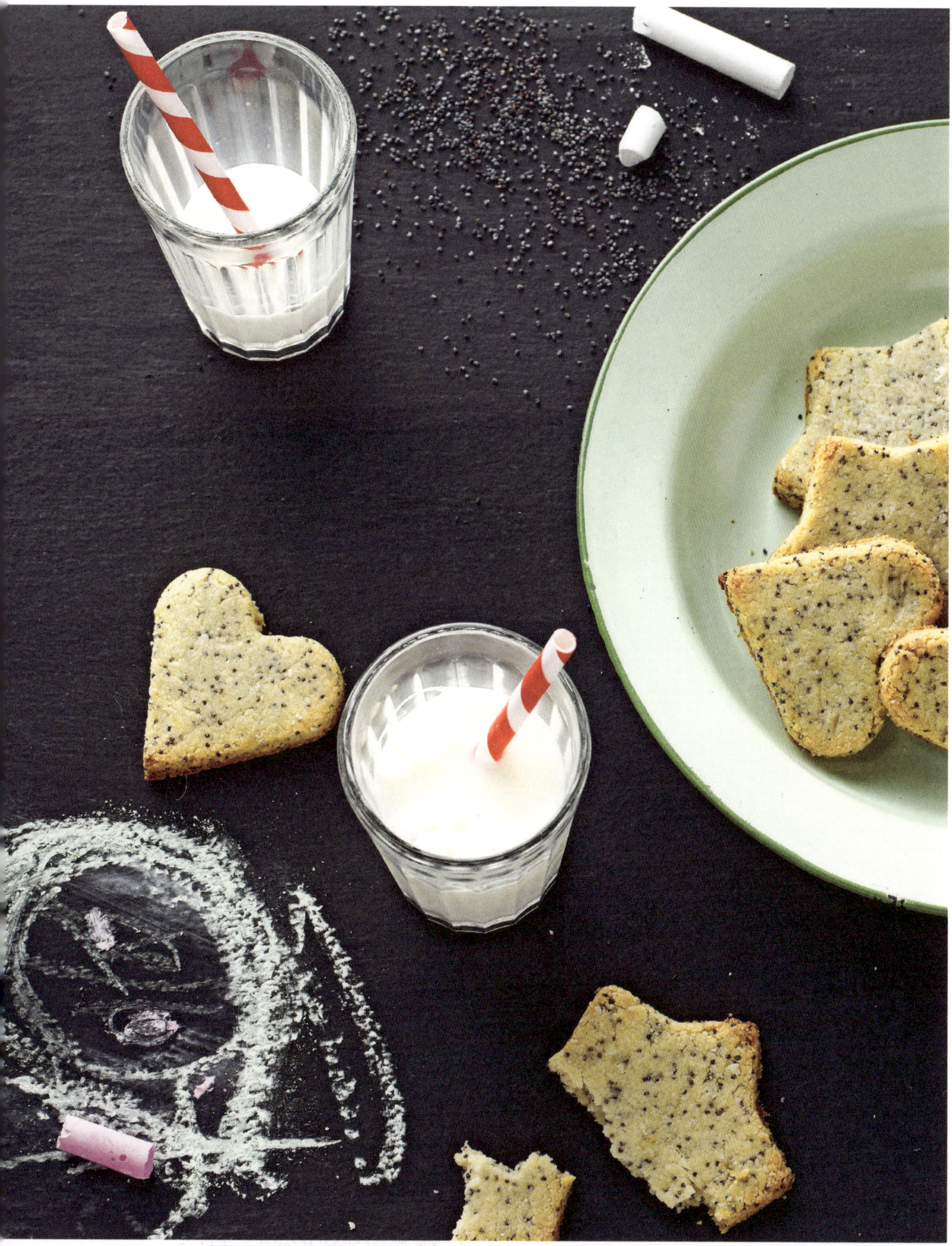

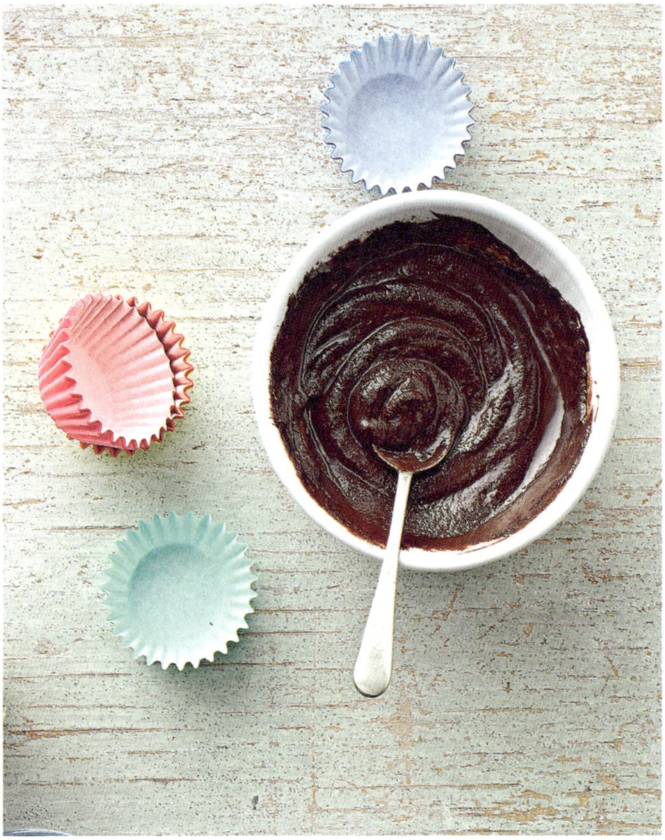
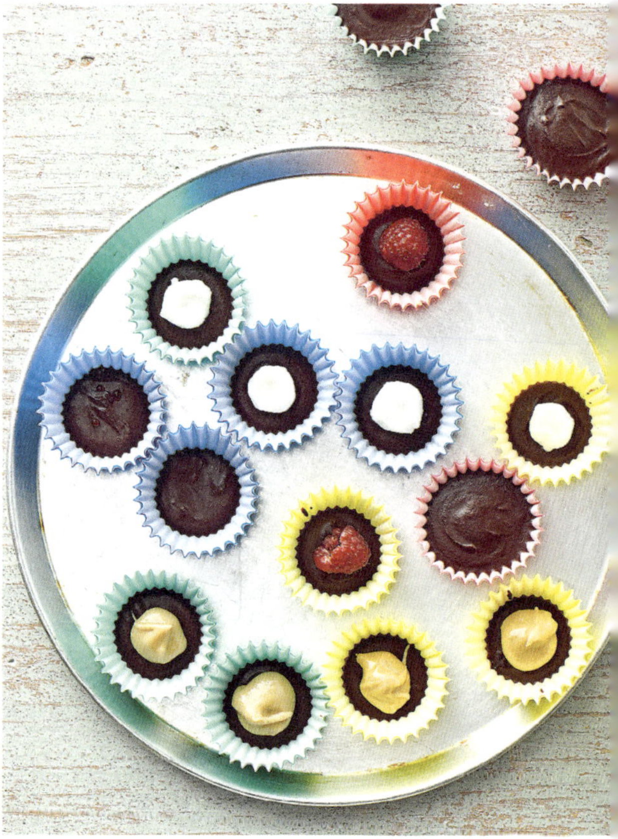
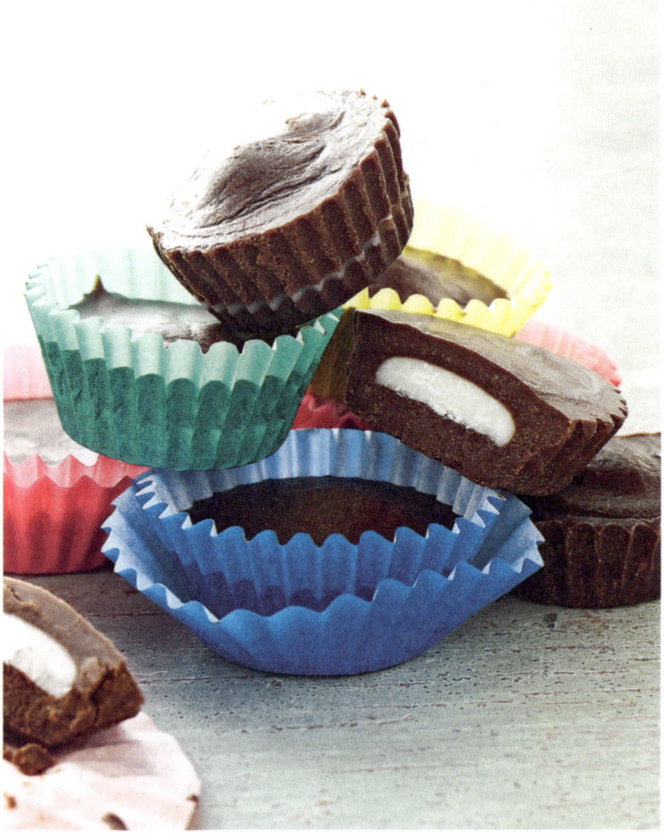
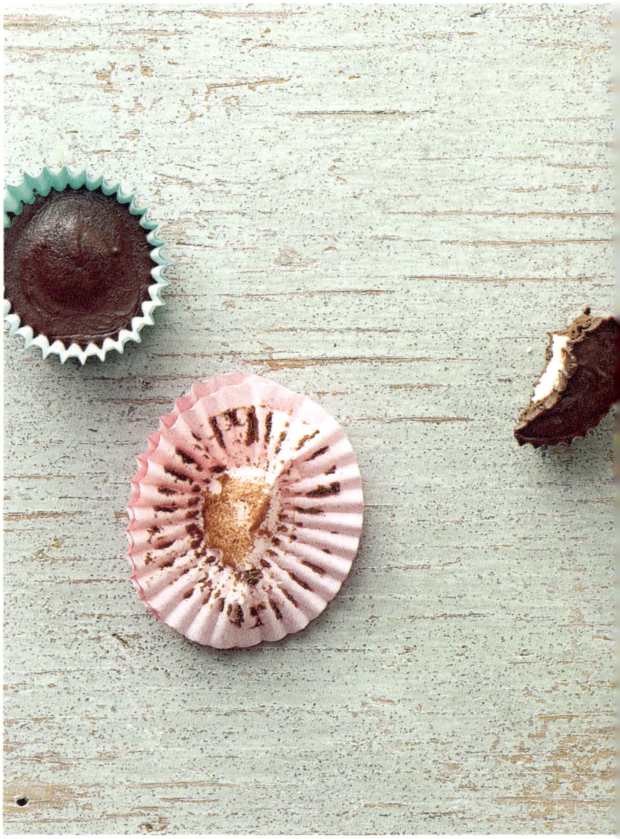

BOUCHÉES AU CHOCOLAT ET AU BEURRE DE NOIX

Voici ma version sans sucre de célèbres chocolats américains. J'utilise de la crème de cacao pour rendre le chocolat plus gourmand.

INGRÉDIENTS

12 cl d'huile de coco fondue
60 g de cacao en poudre
1 cuill. à soupe de sirop de riz
2 cuill. à soupe de crème de coco (voir note ci-dessous)
55 g de beurre de cacahuète, de noix ou d'amande maison (voir p.74)
sel

POUR 20 À 25 BOUCHÉES

NOTE

On trouve de la crème de coco dans les magasins asiatiques. On peut la remplacer par du lait de coco épaissi avec 1 cuillerée à soupe de fécule de maïs ou d'arrow-root pour 25 cl de lait.

PRÉPARATION : 10 MIN • CONGÉLATION : 5 MIN • RÉFRIGÉRATION : 30 MIN

Déposez des petites caissettes en papier sur une plaque à four. Dans un saladier, mélangez l'huile et le cacao, puis ajoutez le sirop et la crème de coco. Déposez une fine couche du mélange au fond de chaque caissette, puis mettez 5 minutes au congélateur. Ajoutez la valeur d'une noisette de beurre de cacahuète dans chaque caissette, puis finissez de remplir avec le mélange au cacao et parsemez de quelques grains de sel. Mettez au réfrigérateur au moins 30 minutes. Dégustez directement au sortir du réfrigérateur, car ces bouchées fondent à température ambiante.

3 DÉLICIEUSES VARIANTES

1. **BOUCHÉES AU BEURRE DE COCO**
   Remplacez le beurre de cacahuète par du beurre de coco maison (voir p. 192).
2. **BOUCHÉES À LA MENTHE**
   Ajoutez quelques gouttes d'essence de menthe poivrée au beurre de coco de la variante précédente.
3. **BOUCHÉES AUX FRUITS ROUGES**
   Placez une framboise surgelée dans chaque caissette à la place du beurre de cacahuète.

PÂTE À TARTINER SANS SUCRE

Remplacez la version industrielle pleine de sucre par une recette maison.

INGRÉDIENTS

120 g de noisettes
12 cl de lait de coco
120 g de sirop de riz
1 cuill. à soupe d'huile de coco
30 g de cacao en poudre, cru de préférence
1 cuill. à soupe de vanille en poudre

POUR 1 PETIT BOCAL

PRÉPARATION : 15 MIN • CUISSON : 10 MIN

Préchauffez le four à 180 °C (th. 6). Faites griller les noisettes 10 minutes. Frottez-les dans un torchon pour retirer un maximum de peau. Réduisez-les en poudre dans un robot puissant, puis ajoutez les autres ingrédients. Mixez longuement jusqu'à obtenir une pâte, en ajoutant éventuellement un peu plus de lait de coco selon la consistance souhaitée. La pâte à tartiner se garde plusieurs semaines au réfrigérateur.

MOUSSE À LA CAROTTE

INGRÉDIENTS

600 g de carottes
30 g d'amandes en poudre
3 œufs
2 cuill. à soupe de sirop de riz
noix de muscade râpée et cannelle en poudre (selon votre goût)
1 cuill. à soupe de zeste d'orange bio
huile de coco ou beurre pour le plat

POUR 4 PERSONNES

PRÉPARATION : 10 MIN • CUISSON : 1 H 20

Préchauffez le four à 180 °C (th. 6) et graissez légèrement un plat à four. Pelez et coupez les carottes en gros dés. Faites-les cuire de 15 à 20 minutes à la vapeur, puis mixez-les dans un blender avec les autres ingrédients jusqu'à obtenir une préparation onctueuse. Versez dans le plat et enfournez pour 1 heure environ, les bords doivent être dorés et le centre pris. Servez chaud ou froid.

VARIANTE

Pour un goûter après l'école, faites cuire cette mousse dans des ramequins individuels.

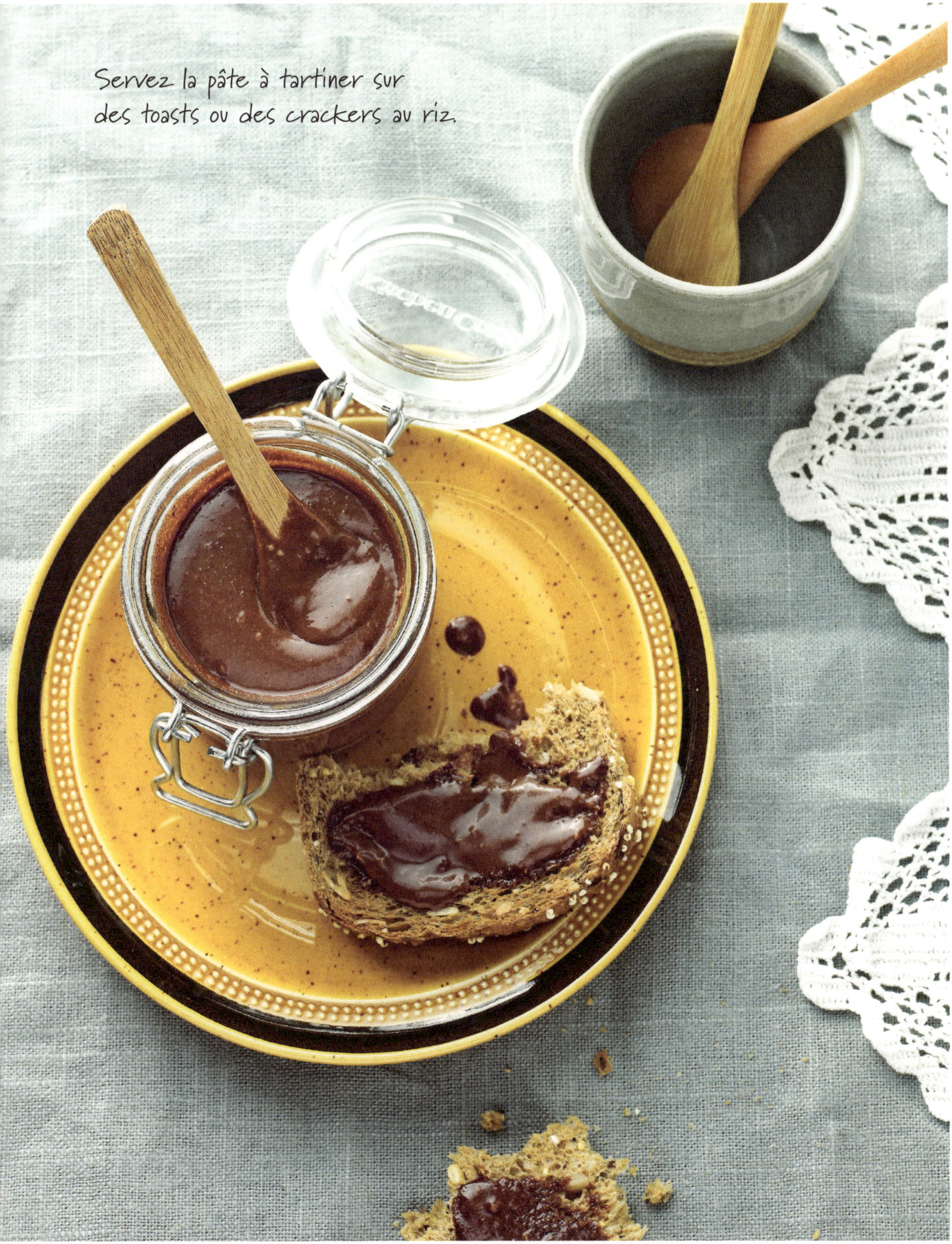

Servez la pâte à tartiner sur des toasts ou des crackers au riz.

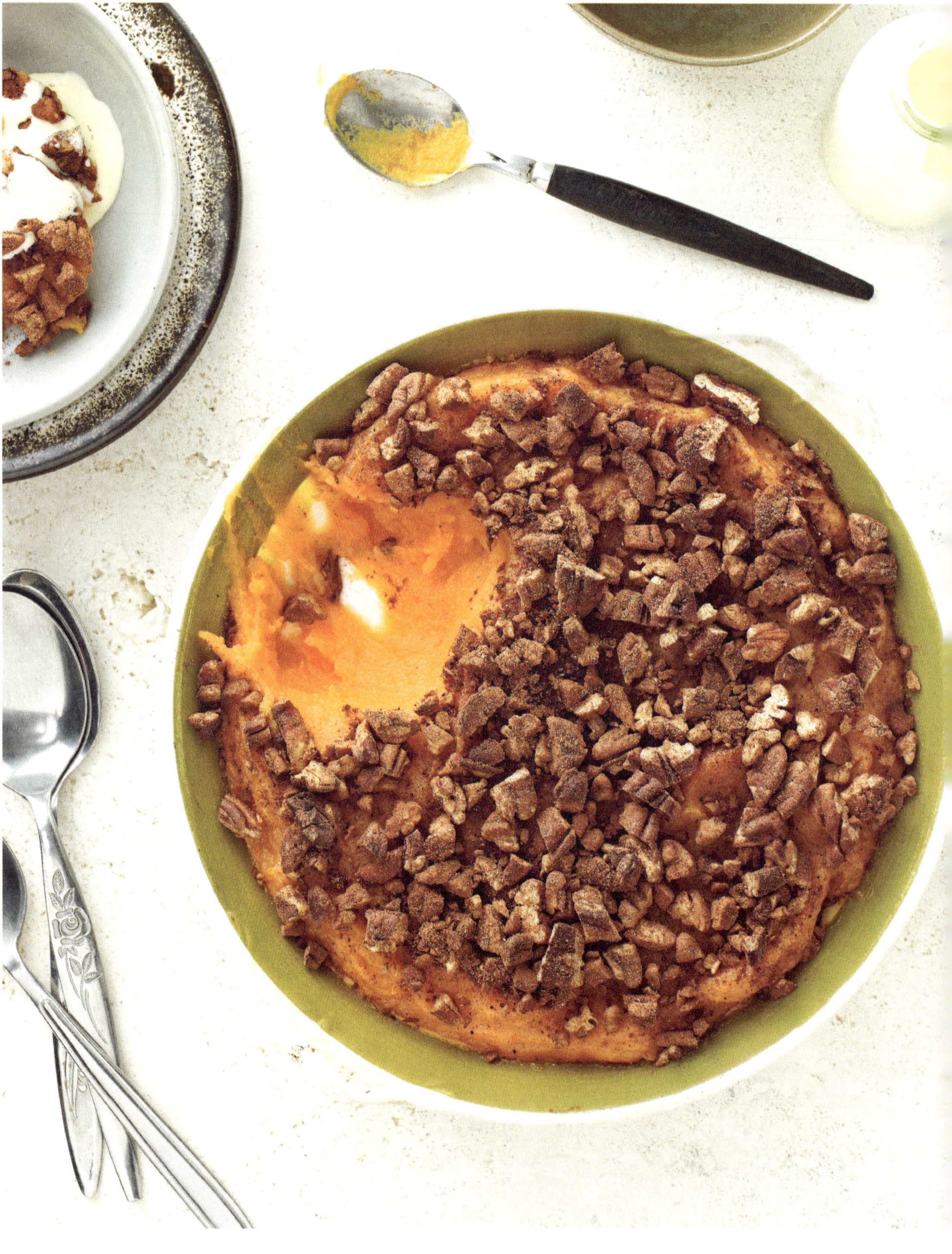

GRATIN DE PATATES DOUCES

INGRÉDIENTS

750 g de purée de patate douce maison (voir variante p. 68)
3 cuill. à soupe de lait d'amande maison (voir p. 75)
1 cuill. à soupe de sirop de riz
1 cuill. à café de vanille en poudre
1 pincée de sel
60 g de noix de pécan, de préférence germées (voir p. 69) et hachées
1 cuill. à café rase de cannelle en poudre
½ cuill. à café de gingembre en poudre
½ cuill. à café de piment de la Jamaïque en poudre
huile de coco ou beurre pour le plat

POUR SERVIR
crème fraîche épaisse

POUR 4 À 6 PERSONNES

PRÉPARATION : 10 MIN • CUISSON : 30 MIN

Préchauffez le four à 180 °C (th. 6) et graissez légèrement un plat à four. Dans un saladier, mélangez la purée avec le lait d'amande, le sirop, la vanille et le sel. Versez le tout dans le plat. Mélangez les noix avec les épices et parsemez-en le dessus. Enfournez pour 30 minutes environ. Servez aussitôt avec de la crème (fouettée ou non) si c'est pour le dessert.

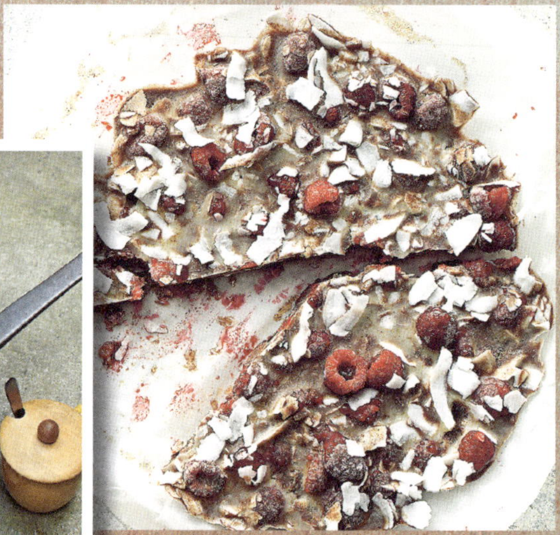
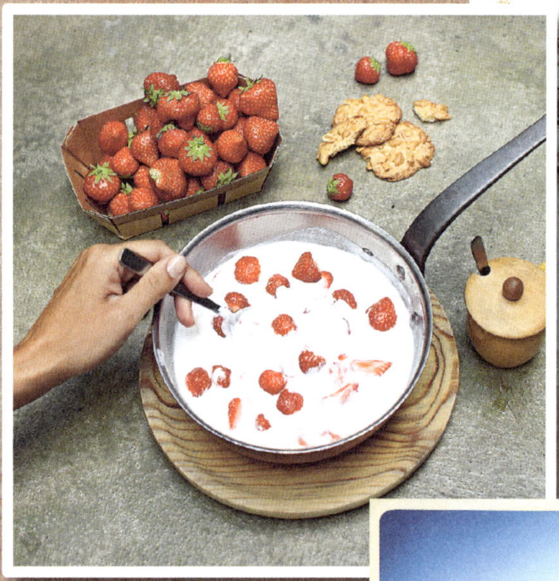
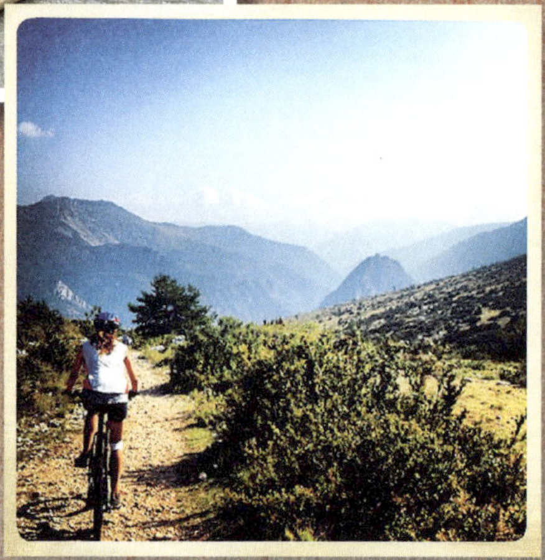
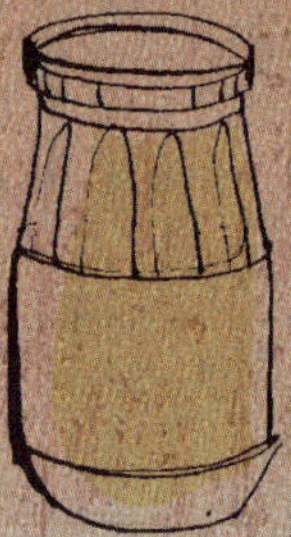

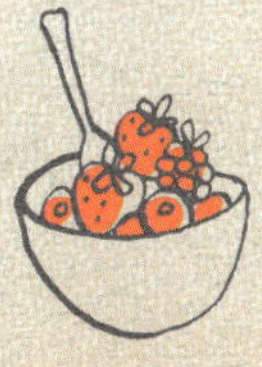

GOURMANDISES

DOUCES MAIS SANS SUCRE, POUR UN ENCAS ET MÊME AU PETIT DÉJEUNER

Les recettes que j'ai rassemblées ici peuvent être réalisées en un instant en cas de fringale. Nul ne pourrait se douter qu'elles ne contiennent pas de sucre, mais sont pleines d'ingrédients hautement nutritifs : noix de coco, noix, crème fraîche, cacao cru et fruits pauvres en fructose. D'ailleurs, la plupart d'entre elles sont crues et préservent les précieux enzymes. Toutefois, ce ne sont pas des substituts de repas, mais des friandises.

❄ **Ce pictogramme signifie que le plat peut être préparé en quantité et congelé en portions.**

ÉCLATS AU BEURRE D'AMANDE

C'est l'une de mes recettes préférées. À proposer aux fans de caramel salé.

INGRÉDIENTS

70 g d'huile de coco
60 g de beurre d'amande maison (voir p. 74)
2 cuill. à soupe de copeaux de noix de coco non sucrés, légèrement chauffés
2 cuill. à café de sirop de riz
1 pincée de fleur de sel
1 poignée de chocolat noir haché

POUR 12 À 15 ÉCLATS

PRÉPARATION : 10 MIN
CONGÉLATION : 20 MIN

Recouvrez un petit plateau de papier sulfurisé. Mélangez l'huile, le beurre d'amande, les copeaux de noix de coco et le sirop dans un bol. Étalez sur le plateau et parsemez de sel et de chocolat. Mettez au congélateur pour 20 minutes, puis cassez en éclats. Gardez-les au réfrigérateur dans une boîte hermétique, car ils fondent à température ambiante.

VARIANTE

On trouve du beurre d'amande (purée d'amandes blanches ou d'amandes complètes) dans les magasins bio.

NOIX DE PÉCAN GLACÉES

INGRÉDIENTS

500 g de noix de pécan
3 blancs d'œufs
1 pincée de sel
8 cl de sirop de riz
1 cuill. à soupe de vanille en poudre
beurre pour les plaques

POUR 1 GRAND BOL

PRÉPARATION : 20 MIN
CUISSON : PLUSIEURS HEURES

Préchauffez le four à 80 °C (th. 2-3) et graissez deux plaques à four avec le beurre. Fouettez les blancs d'œufs en neige avec le sel, puis ajoutez le sirop et la vanille. Incorporez les noix de pécan. Étalez sur les plaques et mettez au four plusieurs heures, jusqu'à ce que le glaçage durcisse. Gardez dans une boîte hermétique jusqu'à 2 semaines.

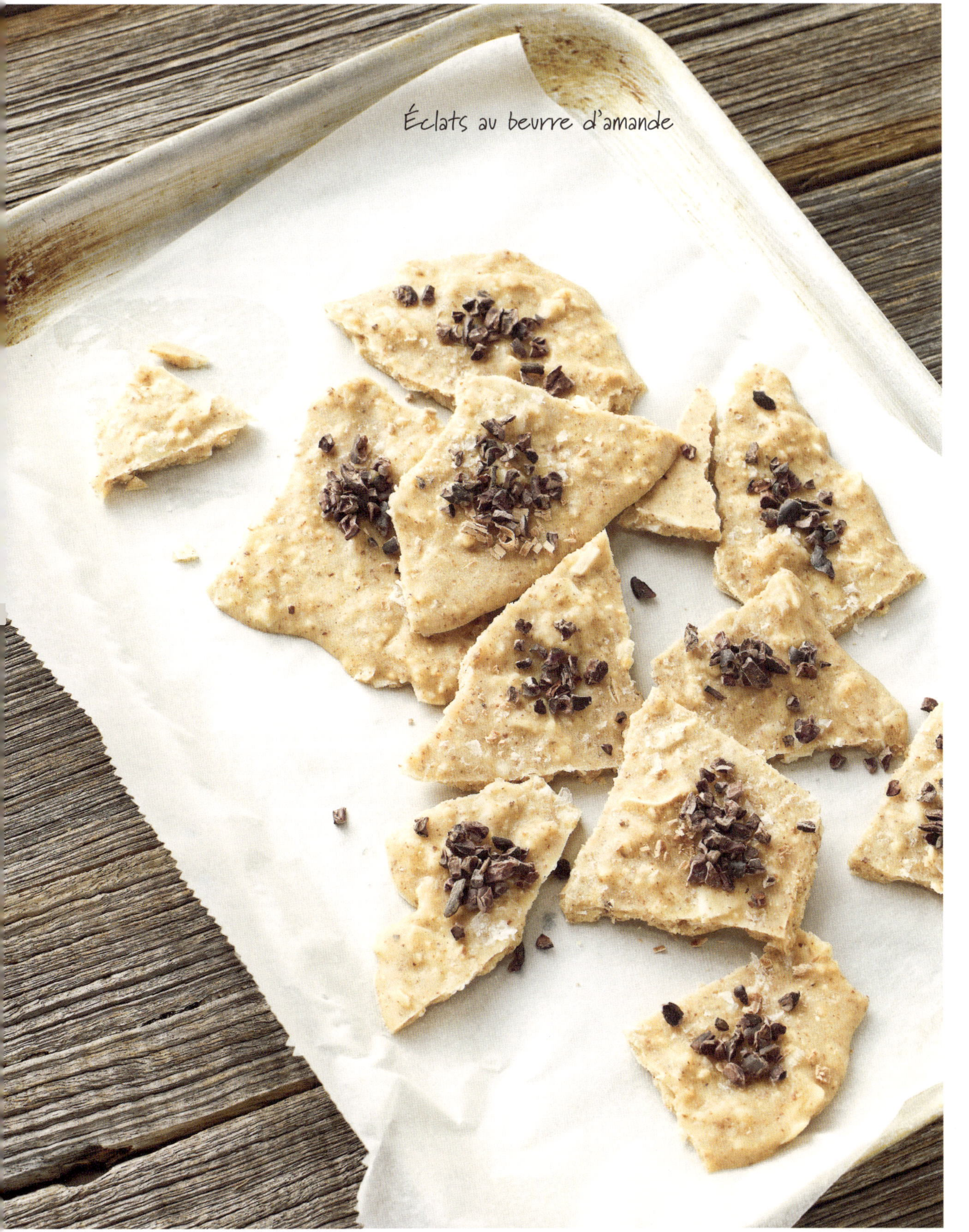
Éclats au beurre d'amande

GÂTEAU AU PAMPLEMOUSSE

INGRÉDIENTS

le jus et le zeste de 1 pamplemousse
8 cl de sirop de riz
12 cl de lait d'amande maison (voir p. 75)
ou d'un autre lait
3 œufs
12 cl d'huile d'olive ou moitié huile d'olive, moitié huile de coco
120 g de farine de millet, de riz ou de quinoa (ou un mélange)
30 g de farine de coco
30 g de fécule de maïs ou d'arrow-root
1 ½ cuill. à café de levure chimique
¼ de cuill. à café de bicarbonate de soude
¼ de cuill. à café de sel
huile de coco ou beurre pour le moule

POUR 6 PERSONNES

PRÉPARATION : 25 MIN
CUISSON : 45 MIN

Préchauffez le four à 180 °C (th. 6). Graissez un moule carré de 18 cm de côté et tapissez-le de papier sulfurisé. Dans un bol, mettez le zeste de pamplemousse avec le sirop. Mélangez le jus avec le lait, puis ajoutez le mélange au zeste et au sirop. Fouettez, puis incorporez les œufs et l'huile. Tamisez ensemble les farines, la levure, le bicarbonate et le sel, puis incorporez le tout petit à petit à la préparation précédente sans cesser de fouetter. Versez la pâte dans le moule et enfournez pour 45 minutes. Démoulez le gâteau et laissez-le refroidir sur une grille.

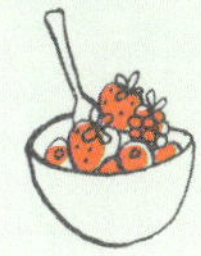

MACARONS MOELLEUX AU QUINOA

INGRÉDIENTS

4 blancs d'œufs
8 cl de sirop de riz
180 g de quinoa cuit (voir p. 71)
120 g de noix de coco râpée
1 pincée de sel

POUR 12 MACARONS

PRÉPARATION : 25 MIN • RÉFRIGÉRATION : 1 H • CUISSON : 15 MIN

Fouettez les blancs d'œufs avec le sirop. Incorporez le quinoa, la noix de coco et le sel, puis mettez la préparation 1 heure au réfrigérateur. Préchauffez le four à 160 °C (th. 5-6) et recouvrez une plaque à four de papier sulfurisé. Déposez-y des cuillerées de préparation en forme de petits dômes. Faites-les cuire environ 15 minutes.

BOUCHÉES TENDRES AUX PROTÉINES

INGRÉDIENTS

220 g de chocolat cru
(voir note ci-dessous)
90 g de poudre de protéines saveur vanille
60 g de graines de chia
40 g de poudre de maca
(sinon 40 g de protéines en plus)

POUR 15 À 30 BOUCHÉES (SELON LA TAILLE)

PRÉPARATION : 10 MIN

Mélangez tous les ingrédients et versez la préparation dans des moules en silicone ou des caissettes en papier. Mettez à durcir au réfrigérateur ou au congélateur.

NOTE

Pour préparer du chocolat cru, mélangez 40 cl d'huile de coco, 60 g de cacao cru en poudre, 2 cuillerées à soupe de sirop de riz et 2 pincées de sel. Versez dans des moules ou sur du papier sulfurisé. Mettez au réfrigérateur ou au congélateur.

TRUFFES À LA PATATE DOUCE

INGRÉDIENTS

200 g de purée de patate douce maison (voir variante p. 68)
3 cuill. à soupe d'huile de coco fondue
2 cuill. à soupe de crème de coco (voir note p. 177)
1 cuill. à soupe de farine de coco
1 cuill. à café de stévia en poudre ou 1 ½ cuill. à soupe de sirop de riz
1 pincée de sel

POUR ENROBER

1 poignée de copeaux de noix de coco (grillés, si vous aimez)

POUR 16 TRUFFES

PRÉPARATION : 20 MIN
RÉFRIGÉRATION : 1 H

Dans un bol, mélangez tous les ingrédients sauf les copeaux de noix de coco. Couvrez et mettez au réfrigérateur au moins 1 heure. Prenez des cuillerées de préparation et roulez-les dans les copeaux. Gardez dans une boîte hermétique au réfrigérateur jusqu'à 1 semaine.

BOULETTES SÉSAME-SPIRULINE

INGRÉDIENTS

120 g d'amandes ou de noix du Brésil, de préférence germées (voir p. 69)
120 g de beurre d'amande maison (voir p. 74)
120 g de tahin (purée de sésame)
60 g d'amandes en poudre
40 g de graines de sésame
1 cuill. à soupe de spiruline
1 cuill. à café de stévia en poudre

POUR ENROBER

60 g de graines de sésame

POUR 12 BOULETTES

PRÉPARATION : 20 MIN

Recouvrez une plaque à four de papier sulfurisé. Hachez grossièrement les amandes ou les noix du Brésil dans un robot. Mélangez tous les ingrédients dans un bol (ajoutez un peu plus d'amandes ou de noix si la pâte est trop collante ou un peu plus de tahin si elle est trop ferme). Formez des boulettes avec la préparation et passez-les dans les graines de sésame. Gardez dans une boîte hermétique au réfrigérateur jusqu'à 3 semaines.

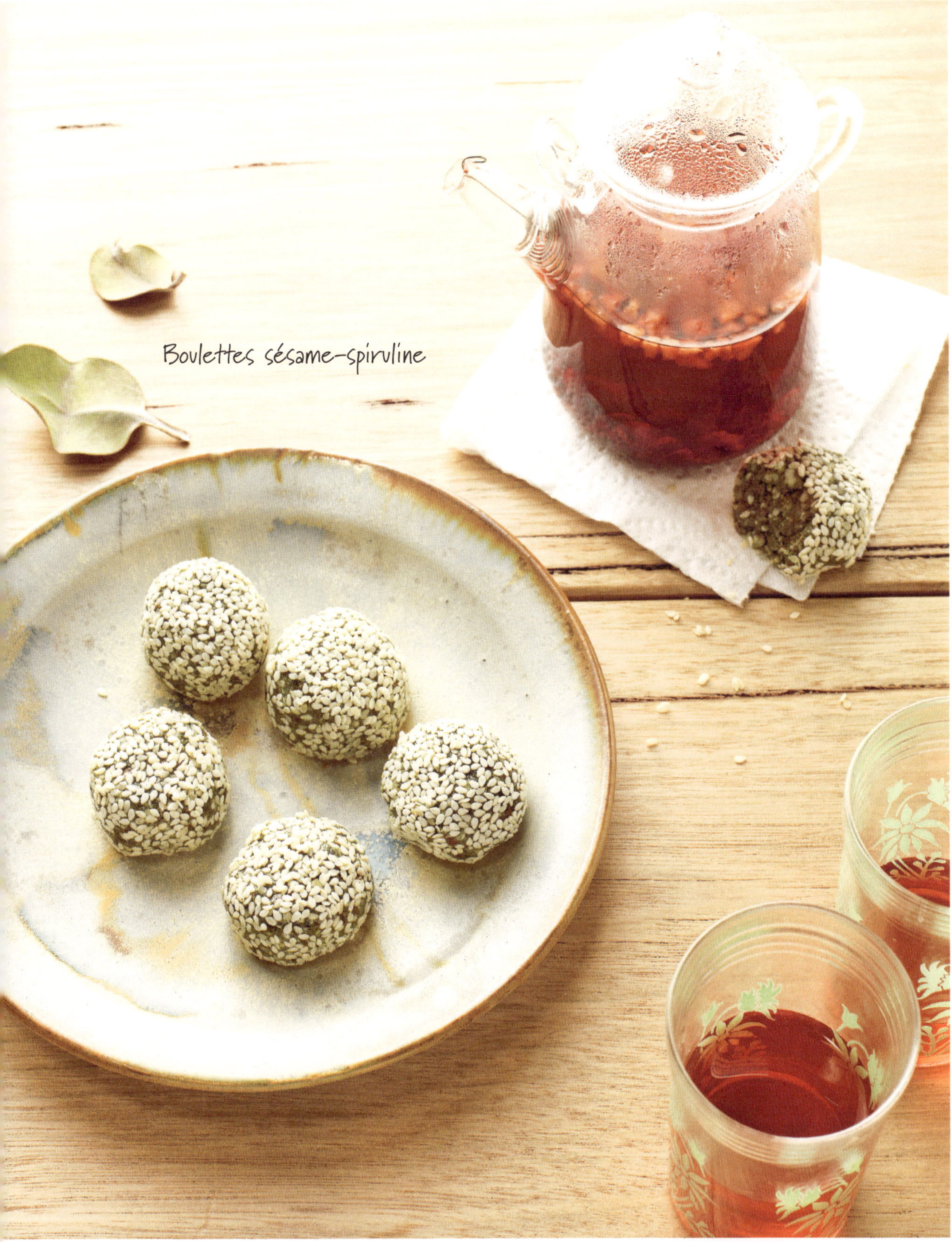

Boulettes sésame-spiruline

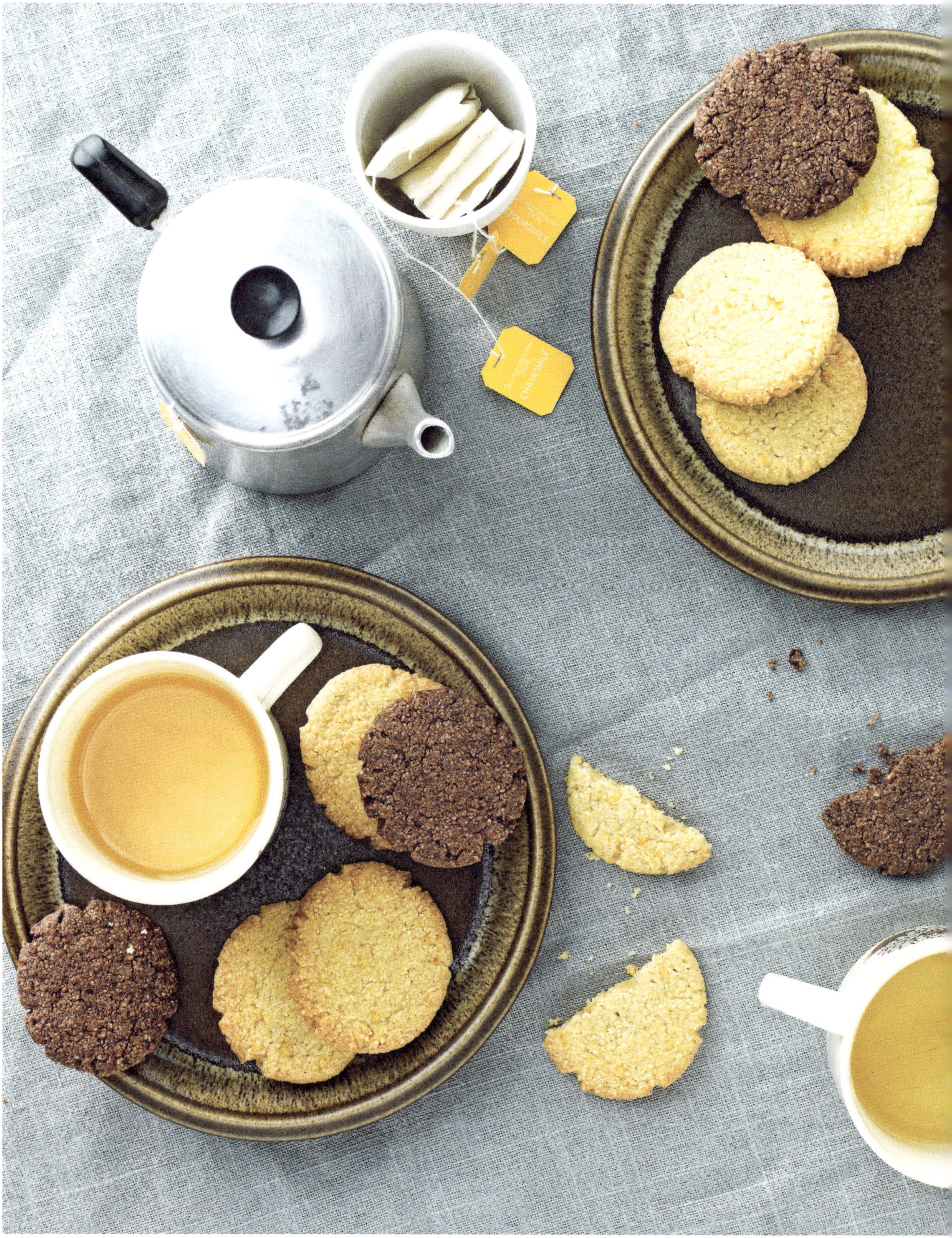
CHAMOMILE
CHAMOMILE

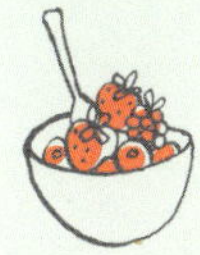

COOKIES TOUT SIMPLES

INGRÉDIENTS

280 g d'amandes en poudre
½ cuill. à café de bicarbonate de soude
½ cuill. à café de sel
120 g de beurre mou
4 cuill. à soupe de stévia en poudre
1 cuill. à café de vanille en poudre

POUR 30 COOKIES

PRÉPARATION : 20 MIN ◦ CUISSON : 8 MIN

Préchauffez le four à 180 °C (th. 6) et recouvrez une plaque à four de papier sulfurisé. Dans un robot, mélangez les amandes, le bicarbonate et le sel. Ajoutez le beurre, la stévia et la vanille, puis mixez brièvement. Déposez des cuillerées de pâte sur la plaque et écrasez-les avec les doigts. Faites cuire jusqu'à ce que les cookies soient dorés, environ 8 minutes. Laissez refroidir sur une grille.

3 VARIANTES GOURMANDES

1. **MOKA COOKIES**
   Ajoutez 60 g de pépites au chocolat, 3 cuillerées à soupe de cacao cru en poudre et 1 ½ cuillerée à soupe de café lyophilisé à la recette de base.

2. **COOKIES À LA LAVANDE**
   Ajoutez 2 cuillerées à café de fleurs de lavande séchées, pilées, et 1 cuillerée à soupe de zeste d'orange râpé à la recette de base.

3. **COOKIES AU GINGEMBRE**
   Ajoutez 1 cuillerée à soupe rase de gingembre en poudre, 1 cuillerée à café de noix de muscade râpée, 1 cuillerée à café de cannelle en poudre et 1 cuillerée à soupe de zeste d'orange râpé.

4 RECETTES TRÈS SIMPLES À LA NOIX DE COCO

VOUS AVEZ FORCÉMENT REMARQUÉ QUE JE SUIS UNE INCONDITIONNELLE DE L'USAGE DE LA NOIX DE COCO DANS LE SEVRAGE DU SUCRE.

BEURRE DE COCO MAISON

Vous avez là l'idée la plus simple, délicieuse, nutritive et bon marché de ce livre. Avec un robot ou un blender ordinaire, il vous faudra un peu de patience pour obtenir une préparation coulante – le goût en dépend. Ne réduisez pas la quantité, sinon le blender ne peut pas bien fonctionner.

INGRÉDIENTS

1 paquet de noix de coco râpée non sucrée (le plus gros possible)

POUR 1 POT

ASTUCE

Versez le beurre de coco dans des caissettes en papier, des petits moules ou des bacs à glaçons. Gardez-les au réfrigérateur pour les utiliser comme du chocolat blanc.

PRÉPARATION : 2 OU 15 MIN

Mixez la noix de coco pendant 15 minutes dans un robot ou 2 minutes dans un blender puissant, jusqu'à ce que la préparation devienne comme du beurre fondu (raclez les bords du bol à plusieurs reprises).

Utilisez ce beurre pour tartiner et gardez-le dans un pot au réfrigérateur. Il figera et il vous faudra laisser ramollir la quantité dont vous avez besoin à température ambiante avant de l'utiliser. Fondu, vous pouvez en arroser des crêpes servies avec des fruits rouges à peine cuits dans leur propre jus.

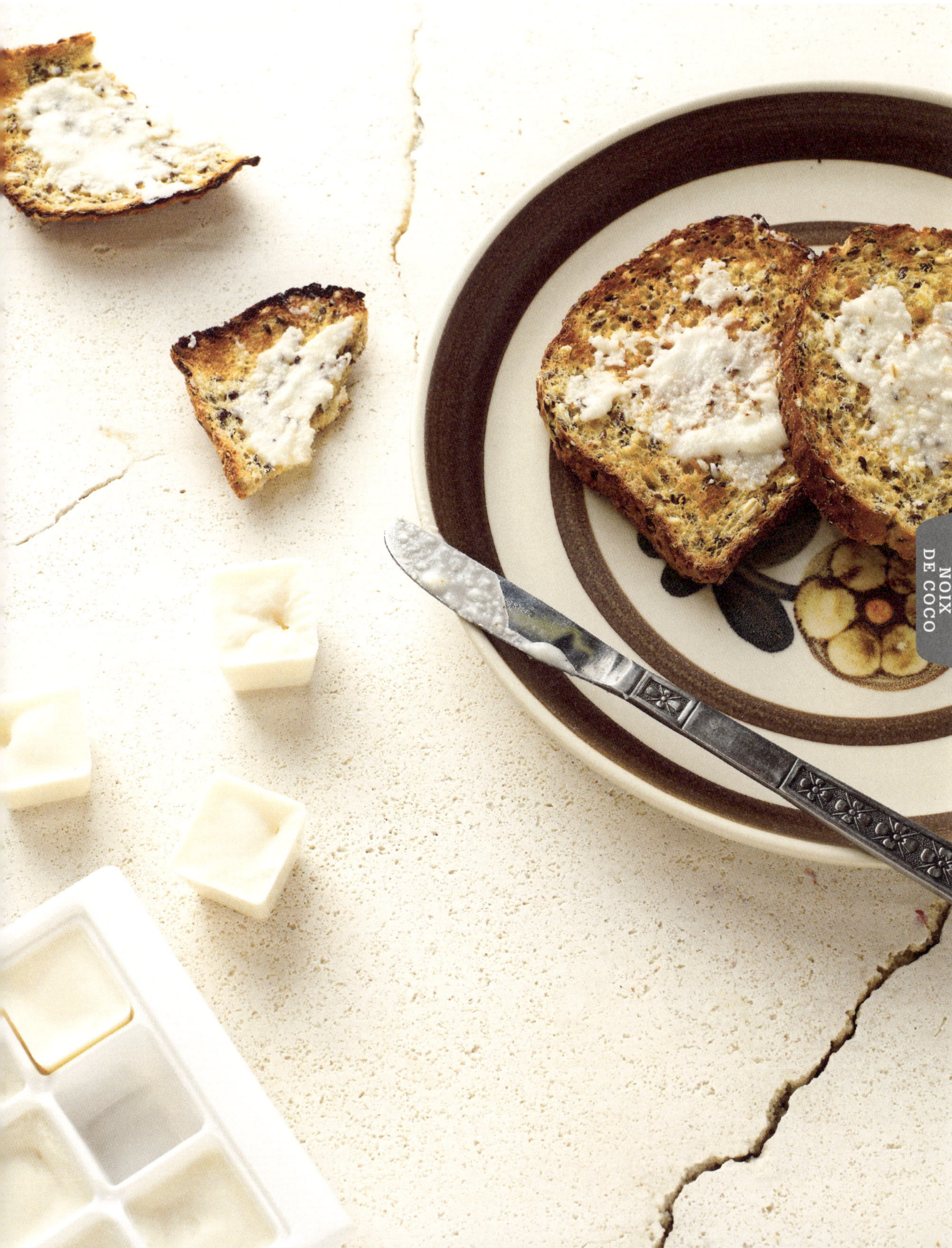

BEURRE DE COCO AU CHOCOLAT

Vous pouvez en faire davantage et le verser dans des bacs à glaçons. Vous le sortirez pour mettre sur des tartines, des crêpes, dans des smoothies ou pour le déguster avec le thé, comme des petites ganaches.

INGRÉDIENTS

3 cuill. à soupe d'huile de coco ramollie à température ambiante
1 ½ cuill. à café de cacao cru en poudre
2 cuill. à soupe de noisettes en poudre (facultatif)

POUR 2 PERSONNES

PRÉPARATION : 10 MIN

Mélangez vigoureusement tous les ingrédients dans une tasse à l'aide d'une petite cuillère. Mettez à raffermir au réfrigérateur ou au congélateur.

CHIPS DE COCO CARAMÉLISÉES

INGRÉDIENTS

80 g de copeaux de noix de coco (les plus gros possibles)
¼ de cuill. à café de sel
1 pincée de cannelle en poudre

POUR 1 BOL

PRÉPARATION : 5 MIN

CUISSON : 2 OU 3 MIN

Faites griller les copeaux à feu vif dans une poêle antiadhésive 2 ou 3 minutes sans cesser de remuer. Transférez dans un bol, salez et parsemez de cannelle. Laissez refroidir, puis mettez dans une boîte hermétique.

BOULETTES AUX NOIX, CHOCOLAT ET COCO

Cette recette est carrément inratable. Toutefois, plus vous travaillerez les noix et l'huile ensemble, et plus les boules tiendront. N'hésitez pas à ajuster les proportions selon vos goûts.

INGRÉDIENTS

280 g d'amandes ou de noix du Brésil, de préférence germées (voir p. 69)
120 g de beurre d'amande maison (voir p. 74)
60 g de cacao cru en poudre
120 g de beurre demi-sel
5 cuill. à soupe d'huile de coco ramollie à température ambiante
vanille en poudre, extrait de réglisse, stévia ou cannelle en poudre (selon votre goût)

POUR LA GARNITURE (FACULTATIF)
amandes, noisettes ou noix en poudre, graines de chia, poudre de protéines, de maca ou d'açaï (ce que vous avez)

POUR 24 BOULETTES

PRÉPARATION : 20 MIN
RÉFRIGÉRATION : 1 H

Recouvrez un petit plateau de papier sulfurisé. Hachez grossièrement les amandes ou les noix du Brésil dans un robot. Mélangez tous les ingrédients dans un bol. Parfumez à votre goût. Si le mélange est trop humide à cause de l'huile de coco, ajoutez un peu plus d'ingrédients secs (en particulier des graines de chia). Formez des petites boules et déposez-les sur le plateau. Mettez 1 heure à durcir au réfrigérateur. Vous pouvez les saupoudrer de la garniture de votre choix. Les boulettes se gardent jusqu'à 3 semaines au réfrigérateur. Vous pouvez aussi les congeler.

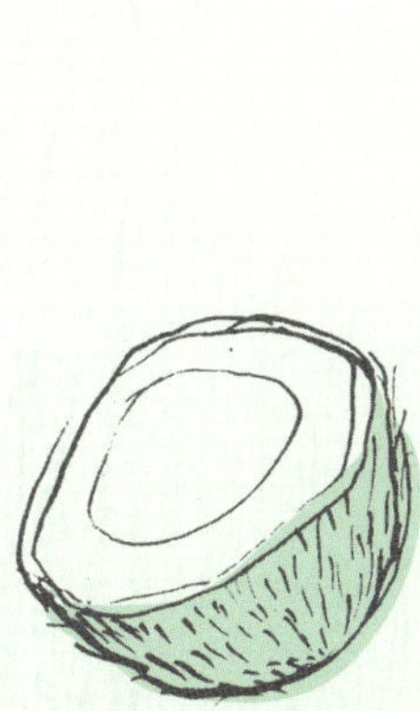

MON « NOUGAT » AUX FRAMBOISES

C'est sans conteste la plus populaire de mes recettes sur les réseaux sociaux !

INGRÉDIENTS

50 g de framboises surgelées
40 g de noix de coco râpée ou en copeaux (pour plus de texture)
75 g de beurre demi-sel
70 g d'huile de coco
2 cuill. à soupe de cacao en poudre, cru de préférence
2 ou 3 cuill. à soupe de sirop de riz

POUR 6 À 8 PERSONNES

PRÉPARATION : 20 MIN
CONGÉLATION : 30 MIN

Déposez un carré de papier sulfurisé sur une assiette. Mettez dessus les framboises et la noix de coco. Faites fondre le beurre avec l'huile dans une casserole ou au micro-ondes, puis incorporez le cacao et le sirop au fouet. Versez au-dessus des framboises et de la noix de coco, puis mettez le tout 30 minutes au congélateur. Pour servir, retournez la plaque et cassez le nougat en éclats.

NOTE

Utiliser du beurre demi-sel ajoute vraiment du peps à la recette.

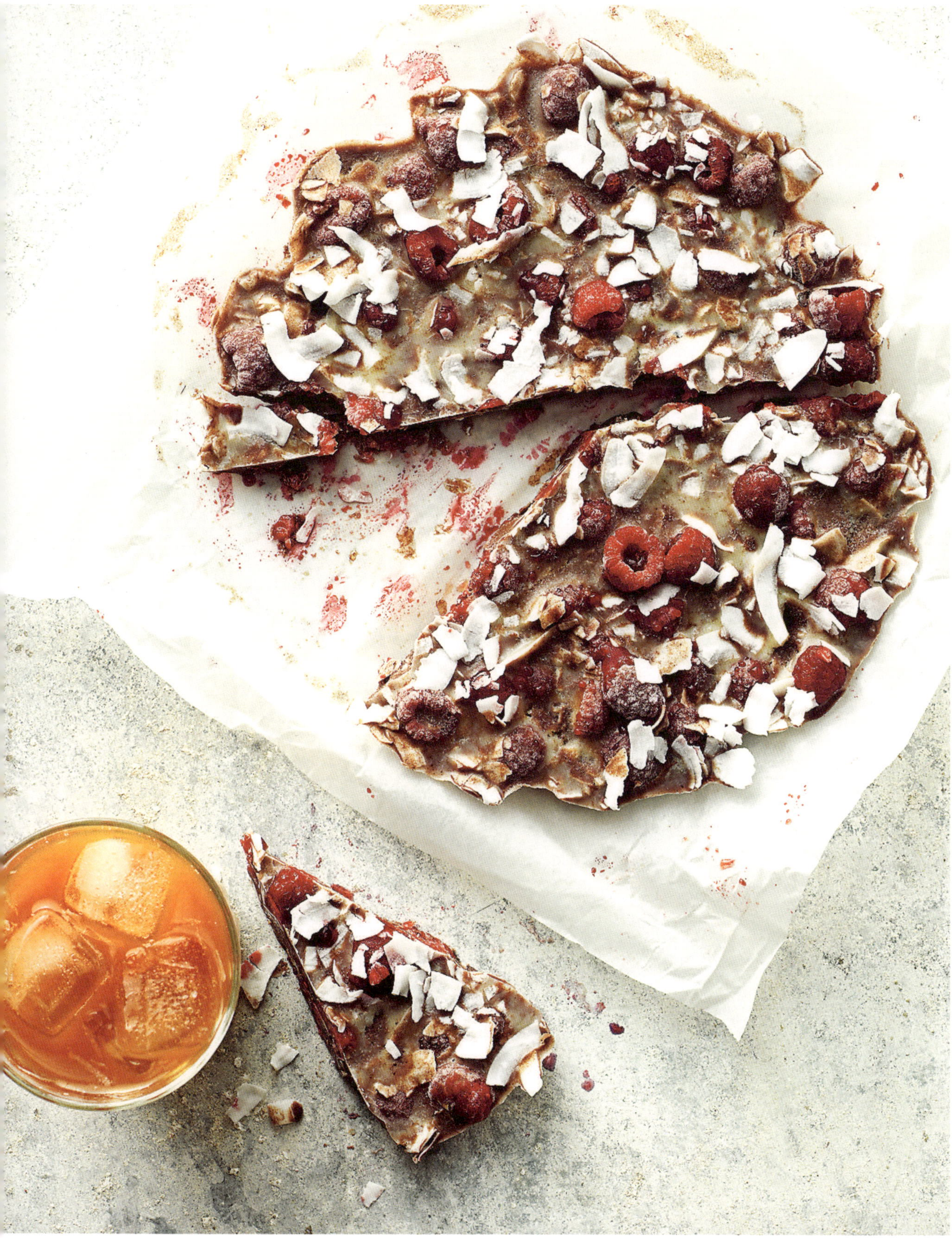

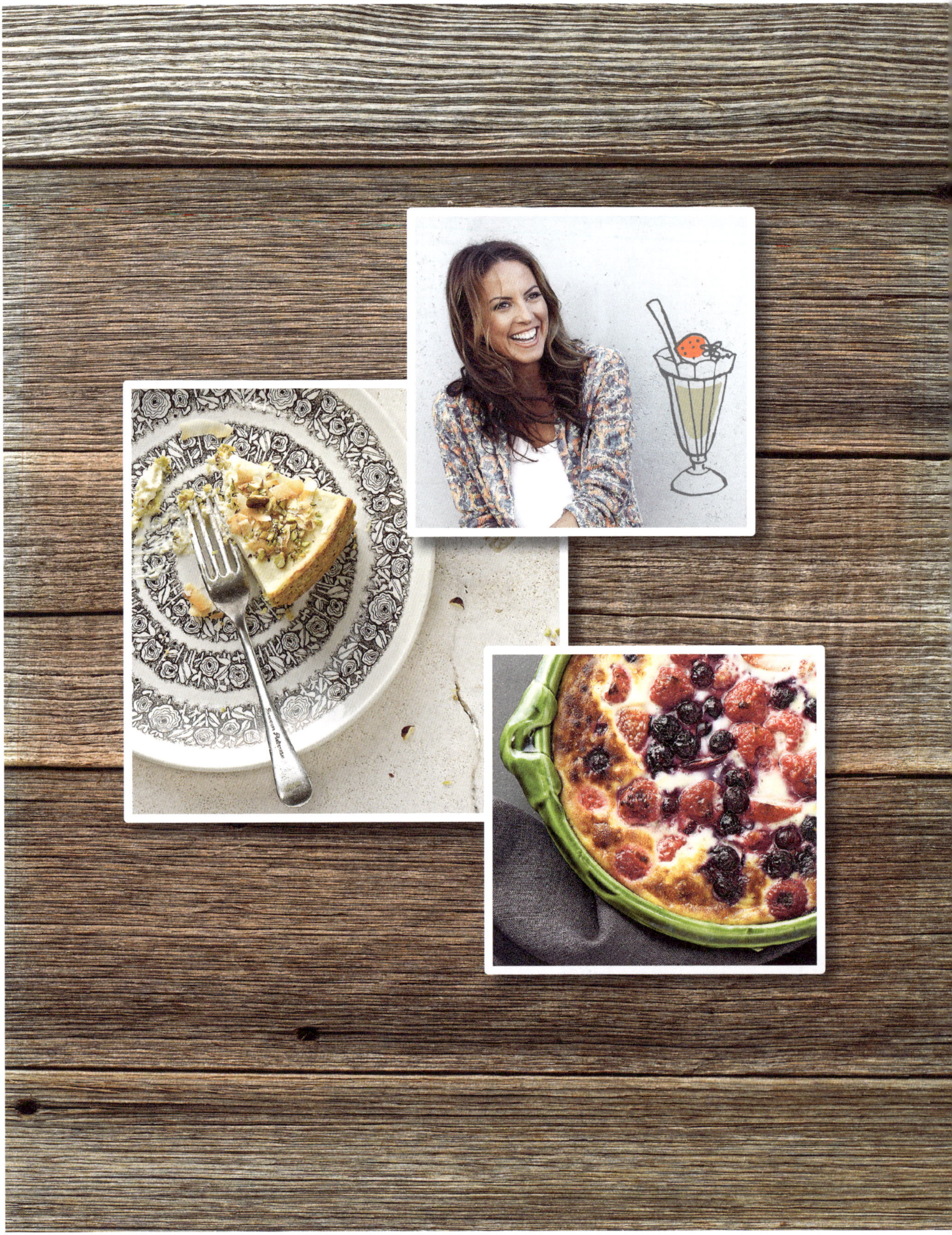

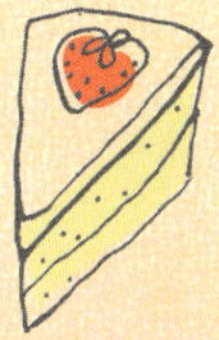

DESSERTS

DE DÉLICIEUX ET JOLIS GÂTEAUX

J'ai créé ces desserts pour des occasions spéciales, et ils ont converti plus d'une personne dépendante au sucre. Toutefois, ils contiennent des substituts de sucre : fruits, sirop de riz, dextrose ou stévia, donc à consommer avec un peu de modération.

Pour des substituts de sucre sains, c'est le moment de se refamiliariser avec le sujet et avec les dosages qui varient beaucoup (voir p. 53 et 76 pour plus d'informations).

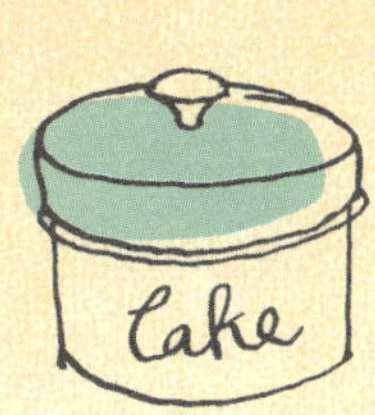

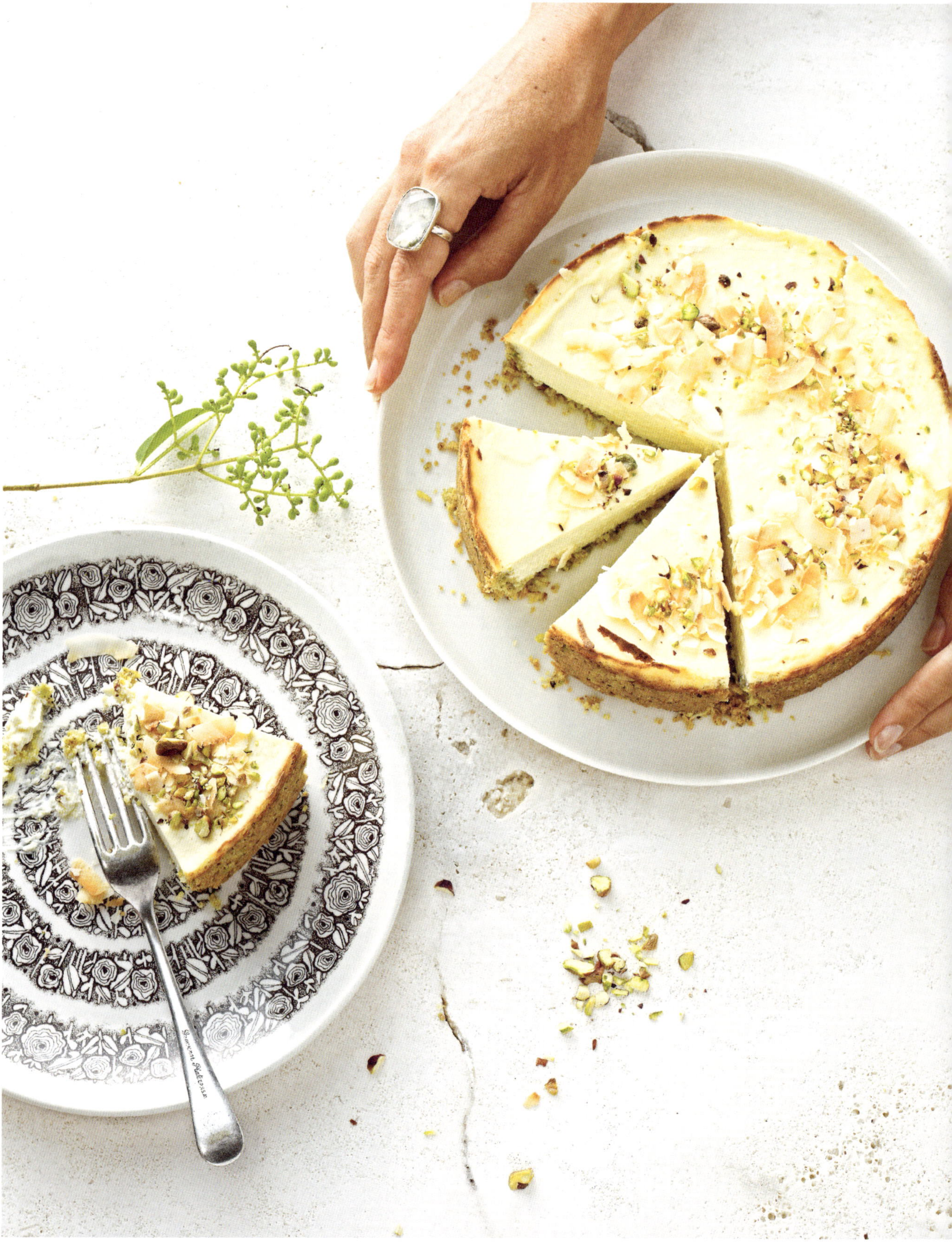

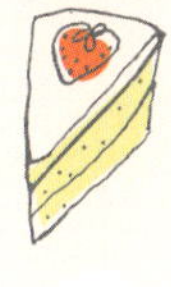

CHEESECAKE AUX NOIX CROUSTILLANTES

J'ai inventé ce gâteau avec mon amie Claire, au jugé et dans un four sans thermomètre : c'est bien la preuve qu'il est inratable. Laissez-le reposer absolument au frais pour que son goût s'affine.

INGRÉDIENTS

700 g de fromage à la crème maison (voir p. 74) à température ambiante
2 cuill. à soupe de yaourt
3 cuill. à soupe de crème de coco (voir note p. 177)
12 cl de sirop de riz brun
1 œuf
½ cuill. à café de vanille en poudre

POUR LA PÂTE

120 g de pistaches ou de noisettes, germées de préférence (voir p. 69)
80 g de noix de coco râpée
120 g d'amandes ou de noix en poudre, ou de farine de chanvre
120 g de beurre ramolli

POUR DÉCORER (FACULTATIF)

1 poignée de pistaches concassées
1 poignée de copeaux de noix de coco grillés

POUR 6 À 8 PERSONNES

PRÉPARATION : 30 MIN • CUISSON : 25 À 40 MIN • RÉFRIGÉRATION : 2 H

Préchauffez le four à 160 °C (th. 5-6) et tapissez le fond et les parois d'un moule à charnière de 20 cm de diamètre de papier sulfurisé.

Préparez la pâte. Mixez les pistaches au robot en gardant un peu de texture. Ajoutez la noix de coco, les amandes ou les noix, ou la farine de chanvre, et le beurre. Pétrissez le tout du bout des doigts jusqu'à obtenir une pâte huileuse. Pressez la pâte avec les doigts sur le fond et les parois du moule. Enfournez pour 5 à 8 minutes, jusqu'à ce que la croûte commence à dorer. Sortez du four et laissez refroidir.

Mélangez le fromage à la crème, le yaourt, la crème de coco, le sirop, l'œuf et la vanille sans trop fouetter. Versez dans le fond de tarte et enfournez pour 20 à 30 minutes. La préparation doit se rétracter un peu de la croûte et le centre trembler encore comme une crème caramel.

Mettez au frais au moins 2 heures. Si vous le souhaitez, servez parsemé de pistaches et de copeaux de noix de coco.

TARTE À LA COURGE

Soyez patient avec cette tarte. Elle doit cuire doucement et ressembler à une crème caramel quand on la sort du four. Elle doit reposer plusieurs heures pour prendre, idéalement une nuit. On peut aussi la congeler et la servir à peine décongelée.

INGRÉDIENTS

3 œufs
12 cl de sirop de riz brun
650 g de purée de courge maison (voir p. 68) ou en conserve (rayon produits du monde)
20 cl de crème liquide entière
1 cuill. à soupe de gingembre frais râpé
1 cuill. à café de cannelle en poudre
¼ de cuill. à café de noix muscade râpée
¼ de cuill. à café de clou de girofle en poudre
1 cuill. à café rase de sel
1 ½ cuill. à soupe de fécule de maïs ou d'arrow-root
le zeste de 1 citron

POUR LA PÂTE

65 g de beurre fondu
240 g d'amandes ou de noisettes en poudre (ou un mélange), ou de la farine de chanvre
1 cuill. à café rase de sel

POUR SERVIR (FACULTATIF)

15 cl de crème liquide entière

POUR 6 À 8 PERSONNES

PRÉPARATION : 30 MIN • CUISSON : 1 H
RÉFRIGÉRATION : 12 H

La veille, préchauffez le four à 180 °C (th. 6). Préparez la pâte. Dans un bol, mélangez le beurre, les amandes ou les noisettes, ou la farine de chanvre, et le sel. Travaillez soigneusement à la main jusqu'à ce que l'huile des amandes commence à sortir. Pressez la pâte avec les doigts sur le fond et les parois d'un moule à tarte de 22 cm de diamètre. Enfournez pour 8 à 10 minutes, jusqu'à ce que la croûte commence à dorer. Retirez du four et laissez refroidir complètement (au réfrigérateur ou au congélateur si vous manquez de temps).
Dans un saladier, fouettez les œufs avec le sirop, puis incorporez tous les autres ingrédients. Versez le tout dans le fond de tarte et faites cuire de 45 à 55 minutes, jusqu'à ce que la garniture commence légèrement à se détacher de la croûte. Laissez refroidir complètement et mettez au réfrigérateur jusqu'au lendemain.
Le jour même, servez si vous le souhaitez avec de la crème fouettée.

Voir les variantes de la tarte à la courge p. 204.

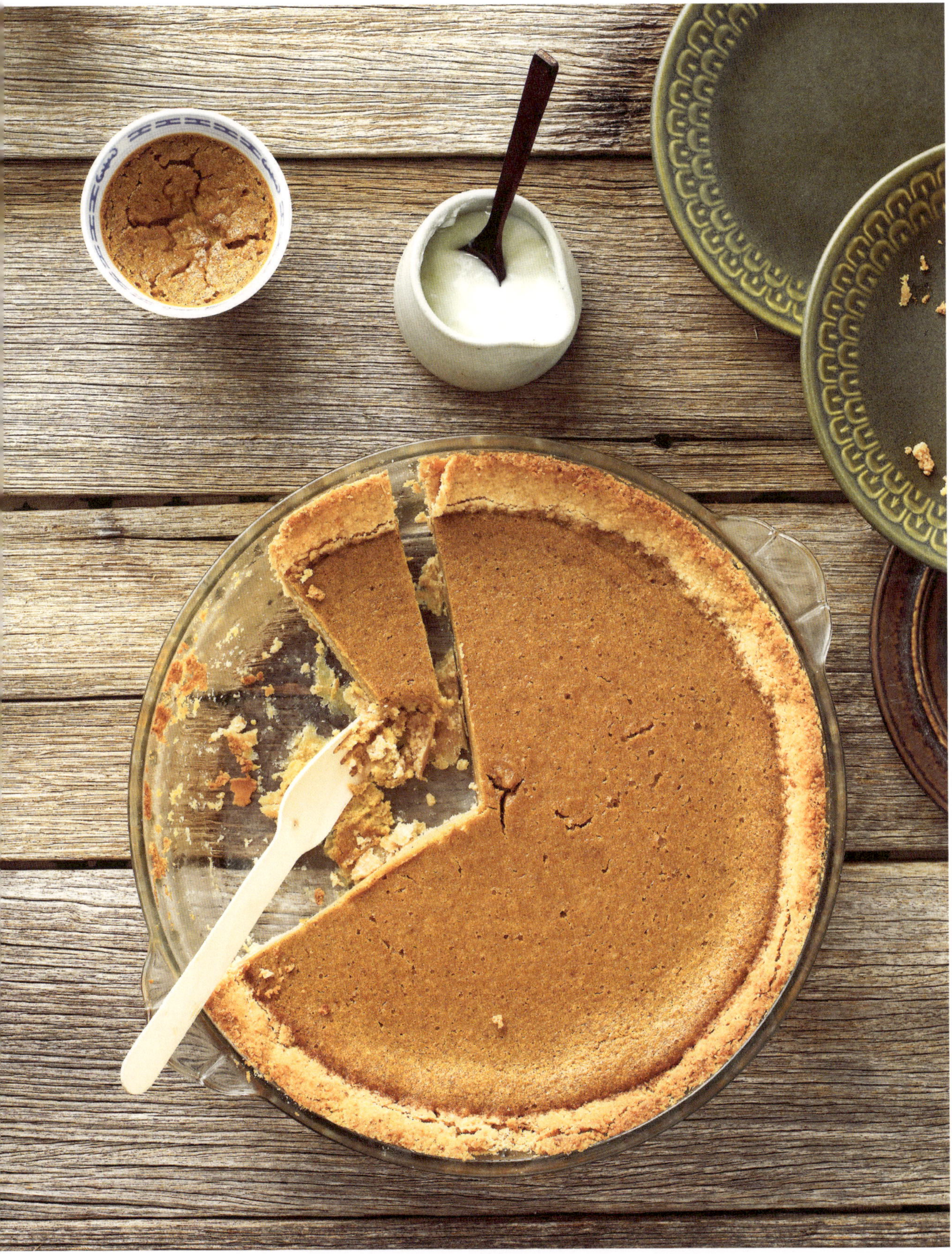

VARIANTES DE LA TARTE À LA COURGE

TARTE À LA COURGE SANS LACTOSE

Suivez la recette précédente en remplaçant le beurre par de l'huile de coco, la crème liquide par de la crème de coco (voir note p. 177). Réduisez dans ce cas le sirop de riz brun à 3 cuillerées à soupe.

TARTE À LA COURGE AUX CINQ-ÉPICES

Remplacez les épices classiques de la recette de base par 1 ½ cuillerée à soupe de cinq-épices (en vente dans les épiceries asiatiques).

MINI-CRUMBLES À LA COURGE

Pour un grand goûter après l'école. Préparez seulement le quart de la recette de la pâte et étalez-la sur une plaque à four. Suivez la recette de la garniture et versez-la dans des ramequins posés sur une seconde plaque. Enfournez les deux plaques et faites cuire la pâte 10 minutes et la garniture de 35 à 40 minutes. Parsemez le crumble sur la courge au moment de servir. Ces crumbles peuvent être congelés.

POUR 8 À 12 MINI-CRUMBLES

NOTE

Vous pouvez remplacer le crumble par 1 cuillerée à soupe de yaourt.

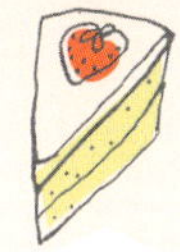

CRUMBLE AUX MYRTILLES

INGRÉDIENTS

120 g de noix et graines mélangées de votre choix (amandes, noix de pécan, graines de tournesol, de sésame...)
200 g de quinoa cuit (voir p. 71)
25 g de copeaux de noix de coco non sucrés
1 pincée de sel
50 g de beurre fondu ou d'huile de coco
8 cl de sirop de riz brun
350 g de myrtilles fraîches ou surgelées
½ cuill. à café de vanille en poudre (facultatif)
yaourt pour servir

POUR 6 À 8 PRSONNES

PRÉPARATION : 25 • CUISSON : 20 MIN

Préchauffez le four à 180 °C (th. 6). Dans un robot, hachez grossièrement les noix et les graines en gardant un peu de texture. Ajoutez le quinoa, les copeaux de noix de coco et le sel. Mixez le tout juste quelques secondes. Dans un saladier, mélangez le beurre ou l'huile de coco et le sirop, puis incorporez la préparation précédente. Étalez les myrtilles dans un plat à gratin, saupoudrez de vanille et recouvrez avec le crumble. Enfournez pour 20 minutes et servez chaud avec du yaourt.

PÊCHES AU CHÈVRE CHAUD

C'est le chef globe-trotter Curtis Stone qui m'a gentiment donné cette délicieuse recette salée-sucrée associant du fromage fondant à un fruit pauvre en fructose.

INGRÉDIENTS

2 grosses pêches bien mûres
4 tranches de bûche de chèvre de 1 cm d'épaisseur

POUR 4 PERSONNES

PRÉPARATION : 5 MIN
CUISSON : 45 SECONDES

Placez la grille du four 15 cm au-dessous des résistances et allumez en position gril. Recouvrez une plaque à four de papier d'aluminium. Dénoyautez les pêches et coupez-les en deux. Déposez-les, côté coupé au-dessus, et recouvrez-les avec le fromage. Faites griller 45 secondes environ, sans cesser de surveiller, jusqu'à ce que le fromage fonde et commence à dorer. Servez aussitôt.

GLACE À LA LAVANDE ET AUX MYRTILLES

Les glaces de Sarma Melngailis sont légendaires. Elle partage avec nous cette recette qu'elle m'a laissé adapter sans sucre. On trouve de la lavande bio dans les magasins diététiques. Vous pouvez aussi utiliser de la camomille associée à une sauce aux mûres. Si vous n'avez pas de sorbetière, mettez le mélange 3 heures au freezer, en le mixant deux fois au mixeur plongeant à 1 heure d'intervalle.

INGRÉDIENTS

240 g de noix de cajou crues
160 g de chair de noix de coco (voir note ci-dessous)
25 cl d'eau filtrée
18 cl de sirop de riz brun
110 g de beurre de coco maison (voir p. 192) ou du commerce
2 cuill. à soupe de fleurs de lavande bio
2 cuill. à café d'extrait de vanille ou 1 ½ cuill. à café de vanille en poudre
½ cuill. à café de sel

POUR DÉCORER

feuilles de basilic citron ou brins de lavande

POUR SERVIR

200 g de sauce épicée aux fruits rouges, de préférence aux myrtilles (voir p. 78)
60 g de noix de pécan glacées (voir p. 184)

POUR 4 À 6 PERSONNES

TREMPAGE : 4 H • PRÉPARATION : 20 MIN
RÉFRIGÉRATION : 3 H • TURBINAGE : 20 MIN

Trempez les noix de cajou 4 heures dans de l'eau. Dans un blender, mixez tous les ingrédients de la glace jusqu'à obtenir un mélange lisse. Mettez-le 3 heures au réfrigérateur avant de le faire prendre en sorbetière (environ 20 minutes, le temps que les pales de la sorbetière s'arrêtent de tourner). Décorez avec le basilic ou la lavande et servez avec la sauce et les noix de pécan.

NOTE

La chair de coco s'obtient en grattant l'intérieur d'une noix de coco encore verte. On la trouve dans les supermarchés asiatiques.
Si vous n'en avez pas, vous pouvez la remplacer par 1 boîte de crème de coco avec 60 g de noix de coco râpée ou 2 cuillerées à soupe de beurre de coco supplémentaires.

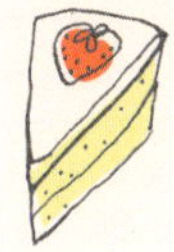

MOUSSE AU CHOCOLAT ET À L'AVOCAT

Vous pouvez ajuster la quantité de cacao selon votre goût.
Les graines de chia donnent à la mousse plus de corps et aussi du croquant : on jurerait des pépites de chocolat.

INGRÉDIENTS

2 avocats bien mûrs
12 cl de crème de coco ferme et bien froide (voir note p. 177)
60 à 90 g de cacao en poudre (selon votre goût)
1 cuill. à soupe de graines de chia
1 ou 2 cuill. à café de stévia en poudre ou de sirop de riz brun (selon votre goût)
1 cuill. à café d'extrait de vanille ou 1 pincée de vanille en poudre
½ cuill. à café de cannelle en poudre (facultatif)
1 pincée de sel

POUR 4 À 6 PERSONNES

PRÉPARATION : 15 MIN
RÉFRIGÉRATION : 2 H

Mixez tous les ingrédients dans un blender jusqu'à obtenir un mélange crémeux. Versez la mousse dans des ramequins ou des tasses à thé et mettez au moins 2 heures au réfrigérateur.

SORBET AU CHOCOLAT ET AUX FRUITS ROUGES

Ce dessert au chocolat est ultra simple et 100 % nutritif, comme un sorbet instantané en plus crémeux. Dégustez-le aussitôt ou congelez-le pour le moment où vous ressentirez une soudaine envie de chocolat par une chaude après-midi...

INGRÉDIENTS

30 g de cacao cru en poudre
60 g de fruits rouges surgelés
½ avocat bien mûr
1 poignée de pousses d'épinards, rincées et essorées
½ cuill. à café de stévia en poudre
1 pincée de vanille en poudre
2 glaçons

POUR 2 PERSONNES

PRÉPARATION : 15 MIN

Mixez tous les ingrédients dans un blender puissant jusqu'à obtenir un mélange glacé onctueux. Servez aussitôt. Si votre blender n'est pas assez puissant, ajoutez un peu d'eau pour aider au mélange.

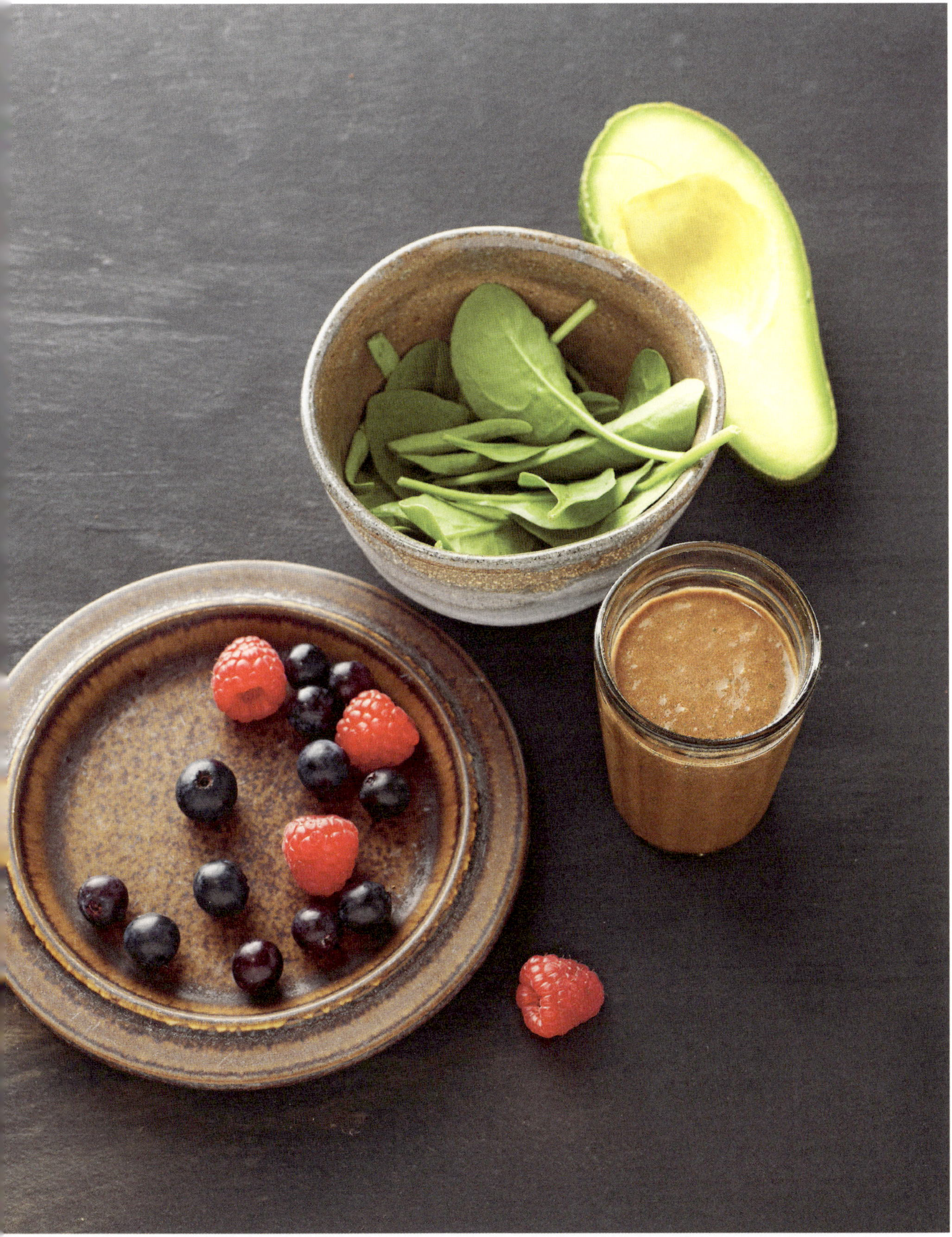

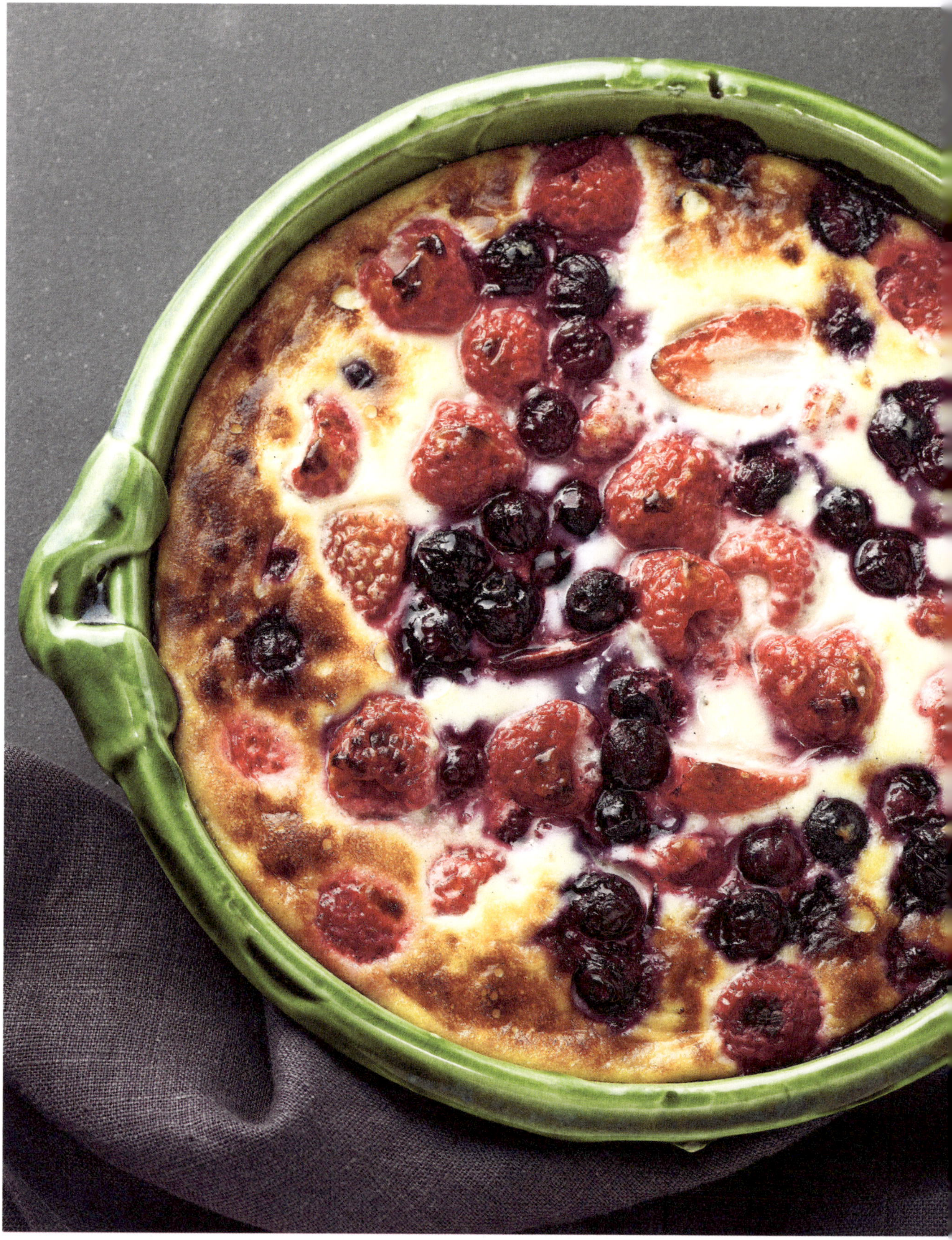

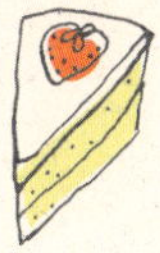

GRATIN DE FRUITS ROUGES AU MASCARPONE

Gwyneth Paltrow a inventé cette recette un jour où elle manquait de temps. Elle assure que ça ne prend que 7 minutes. À vous de vérifier...

INGRÉDIENTS

650 g de myrtilles, mûres ou framboises (ou en mélange)
175 g de mascarpone
2 cuill. à soupe de crème fraîche épaisse
1 œuf + 1 blanc
3 cuill. à soupe de stévia en poudre
les graines de 1 gousse de vanille grattée
1 pincée de sel

POUR 4 À 6 PERSONNES

PRÉPARATION : 5 MIN
CUISSON : 5 À 10 MIN

Positionnez la grille du four au milieu du four et allumez le gril. Mettez les fruits dans un plat à gratin. Fouettez tous les autres ingrédients dans un bol et versez le mélange sur les fruits. Mettez sous le gril de 5 à 10 minutes selon le four, en surveillant régulièrement jusqu'à ce que le dessus soit caramélisé. Servez aussitôt.

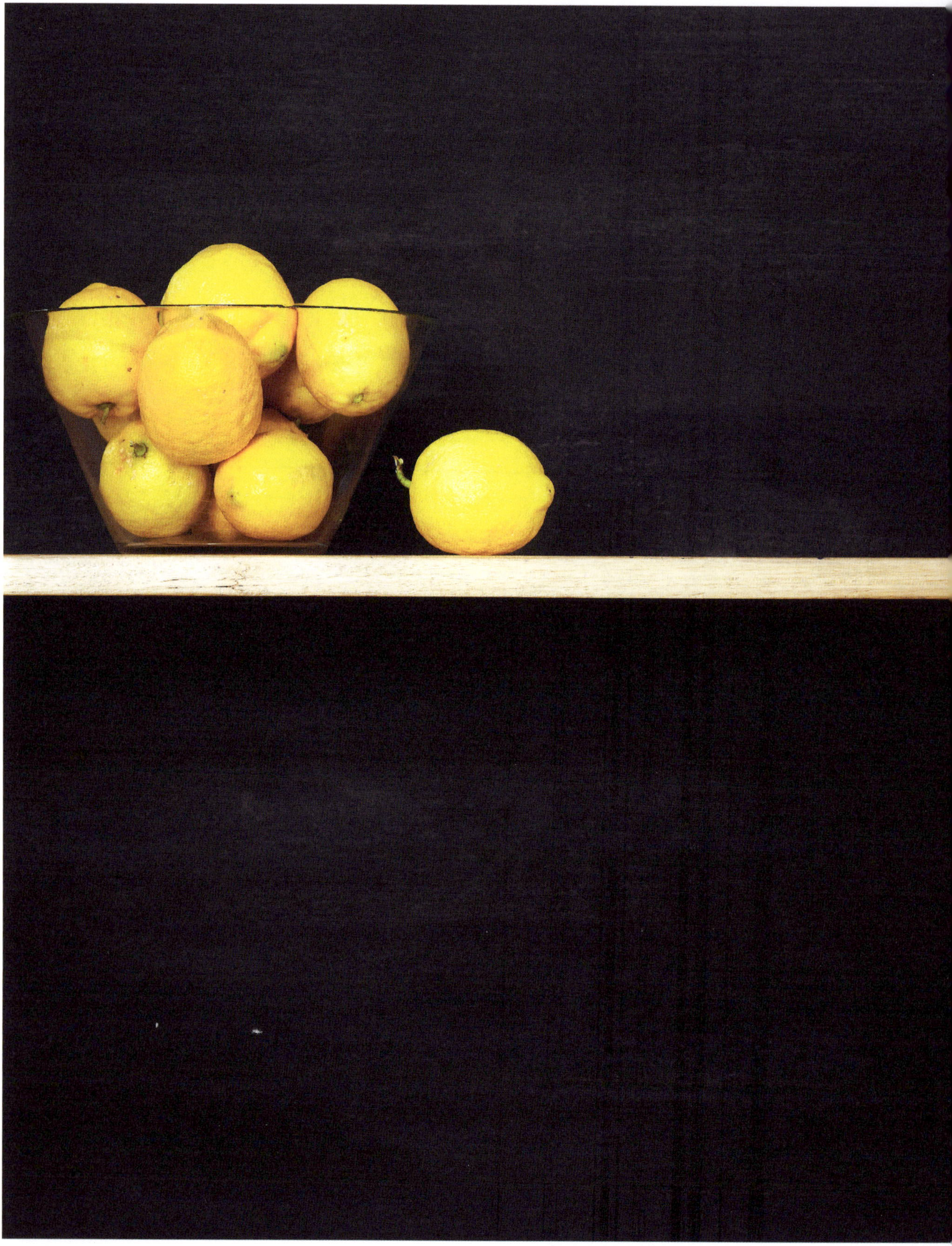

ANNEXES

LISTE DE COURSES

La liste qui suit n'est pas exhaustive et ne comporte aucun produit frais. Il s'agit de denrées qu'il est judicieux d'avoir sous la main lorsqu'on arrête le sucre (pour préparer des petits encas) et qui vous seront utiles pour la majorité de mes recettes.

N'OUBLIEZ PAS !

Je conseille un minimum d'ingrédients, pour que vous ne vous trouviez pas à la tête d'un stock de produits dont vous pourriez ne jamais vous resservir.

DANS VOS PLACARDS

- Copeaux de noix de coco non sucrés
- Boîtes de thon (ou autre poisson)
- Graines de chia
- Cannelle en poudre
- Vanille (je préfère la poudre, bio de préférence)
- Sel et poivre

AU RÉFRIGÉRATEUR

- Eau de coco
- Crème de coco (voir note p. 177, à conserver au frais)
- Beurres de fruits à coque, amande, cacahuète (pas celui du commerce), cajou (essayez-les tour à tour et voyez ce que vous préférez)
- Tahin (purée de sésame)
- Avocat
- Œufs (toujours bio ou issus de poules élevées en plein air)
- Beurre bio (oubliez la margarine)
- Yaourt (nature et entier, essayez le grec, le bulgare, de brebis ou de chèvre)
- Halloumi (bio de préférence, il se conserve couvert d'eau dans une boîte en plastique)
- Autres fromages non pasteurisés (entre autres, le chèvre, qui se marie bien aux noix et à la cannelle)
- Viandes en tranches sous vide (jambon, poulet)

AU CONGÉLATEUR

- Noix germées (voir p. 69)
- Légumes blanchies (brocoli, betterave, courge, oignon, voir p. 69)
- Fruits rouges

LES HUILES

- Huile de coco
- Huile d'olive
- Huiles de fruits à coque (sans obligation, mais pourquoi ne pas tester certaines huiles, comme l'huile de noix, dont un filet accommode à merveille le fromage, les légumes...)

LES CONDIMENTS

- Moutarde (forte, à l'ancienne ou autre)
- Mayonnaise (non allégée)
- Tamari (sauce soja japonaise)
- Vinaigre de cidre

LES ÉDULCORANTS

- Sirop de riz brun
- Stévia (en poudre, à vous de définir quel dosage vous convient)

LES THÉS ET TISANES

- Chaï
- Pissenlit ou rooibos
- Mélanges de tisanes contenant du fenouil, de la cannelle, de la noix de muscade, de la réglisse
- Thé vert

POUR LA PÂTISSERIE

- Farine de coco
- Cacao cru

CARNET D'ADRESSES

VOICI DES ADRESSES DE BOUTIQUES EN LIGNE SI VOUS AVEZ DU MAL À DÉNICHER LE MATÉRIEL OU LES INGRÉDIENTS QUE JE CITE DANS CE LIVRE.

www.greenweez.com

➡ DE NOMBREUX ÉDULCORANTS NATURELS (STÉVIA...) À DÉCOUVRIR, DES FARINES SANS GLUTEN, DES PURÉES D'OLÉAGINEUX...

www.keimling.fr

➡ SPÉCIALISÉ DANS L'ALIMENTATION CRUE (RAW FOOD), AVEC NOTAMMENT DU MATÉRIEL (BLENDERS PUISSANTS, EXTRACTEURS DE JUS, DÉSHYDRATEURS...), DES FARINES CRUES, DES PURÉES D'OLÉAGINEUX ET DIVERSES BAIES ET NOIX.

www.nature-vitalite.com

➡ LARGE CHOIX DE MATÉRIEL DÉDIÉ À LA RAW FOOD ET À LA SUPERFOOD, AVEC NOTAMMENT DES EXTRACTEURS DE JUS, DES DÉSHYDRATEURS, DES GERMOIRS...

www.nutri-naturel.com

➡ DES ÉDULCORANTS (STÉVIA, XYLITOL...), DES GRAINES DE CHIA ET AUTRES MERVEILLES.

www.sol-semilla.fr

➡ SITE DE VENTE EN LIGNE DE SUPERALIMENTS, PROPOSANT NOTAMMENT DE LA STÉVIA, DU CACAO CRU SOUS TOUTES SES FORMES, DE LA SPIRULINE, DE L'AÇAÏ...

DES SITES POUR S'INFORMER SUR LES ALIMENTS EUX-MÊMES.

www.allier.gouv.fr/IMG/pdf/etiquetage_nutritionnel_cleo1162b.pdf

➡ SUR L'ÉTIQUETAGE NUTRITIONNEL DES DENRÉES ALIMENTAIRES.

www.passeportsante.net

➡ SITE RÉPERTORIANT UN GRAND NOMBRE D'ALIMENTS ET DES INFORMATIONS NUTRITIONNELLES À LEUR SUJET.

https://pro.anses.fr/TableCIQUAL

➡ TABLE QUI FOURNIT LA COMPOSITION NUTRITIONNELLE DE MILLIERS D'ALIMENTS.

CONTRIBUTEURS

MERCI À CELLES ET CEUX QUI, AVEC LEURS RECETTES, ONT APPORTÉ LEUR GRAIN DE SEL À CE LIVRE !

Si vous aimez leurs créations, retrouvez-les dans leurs livres et sur leurs blogs :

SARAH BRITTON

Nutritionniste, chef végétarienne, Sarah est la force créative qui anime le blog culinaire *My New Roots*. Elle officie également au *Nordic Food Lab*, le laboratoire gastronomique voué à la recherche sur le goût adossé au *Noma*, restaurant étoilé de Copenhague. En plus de sa pratique de nutritionniste, Sarah est la fondatrice de *New Roots Holistic Nutrition*.

JOE CROSS

Joe est un homme d'affaires australien basé à New York. Je l'ai rencontré il y a quelques années, alors qu'il était obèse, fatigué et très malade, et me suis intéressée à son projet Reboot Media, concept nutritionnel à base de jus de fruits et légumes. Il s'est guéri lui-même, réussissant à perdre 40 kg en 60 jours, simplement en modifiant son alimentation. Ne manquez pas son documentaire *Fat, Sick and Nearly Dead*, qui raconte son parcours et prêche pour une consommation importante de végétaux. Son témoignage est une véritable inspiration !

SALLY FALLON

Sally est américaine, journaliste et cofondatrice de la Weston A. Price Foundation, association qui milite pour le retour à une alimentation traditionnelle riche en nutriments, en bonnes graisses et en protéines. J'ai fait ma bible de son livre *Nourishing Traditions: The Cookbook that Challenges Politically Correct Nutrition and the Diet Dictocrats*.

ARAN GOYOAGA

Styliste et photographe culinaire originaire du Pays basque et installée en Floride, Aran est l'auteur du merveilleux blog *Cannelle et Vanille*. C'est en ligne que j'ai fait sa connaissance sans nous être jamais rencontrées, notre maladie thyroïdienne commune nous a rapprochées et nous sommes restées en contact par e-mail et *via* Twitter. Son livre de recettes *Small Plates and Sweet Treats* regorge d'idées créatives, aussi élégantes que nourrissantes, sans gluten et adaptées au mode sans sucre.

⇨ LANGELA LIDDON

Angela est la créatrice du site vegan à succès *Oh She Glows*. Ses travaux ont été publiés dans de grands titres de la presse nord-américaine et elle a fait partie en 2011 des femmes de l'année élues par le magazine canadien *Châtelaine*. Son premier livre de cuisine, *The Oh She Glows Cookbook*, est paru en 2014.

⇨ ROBERT LUSTIG

Robert Lustig est un pédiatre endocrinologue qui exerce à San Francisco. C'est lui qui a fait l'objet de l'incroyable vidéo *Sugar: The Bitter Truth* (sur YouTube), qui a provoqué une réelle prise de conscience parmi le public. Son dernier livre, *Fat Chance: The Bitter Truth about Sugar*, chamboule nos croyances à propos de l'obésité et pointe franchement du doigt... le sucre.

⇨ SARMA MELNGAILIS

Végétalienne passionnée, Sarma a créé le restaurant new-yorkais de *raw food* Pure Food and Wine ainsi que One Lucky Duck. Elle est l'auteur de deux livres à succès : *Raw Food Real World* et *Living Raw Food*.

⇨ GWYNETH PALTROW

On ne présente plus Gwyneth. En revanche, peut-être n'avez-vous pas entendu parler de son livre de cuisine *Notes from My Kitchen Table* ? Avec l'esprit enthousiaste et généreux qui nous fait aimer son site *Goop*, elle partage avec le public 150 de ses recettes préférées. Elle nous montre la façon dont elle implique ses enfants en cuisine et comment elle allie alimentation santé et douceurs faites maison.

⇨ MARK SISSON

Blogueur et ancien athlète de haut niveau, Mark vit en Californie. C'est la figure de proue du mode de nutrition « paléo » aux États-Unis et l'auteur du bestseller *Primal Blueprint Cookbook*, disponible entre autres sur son site marksdailyapple.com.

⇨ CURTIS STONE

Originaire de Melbourne, Curtis a travaillé en Europe auprès de chefs talentueux avant d'entamer une carrière à la télévision dans des émissions à succès en Grande-Bretagne, en Australie et aux États-Unis. Sa cuisine est basée sur les produits naturels – locaux, bio et de saison. Son dernier ouvrage culinaire *What's for Dinner ?*, paru en 2013, propose des recettes simples et faciles à réaliser au quotidien.

INDEX

REMERCIEMENTS

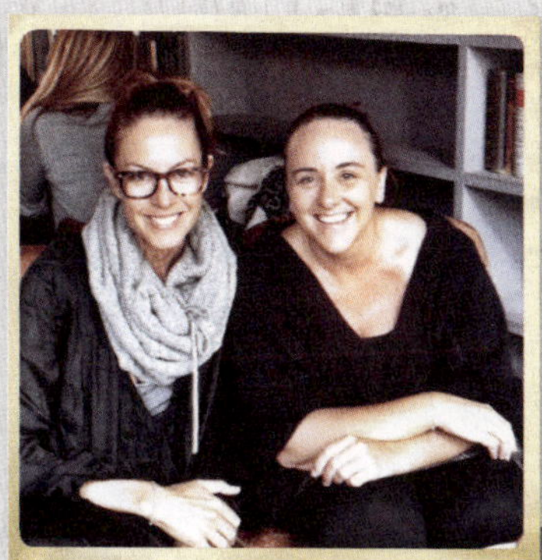

← À droite, c'est Jo !

Tout d'abord, j'adresse l'expression de ma gratitude aux lecteurs de mon blog, qui m'ont encouragée dans mon parcours sans sucre et m'ont incitée à en faire un livre.

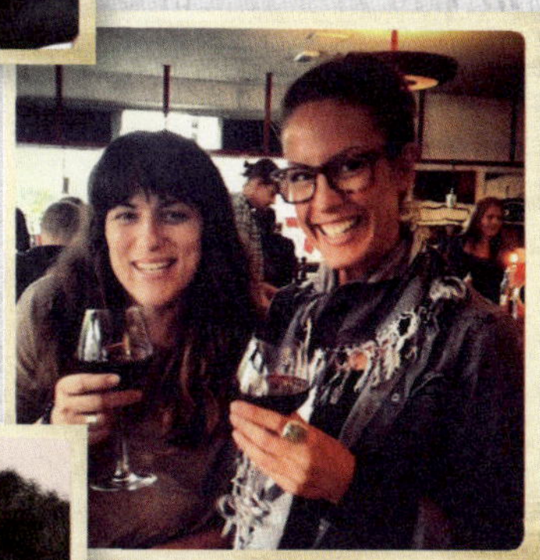

Marija et moi → fêtant la fin d'un super shooting à Copenhague.

Je voudrais également remercier **Jo Foster** d'être toujours à mes côtés, toujours prête pour une nouvelle aventure.

Merci à **Marija Ivkovic** pour ses magnifiques photos, et aussi pour son soutien, même lorsque cela implique de me rejoindre à l'autre bout du monde !

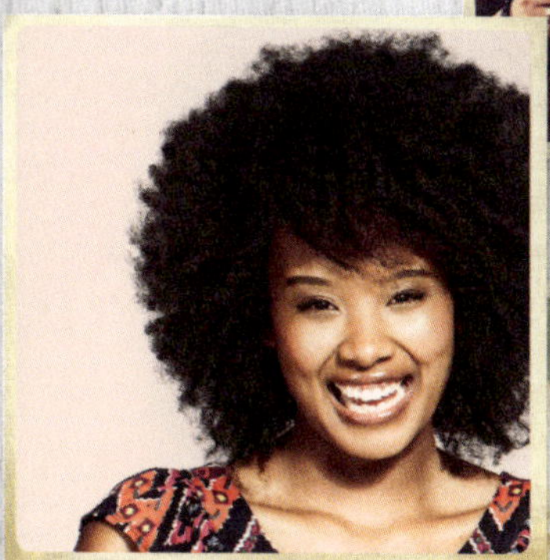

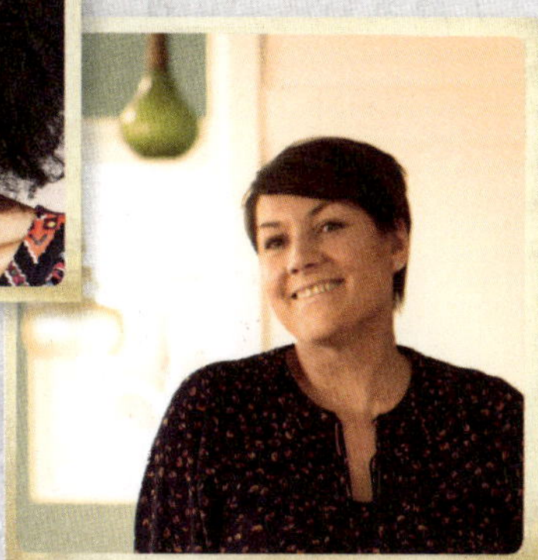

↑ Faustina et Lee →

Toute mon affection à **Faustina, Lee, Trisha** et **Lisa Valuyskaya** pour leur ferveur et leur talent.

Merci à l'équipe **Pan Macmillan** avec laquelle j'ai eu le plaisir de travailler en Australie et, aux États-Unis, à l'équipe **Clarkson Potter,** dont la chaleur, l'enthousiasme et l'engagement total ont été un réel plaisir. Merci d'avoir su « capter mon message ».

Et puis (violons !), merci à toi, **maman.**

De m'avoir inculqué l'amour de la cuisine.

QUELQUES MOTS SUR L'AUTEUR

Sarah Wilson est une personnalité des médias australiens. Journaliste, coach santé et blogueuse, elle est l'ex-rédactrice en chef de *Cosmo* et a présenté la première série d'émissions *MasterChef* Australie, l'émission de télévision australienne la plus regardée de tous les temps ainsi que *Eat Yourself Sexy*. Sarah a travaillé comme critique pour le magazine *NewsCorp*, puis s'est intéressée à l'actualité politique et sociale, apparaissant régulièrement à la télévision australienne dans diverses émissions matinales et intervenant fréquemment pour commenter l'actualité.

SES INTERVENTIONS ÉCRITES DANS LA PRESSE DEPUIS PLUS DE 10 ANS LUI DONT DONNÉ L'OCCASION DE RENCONTRER LE DALAÏ-LAMA, DE FAIRE DES CLAQUETTES AVEC SIR RICHARD BRANSON, FONDATEUR DE VIRGIN, ET DE DÉBATTRE DES RELATIONS AMOUREUSES AVEC LE PREMIER MINISTRE AUSTRALIEN !

Sarah aime faire du vélo, de la randonnée et toujours porter le même short vert (euh oui... le même depuis 8 ans...). Avec ce livre et son site iquitsugar.com, elle boucle la boucle en revenant à ses premières amours : la nutrition.

RETROUVEZ SARAH SUR SON SITE
www.iquitsugar.com

OU SON BLOG
www.sarahwilson.com

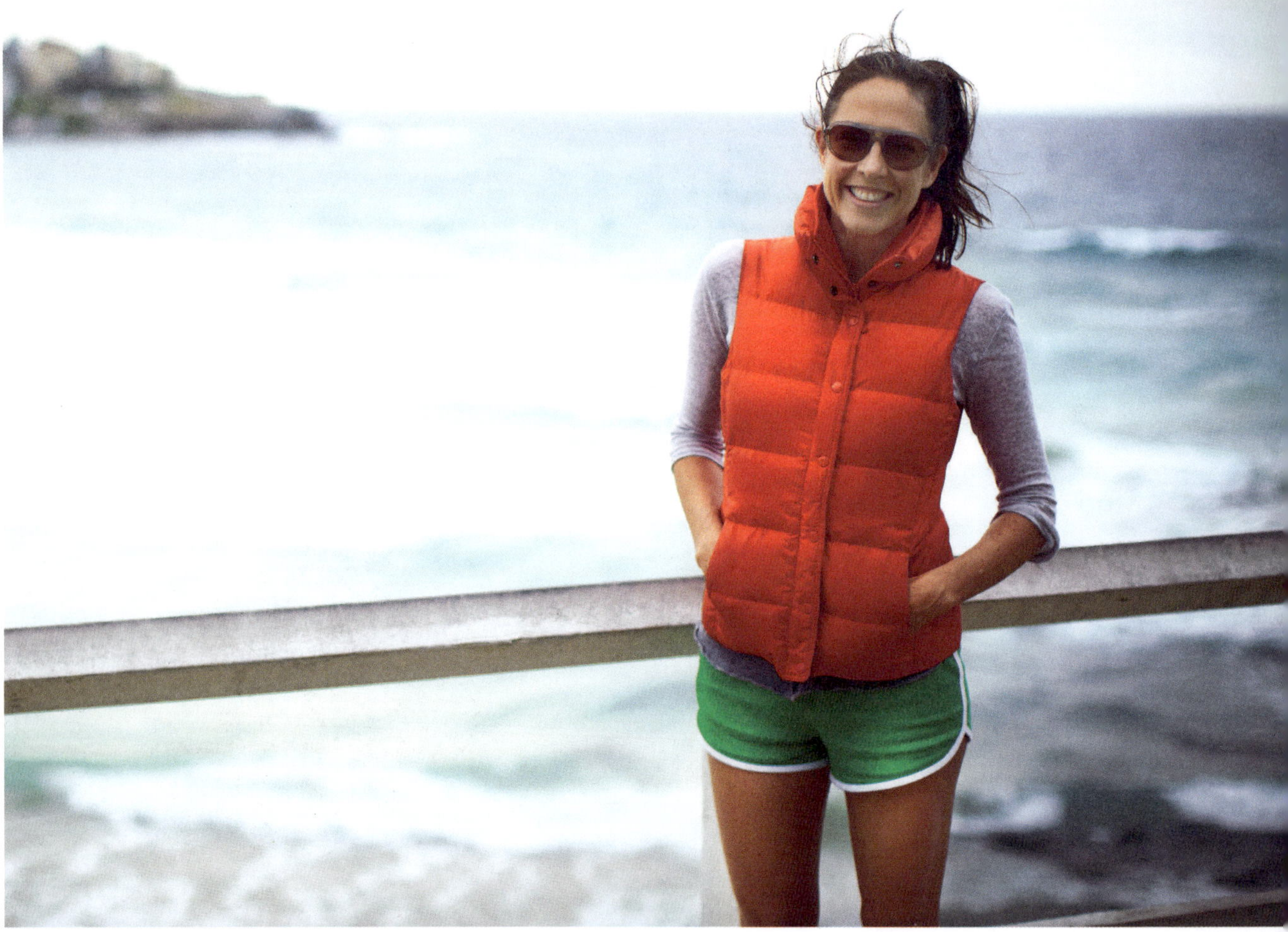